U0270077

神经内科重症护理临床实践与经验总结

主 编 刘 芳

副主编 苗凤茹 张晓梅 王 冉

编 者（以姓氏笔画为序）

王 冉 王宇娇 邓秋霞 刘 芳

刘光维 刘春英 刘雪芳 李 苗

李丹梅 沈小芳 张 鑫 张晓梅

苗凤茹 高 岚 龚立超 霍春暖

魏京旭

人民卫生出版社

图书在版编目（CIP）数据

神经内科重症护理临床实践与经验总结/刘芳主编.—北京：
人民卫生出版社,2018

ISBN 978-7-117-27028-1

Ⅰ.①神…　Ⅱ.①刘…　Ⅲ.①神经系统疾病-险症-护理

Ⅳ.①R473.74

中国版本图书馆 CIP 数据核字（2018）第 165051 号

| 人卫智网 | www.ipmph.com | 医学教育、学术、考试、健康，
购书智慧智能综合服务平台 |
| 人卫官网 | www.pmph.com | 人卫官方资讯发布平台 |

神经内科重症护理临床实践与经验总结

主　　编：刘　芳
出版发行：人民卫生出版社（中继线 010-59780011）
地　　址：北京市朝阳区潘家园南里 19 号
邮　　编：100021
E - mail：pmph @ pmph.com
购书热线：010-59787592　010-59787584　010-65264830
印　　刷：三河市尚艺印装有限公司
经　　销：新华书店
开　　本：787×1092　1/16　印张：13
字　　数：316 千字
版　　次：2018 年 8 月第 1 版　2018 年 8 月第 1 版第 1 次印刷
标准书号：ISBN 978-7-117-27028-1
定　　价：55.00 元

打击盗版举报电话：010-59787491　E - mail：WQ @ pmph.com
（凡属印装质量问题请与本社市场营销中心联系退换）

前　言

　　随着神经重症诊疗技术的提高,重症护理人员的专科知识、护理技能以及监测技术水平也在持续提升,重症护理课题、论文、专利项目、小革新等层出不穷,大幅度促进了专科护理的发展。因此神经重症护理课题、撰写的论文以及丰富的护理经验如何能够在临床护理中推广、实施,让更多护理人员有所认识、了解、掌握显得尤为重要。为此我们集结了近十年全国多家神经内科危重症护理人员所撰写的护理论文、申报的课题、专利项目、开展的工作革新等内容,并进行了详尽的分析与整理,最终通过本书向全国致力于神经内科重症的护理同仁在临床中进行推广、实施、改进并应用。通过这样的方式,不仅方便了重症护理人员及时寻找到护理研究的内容、方向,同时更迅速地改善了护理管理、护理技术、并发症防控以及现状问题,帮助年轻护士在第一时间准确地寻找到临床专科护理创新的途径。

　　本书共分为七章,包括护理质量的管理,护理技术的实施,人工气道的维护,肠内营养的实践,并发症的防控,经验、革新、专利的应用,常见急救药物配制,分别从护理依据、护理方法、注意事项、临床推广的意义与不足、文献参考等几个步骤进行撰写,有力地促进了临床护理人员的掌握与实践。本书图文并茂,内容充实,符合现阶段神经科重症患者救治护理技术的发展与创新,适用于神经科各级护理人员。

　　本书承蒙人民卫生出版社给予的大力支持,在此表示衷心感谢!编写过程中集聚了全国多家医院神经内科护理专家,由于编写时间紧、任务重,难免有不足之处,恳请广大护理同仁给予指正。

刘　芳

2018 年 5 月

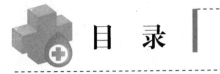

目录

第一章 | 护理质量的管理

第一节 依据护理工作量改进神经内科重症病房护理排班

一、护理依据

神经内科重症病房(neurological care unit,NCU)护理量大,同时又是机械通气、意识障碍等危重患者集中监护治疗的场所,频繁的监测与繁重的护理工作,对护理人员各方面要求很高,护理人力资源的有效性将直接影响护理服务质量。因此,正确评估 ICU 护理工作,合理配置护理人力资源是护理管理者面临的主要问题。为此本科室采用重症监护护理评分系统(Intensive Care Nursing Scoring System,ICNSS)修订量表以及计时法测量护理所需要的时间,有效的评估不同类型入科患者的护理量,旨探索合理安排护理人力资源、提高护理工作效率的方法,为 NCU 护理人力资源的合理分配与使用提供依据。调查与研究发现,NCU 患者不同班次的护理工作量有统计学意义,每例患者护理所消耗的时间有统计学意义,不同班次机械通气与非机械通气患者的护理工作量均有统计学意义,结果提示不同班次、不同危重程度患者的护理工作量不同,因此,护理管理者有必要对 NCU 护理班次进行调整。

二、护理排班的调整

(一)调查结果

护理排班的调查结果见表 1-1-1。

表 1-1-1 ICNSS 评估不同班次护理工作量

项目	护理工作量评分(分)	护理计时(秒)
总体	35.03±5.37	10 655.59±2078.88
白班	37.75±5.24	13 478.53±698.85
小夜班	35.70±4.39	9383.15±469.42
大夜班	31.64±4.55	9105.10±495.16
F	75.24	3299.89
P	<0.01	<0.01

通过统计发现:白班比小夜班工作量分值高,小夜比大夜班工作量分值高,为此是经常可以看到白班护士一般下午不能准时下班,并将工作延续到小夜班,而小夜班的工作就会推迟到大夜班,无形中会造成恶性循环,提示管理者可以根据其结果进行班次的时间调整。

（二）调整班次

1. 方法　将班次分为两类，一类是常白班(8-5班)，另一类为(8-8班)，8-8班护士为夜班轮转护士，可以安排8-8白、8-8夜、下夜班、休息，而8-5班护士没有完成的工作可以让8-8白班接着做，同时8-8夜班的护士可以均匀的安排护理的时间，让夜班的工作能够全部完成，同时又不会出现拖班现象。

2. 效果　护士满意，同时工作上没有疏漏，8-8白班的护士还可以为8-5班的护士补漏，这样环环相扣，减少护理问题的发生。

三、注意事项

（一）8-5班的护士应该是高年资级别、能够起到督查质量控制的护士，并且按照优质护理的原则，需要固定管理一个区域的患者，这样会减少护士工作压力，让护士始终清晰患者的病情与护理的内容。

（二）8-8白或夜班护士同样需要固定分区管理患者，8-8白班护士需要与8-5班护士进行合作，同时将患者管理好，8-5班护士对8-8白班护士起到督查的作用。

四、临床推广的意义与不足

（一）意义

通过运用ICNSS修订量表以及计时法进行护理量和护理需要时间的评估，既可以使有限的护士人力得以最有效地发挥作用，又可以探索护士人力资源的管理。护理管理者要根据医院的实际工作量予以调配，以保证护理质量。具体调配时可按照不同时段，按患者需要的护理工作量、护理时间为基础，进行动态、弹性的护士人力调配，而不是单一地应用床护比或医护比进行护士配置，要考虑到床位使用率、患者周转率、护士的倒班和轮休等，以保证在任何时期及时间护理工作质量的一致性和稳定性。如对于ICU机械通气或病情危重的非机械通气患者的护理，可安排高年资护士或护师以上具有丰富护理经验以及操作技能的人员来承担，减少护理时间，而对于病情趋于稳定的非机械通气患者的基础护理，如口腔护理、会阴护理、吸痰及翻身等可安排低年资护士承担。

（二）不足

由于本研究病例数较少，同时研究的科室仅限于神经内科ICU单一科室，可能存在一定的差异及局限性，今后可在不同地区、不同层次医院或不同类型的ICU开展护理活动评估量表以及计时法的应用，以指导护理管理者更加科学地进行ICU护士人力资源的调配。

五、论文刊出

刘芳,热孜亚,岳鹏.运用两种评分法对神经内科ICU急性期患者护理工作量的研究.护理管理杂志,2010,10(10):706-707.

（刘　芳）

第二节　量化考评方案在神经内科重症病房的实施

一、实施依据

护理质量不仅取决于护理人员的素质和技术水平，还取决于护理管理的效能。由于传统的重症监护室(ICU)护理管理工作缺乏客观、量化的护理管理制度,护士的绩效分配、评优及职称晋升无法依据客观全面的量化数据评定,往往仅凭护士的年资、管理者的印象及护士之间的投票来决定,不能有效地体现护理人员工作的多劳多得、优劳优得,导致护理管理缺乏完整性、连续性和科学性,护理人员缺乏工作主观能动性。神经内科 ICU 是集中医疗护理技术力量与先进仪器设备,对急、危、重症患者集中进行连续的、动态的、定性和定量的监护和治疗的特殊护理单元,具有专科性强、基础护理任务繁重、技术要求高、患者参与能力低、工作强度大等特点。为实现护理人力资源的充分利用,本科室在原有护士长-护理组长-带班组长-责任护士的层级管理模式基础上,按管理内容设置护理质控小组长,包括仪器管理小组长、备物小组长、查费小组长、护士助理管理小组长、护士培训小组长、护生教学小组长等岗位,各小组长由带班组长兼任,依据医院文件和护理质量评价标准制定了 NCU 月优秀护理组评选表,由各小组长对护士进行量化考评并以此作为评选月优秀护理组的依据。量化考评优化了护理管理制度,为护理人员创造了公平的环境,挖掘了护理人员自身的潜力,充分调动了护理人员的工作积极性、主动性,激发了他们的工作热情。量化考评管理实施后,护理质量季度检查得分及医生、护士、病人满意度均提高。

二、实施方法

(一)标准

量化考评的标准总计 10 项,分别是:护士仪表、护理文书、基础护理、健康教育、消毒隔离、药品管理、二线值班查房(护理二线值班由护理部对工作 5 年以上的护师进行培训,考核合格后上岗)、培训考核、医生评价、奖励加分。每项占 10 分,总分 100 分。

(二)实施

量化考评着重体现日常考评、细节考评,即每日白天由护士长、护理组长针对相关内容对每个护士进行量化考评,将出现的相关问题登记在日常考评记录本中,遇到紧急事件时立即进行整改并签名,如遇到当事人不在班的非紧急事件时告知当事人 48h 内进行整改并签名。科室的医生也参与护士的量化考评,每月均对护士的表现给予评分,并提出护士在护理工作中的问题和改进意见。各小组长在护士长及护理组长的指导下,加强对护理工作中的细节问题进行质量控制,并记录在持续质量改进本中,由护士长和护理组长每周对其质量控制内容进行汇总,并在护理组例会中进行总结分析。每月月底由护士长及护理组长将每个护士的量化考评成绩进行汇总分析,明确找出护理工作中容易出现的问题,以进一步有的放矢地指导临床护理质量的持续改进,并根据护理小组中各个护士量化考评平均分的高低,评选出优秀护理组。评选出的月优秀护理组,给予一定的绩效薪酬加分。如有被病人家属投诉、被护理部查房扣分、工作中出现差错或事故(压疮、烫伤、坠床、发错药等)的情况时,将取消评优资格。

(三)评价

护理质量的评价依据护理部的护理季度检查得分结果;医生、护士及患者的满意度评价通过发放调查问卷得出。

三、注意事项

NCU 的量化考评管理是依据医院相关文件及护理质量评价标准,结合科室要求制定月优秀护理组量化考评标准、日常考评记录本、护理持续质量改进本,通过护理组讨论、修订后开始实施。由护士长、护理组长及护士培训小组组长、护生教学小组组长、护士助理管理小组组长、贵重仪器管理小组组长、备物小组组长、查费小组组长严格依据月优秀护理组量化考评标准对各护理小组进行量化考评。

四、临床推广的意义与不足

(一) 意义

1. 实施量化考评管理后,各项护理工作质量均较前有所提高(表 1-2-1)。量化考评将定性考核变为定量考核,尽可能用数据说话,做到客观评价,评价结果直接影响到个人的绩效工资、评先评优,从而真正体现了干多干少不一样、干难干易不一样、干好干坏不一样的原则,促使每一位护士最大限度地发挥自己的潜能,创造更好的工作业绩。另外,各小组组长、医生也参与了护士的量化考评,这样能及时发现护理工作中的问题,及时分析原因并提出整改措施。对护理工作各个环节的细节均进行考评,也增加了护士的危机感,加强了管理者对临床工作的监督、检查和指导。量化考评有效地推进了护理质量提升的良性循环,并促进了护理质量的持续改进。通过量化考评标准的引导,护士了解了工作的要求和自己要达到的目标以及自己存在的差距和改进方向,促使其努力学习理论知识和业务技能,并积极参加各种竞赛和学习班,有力地促进了护理团队的发展和护士整体素质的提高。量化考评实施过程中以正性鼓励为主,负性约束不良行为为辅,给护士在工作纪律、护理服务、工作质量、协作精神等方面建立了一个公平竞争的成长平台,调动了护士工作的积极性、创造性和责任感。以护理小组为单位评优,促使了带班护士努力提升自身的管理能力,加强临床带教,对本组护士的药品管理、消毒隔离、护理文书、基础护理、健康宣教等护理工作进行质量控制,并强化组员团结协作,促使人人参与病区管理,护理工作安排合理有序、分工明确,各级护士均能熟练地完成本职工作,对所要求的护理技术逐渐达到熟练及精湛,进而提高了护理质量。

表 1-2-1　实施前后护理质量评分比较($x\pm s$)

时间	检查次数	急救物品	消毒隔离	护理文书	基础护理	健康宣教	药品管理
实施前	12	98.5±1.34	98.50±0.24	98.01±2.34	92.10±1.36	97.81±1.36	98.01±1.19
实施后	12	99.5±0.20	99.10±1.34	99.35±1.24	94.30±0.36	98.20±1.36	99.20±1.30
t 值		−12.159	−23.906	−14.209	−22.246	−14.681	−16.699
P		0.002	0.002	0.000	0.000	0.003	0.001

2. 实施量化考评有助于提高医生、护士和病人的满意度(表 1-2-2)。量化考评方式包括医生评价,医生能及时了解护士在病情观察、急救技能、医护配合等方面存在的问题,并得以改进和提升,使病人得到了及时、有效、准确的治疗和护理,医生对护士满意度提高。量化考评内容涉及培训考核、参与竞赛、学习班和论文发表等内容,促使护士们加强理论知识和专业技能的学习,参与各种竞赛,并通过继续深造来提升自己的业务水平,特别是对护理科研的量化考评让护士们看到了自身的价值。量化考评管理实施后,护士的护理水平不断提升,护理质量不断提高,特别是对护士基础护理落实情况的量化考评使病人“三短六洁”得以

真正实现,让病人得到了实惠,赢得了病人的满意。

表 1-2-2　实施前后医生、护士和病人满意度评分比较($x \pm s$)

时间	医生满意度 ($n=60$)	护士满意度 ($n=120$)	病人满意度 ($n=120$)
实施前	51.83±1.98	48.73±0.71	34.11±1.54
实施后	64.85±0.86	64.92±1.33	37.97±0.40
t 值	−23.130	−41.548	−4.395
P	0.001	0.000	0.006

(二) 不足

本研究的量化考评管理由量化考评管理小组负责,小组成员由护士长、护理组长及各兼职小组长组成。其中兼职小组长由带班护士兼任,需加强其量化考评管理能力的培训,以取得更客观、公正的结果,从而进一步提高量化考评管理的效果。

五、论文刊出

张晓梅,黄榕,谭庙琴,等.神经内科 ICU 实施量化考评管理的效果研究.护理研究,2015,29(12):1457-1460.

(张晓梅)

第三节　新护士阶梯式责任管床培训模式的临床应用

一、护理依据

随着"医院优质护理服务示范工程"的要求,提高护士专业水平,提高护理质量以及患者满意度显得尤为重要。新护士是护理队伍的新生力量,但由于缺乏工作经验和沟通技巧、专业技能及应急能力欠缺等,是工作中发生护理风险的高危人群。对新护士进行系统规范的培训不仅是护理人才选拔和培养的基础,也是患者在住院期间安全和舒适的保证。而传统的长期跟班带教模式已不适应临床的需求,说教式管理已不适应新护士的带教管理,新护士希望能有以护士为主体、老师为客体及有计划、有目标的互动式教学方法。本科室通过不断实践与创新,自创阶梯式责任管床培训模式(即阶梯式责任管床与导师式带教、PBL 教学相结合),并取得了患者满意、护士满意的良好效果。

二、阶梯式责任管床培训模式

阶梯式责任管床培训模式见图 1-3-1、图 1-3-2。

(一) 路径表的设计及实施

将基于问题学习(PBL)教学模式应用到新护士培训中,方式包括床边护理查房、现场操作练习;每周床边授课与集中教学查房相结合,每月参加科室组织的护理查房、讲座,理论与技能培训等。授课及查房内容包括:专科知识培训(护理常规、专科特殊检查、用药护理);专业技能培训(专科操作技能);评判性思维培训;核心制度的学习;沟通技巧培训。

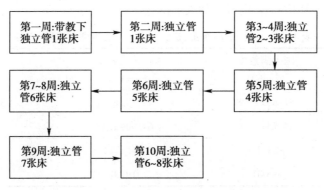

图 1-3-1　新入职护士(刚工作护士)阶梯式责任管床

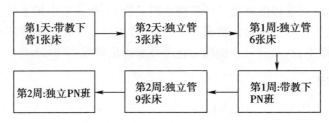

图 1-3-2　新入科护士(轮转护士)阶梯式责任管床

(二)路径表的应用

1. 方法　新护士每人指定两位带教老师,实施阶梯式责任管床,每周结束后均需带教老师及护士长考核合格后方进行下一周的培训,否则继续按原方案培训。

2. 效果　实行阶梯式责任制管床后,护士自我满意度、患者满意度、带教老师满意度各项评分观察组与对照组比较,均 $P<0.05$,优于对照组,差异有统计学意义(表 1-3-1)。对新护士进行专科知识、专科技能以及对护理质量进行考核,观察组与对照组比较,均 $P<0.05$,优于对照组,差异有统计学意义(表 1-3-2)。

表 1-3-1　两组护士自我、患者、带教老师满意度评分比较

组别(n)	护士自我满意度	患者满意度	带教老师满意度
观察组(42)	46.7±2.04	45.5±4.96	48.8±3.25
对照组(38)	30.6±1.86	30.3±5.42	35.7±6.43
P	<0.05	<0.05	<0.05

表 1-3-2　两组护士专科知识、专科技能、护理质量考核成绩比较

组别(n)	专科知识	专科技能	护理质量
观察组(42)	93±5.6	96±2.9	97±2.1
对照组(38)	86±4.9	91±2.8	92±2.2
P	<0.05	<0.05	<0.05

三、注意事项

（一）带教老师的选择

带教老师能级必须是 N2 及以上，具备良好的职业素养，较强的责任心，能够承担临床带教任务。

（二）动态评估

每周结束后由带教老师及护士长考核合格后方进行下一周的培训，否则继续按原方案培训。每日带教老师应评价带教护士的状态，检查其病情、护理重点等，并由带教老师检查当日患者护理情况，包括护理工作完成情况及护理质量，询问带教护士当日护理感受，并进行相关问题答疑，了解带教护士的心态，以便于老师评估是否增加其管床数量。

四、临床推广的意义与不足

（一）意义

通过阶梯式责任管床来充分发挥新护士的主观能动性，帮助新护士树立责任感，培养其独立解决问题的能力。促使新护士的工作积极性和适应性得到提高，同时锻炼了评判性思维，提高综合素质，最终提升了新护士的专科护理能力，为患者提供较高水平的专科护理服务。该模式具有计划性和目标性，可针对性地培训不同水平的新护士，有利于提高临床带教老师带教效率。阶梯式责任管床真正做到了责任到组，具体到人，有固定的护士负责固定的患者，护士对患者的责任感增强，对治疗护理效果的跟踪及时、连续、全程。从而全面掌握了患者的病情及其动态变化，制定适宜的护理计划，做到以患者为中心，8 小时在岗，24 小时负责，真正体现了全程护理的内涵。

（二）不足

护理人员需求量大、新护士的人数逐年递增、新护士临床实践培训还处于摸索与初步实践阶段、带教老师的自身素质与带教能力有待提高等因素，而这些因素均会对新护士的成长起到关键的影响，因此完善一套适合神经内科自己的新护士培训模式亟待解决，也是我们在临床实践和护理带教过程中需要思考和持续改进的地方。

五、论文刊出

沙玲,沈小芳.新护士阶梯式责任管床培训模式的实践.护理学杂志,2015,30(13):64-66.

（沈小芳）

第四节 交接班模式的管理

一、管理依据

交班是指将患者资料由一位健康照护者交给另一位健康照护者的过程。护理交班制度是护理工作核心制度之一，特别是危重症病人护理，交接班直接关系到护理工作的连续性和整体性。而国内外研究表明，医疗不良事件常发生于医务人员间信息传递的缺失。国内文献表明因交接班导致的护理缺陷占医院护理缺陷的 15.17%。美国健康研究及品质管理中心的调查发现 49% 的医护人员表示存在在照护患者时因交班遗漏患者的信息而发生疏忽的情况。临床护理人员采取轮班制,每班都需要面对两次交接班程序,目前传统交班模式为交班护士与接班护士一同至患者床旁,由交班护士报告患者的病情变化包括管道、皮肤、异常检验结果、特殊检查结果、风险评估等。但近年来由于临床护士轮换率高、医疗资讯快速增加,加上临床工作繁忙,特别是重症监护病房,患者病情危重复杂、变化快、接受治疗护理项目多且连续性强、交班信息量大,如缺乏明确的交班工具与流程则会造成信息的遗漏,影响患者的安全。因此,重症监护病房交班内容与方法工具应该标准化,以达到信息传递的完整性。

目前已有研究报道,通过综合归纳多个 ICU 病房护士病情交班内容和项目,在 SBAR 沟通模式的基础上进行改良,设计 I PASS ABCDE 结构化交班模式,运用于 ICU 护士各班交接中,取得了良好效果。

二、交接班模式的调整

(一) I PASS ABCDE 结构化病情交班模式设计

核心研究团队由医生 1 名、科护士长 1 名、护士长 3 名、主管护师 2 名、护士 3 名组成。通过对 SBAR 交班模式进行改良设计,并查阅相关文献及专家咨询,加入 ICU 专科特色元素,如高危风险预警、监护、呼吸治疗参数、报警设置、气道管理、管路维护等,最终制定出符合 ICU 实际情况的结构化交班模板,将 10 项交班内容分为 5 个部分,并以"I PASS ABCDE"口诀加以设计,各字母代表内容如下:身份确认(identity)、患者病史相关资料(patient)、评估(assessment)、表单(sheet)、情境(situation)、气道管理(airway)、呼吸治疗(breath)、现状(current Status)、4D〔药物(drugs)、输液(drip)、敷料(dressing)、引流(drainage)〕、事件(event)。见表 1-4-1。

表 1-4-1　I PASS ABCDE 结构化病情交班模板

I:身份确认 (identity)	P:患者 (patient)	A:评估 (assessment)	S:表单 (sheet)	S:情境 (situation)
姓名	入 ICU 诊断	异常实验室结果	压疮风险评估	A-气道
ID 号	现病史	异常影像学检查结果	导管风险评估	B-呼吸
腕带	既往史	多重耐药菌感染	跌倒/坠床风险评估	C-现状
			疼痛评估	D-4D
			专科评估单	E-事件

A(airway)	B(breath)	C(current status)	D(drugs、drip、dress- ing、drainage)	E(event)	
□气道方式	□氧疗方式	□神志瞳孔	□药物　□输液	□饮食	□排泄
□气道情况	□通气方式	□生命体征	□敷料　□引流	□情绪	□体位
	□治疗参数	□报警设置		□皮肤	□其他

（二）交接班模式的实施过程

1. 计算机交接 交班和接班护士对照结构化交班模板,以 I PASS ABCDE 流程进行计算机交接,逐条勾选交班,并可通过床旁重症信息系统与 HIS 中患者的病历相联结,查看包括患者入院记录、病程记录、检验与影像学结果、各类护理评估表单,以方便护士在交班时直接陈述。

2. 床旁交班 交班护士和接班护士一同到患者床旁进行床旁交班,确认患者的气道、呼吸、生命体征现状、静脉输液、营养支持、床旁仪器设备等是否与口头交班内容一致,确认无误后双方在交班模板上签名表示完成交接。

三、注意事项

（一）新的交接班模式在推广前必须经过培训教育,让护士意识到新交接班模式的重要意义和掌握具体实施的方法。

（二）通过设计交接班核查表作为护士交接班的指引,培训护士对新交接班模式的掌握,形成良好的交接班习惯。

四、临床推广的意义与不足

（一）意义

1. I PASS ABCDE 结构化交班模式是 SBAR 的延伸,除符合 SBAR 的交班内容外,加入 ICU 专科特有元素,如高危预警评分、气道管理、呼吸治疗、院感防控等相关内容。交班内容中的大部分患者资料来自与 HIS 的联结,包括患者基本信息、病程记录、影像学检查结果、检验结果、各种高危风险预警评分等数据均可在电子病历中调取,生命体征的数据直接采集于各生命体征监护仪,且设置监护项目报警范围,将异常结果作明显的颜色区别以提示报警,方便交班时直接陈述。且该交班模式对各项交班内容进行整合并加以结构化,设计 I PASS ABCDE 口诀,容易上口、有逻辑可循,避免了护士跳跃式交班造成的信息遗漏。

2. 通过对护士进行结构化病情交班规范化教育培训后,实施结构化病情交班模式,发现护士病情交班缺陷率明显下降,其中患者身份确认不全、入科诊断、病史/过敏史、实验室及影像学异常结果、高危风险预警、监护参数及报警设置、动态病情变化、气道及呼吸参数、管道护理、体位与饮食、输液和用药 11 个项目实施前后比较均具有统计学意义,说明运用结构化病情交班模式进行规范交班可以有效提高 ICU 护士病情交班的完整性。

3. 实施结构化 交班后护士对危重患者病情掌握程度明显提高,交班质量改善。护士在交班时更能清晰地认知交接班的重点内容,按照交接项目逐项进行交接,比传统交班内容更全面,条理更清楚,患者病史资料和住院期间各项异常检验报告、生命体征变化趋势及处置情况翔实,能准确对其存在的专科风险做出评估,并积极采取有效措施降低患者的病情风险。

（二）不足

护士初期使用本交接班模式时每例患者花费的时间为 8~12min,故本研究未将交班时间纳入,主要考虑护士对 HIS 尚未熟练以及目前我院 HIS 的局限性,下一步将针对交班流程与 HIS 的无缝对接做进一步的改进和探讨。

五、论文刊出

彭小贝,贺爱兰,高红梅,等.I PASS ABCDE 结构化病情交班模式提升 ICU 护士交班质量.护理学杂志,2017,32(3):43-45.

(李丹梅)

第五节　病情早期预警工作流程的应用

一、应用依据

医疗安全是医院管理的核心。重大并发症的早期发现可以大大降低患者意外事件发生率、ICU 再入住率、死亡率及缩短平均住院日,减少患者住院费用,减少医疗资源的浪费。随着急危重病医学的发展,"潜在危重病"越来越受到临床医护人员的重视。所谓"潜在危重病"就是指那些表面上没有特定某一器官衰竭的明显依据,但若不及时进行有效的干预处理,患者有可能在数小时或数天后病情快速发展,成为危重患者,甚至危及生命。在英国,多数回顾性研究发现:大多数普通病区患者发生病情变化转入 ICU 前或者发生呼吸心搏骤停前都存在明显的预警信号。这些预警信号在临床上大多数表现为呼吸急促、意识状态的改变、心律失常、血压异常、动脉血氧饱和度低及尿量异常。这些患者 80% 以上完全可以在发生该类严重不良事件之前 24 小时内被观测到,而研究却发现护士往往未能及时将这些恶化迹象通知医生,产生了所谓不恰当的监护。有研究认为这种低质量的照护与临床工作人员缺乏相应的知识、技能,对病情评估不足及寻求支持困难有密切关系。之所以出现该类意外事件,一方面与护士的知识、经验不足有关,不能及时预测及发现病情;另一方面与护士在向医生汇报病情时表达不准确或表达不充分,从而使医生不能信服,缺乏及时处理有关。临床过程中,医护人员间沟通不良是对患者造成无意伤害的主要原因。临床交接班存在的常见问题有交班者交班内容不准确、不全面;交班条理不清晰,重点不突出;医学术语使用不准确、不恰当。接班者对所交患者的疾病或相关知识不了解,交班时注意力不集中,导致沟通不足,效果不佳。国际医疗机构认证联合委员会(Joint Commission International,JCI)认为改善医护人员之间的交流有助于防止不良结果的发生,增加团队合作。建立有效的沟通机制是 JCI 标准关注的安全因素,"严格执行在特殊情况下医护人员之间有效沟通的程序"也是患者十大安全目标之一。因此,如何早期识别普通患者潜在危重病情,科学、客观地评价病情,并建立科学、有效、统一的医护沟通标准势在必行。故借鉴国外及我国香港的经验,结合本院的特点创新性地建立了病情早期预警工作流程,并取得了较好的效果。

二、改良早期预警评分表及 SBAR 在临床护理工作中的实施

(一)改良早期预警评分表

病情早期预警评分系统通过对相关的每一项生理参数进行观察并赋值,即给予一个分数,将所有参数评分相加得到一个总分并判断是否达到或超过了事先约定的触发值,从而启动相应的医疗干预预案。改良早期预警评分表(Modified Early Warning Score,MEWS)经过实践改良得到简化,由收缩压、心率、呼吸、意识、体温构成(表 1-5-1),每个参数 0~3 分,总分

15 分。评分时用患者资料先对照参数，获取单项参数分值，各项参数所得分值之和为总分。目前可以应用于院前、急诊、各普通病房。

表 1-5-1 MEWS 评分表

参数	分值						
	3	2	1	0	1	2	3
心率（次/分）	<40	41~50	51~100	101~110	110~129	≥130	–
收缩压（mmHg）	≤70	71~80	81~100	101~199	–	≥200	–
呼吸（次/分）	–	<9	–	9~14	15~20	21~29	≥30
体温（℃）	–	<35.0	35.1~36.0	36.1~38.0	38.1~38.5	≥38.6	–
意识	–	–	–	清楚	对声音有反应	对疼痛有反应	无反应

注：1mmHg = 0.133kPa

（二）SBAR 沟通程序

SBAR 沟通程序即 situation（现况）、background（背景）、assessment（评估）、recommendation（建议），分别表示目前发生了什么，什么情况导致的，我认为问题是什么，我们应该如何去解决问题。它是一种以证据为基础的、标准的沟通方式，具有易于掌握，容易表达，清晰简要，避免遗漏，可配合预警评分使用的优点。在沟通的过程中，SBAR 的沟通内容应根据病情来进行适当调整。situation（现况）：重点为患者的床号、姓名、想要沟通的问题及传达的情况；background（背景）：重点为患者的住院日期、诊断、简要病史、到目前为止的重要情形；assessment（评估）：重点为最近的生命体征数据、观察到的改变状况及检查数据；recommendation（建议）：重点为后续处理措施及方向。

（三）运用循证护理科研及信息化的作用，实施早期病情早期预警工作流程

尽管 MEWS 在国外多个研究中均报道有较好的应用价值，但在国内很少见有相关的应用报道。因此，循证护理科研是推动 MEWS 及 SBAR 临床实践的一个系统而有效的决策方法。在此过程中，工作小组开展了系列循证护理研究，如 MEWS 在骨科病区应用价值回顾性研究，外科片区 MEWS 应用价值的回顾性研究及前瞻性研究，以 MEWS 为基础骨科程序化监护方案的使用效果，MEWS 及 SBAR 联合沟通流程在骨科的应用效果。通过研究发现，MEWS 总分≥4 分及单项>2 分是外科患者病情变化的预警值，需要及时呼叫医生。为了减少护士工作量，保证护士计算 MEWS 分值的准确性，工作小组软件团队还研发了"病情早期预警触发识别系统"软件。当护士在电子病历系统中输入 MEWS 所需的生理参数，软件就会自动计算出 MEWS 分值，当达到相应的触发值时，系统会弹出不同颜色的报警提示框，提醒护士呼叫医生并作相应处理。同时，在电子护理记录上通过醒目的不同颜色动态地反映患者病情的变化及转归，方便医生、护士从整体病情变化的过程来调整医疗护理方案。

三、注意事项

针对 MEWS 及 SBAR 的使用进行探索和总结，建立了标准化的管理流程。主要有以下 5 个方面：①胸卡标准化。我们设计了 MEWS 及 SBAR 胸卡，悬挂于工作胸卡上，便于护士在床旁快速评估病情及交接班。另外，根据 MEWS 的不同评分界限，以颜色作为区分，设计不同的警示界面。例如:收缩压≤70mmHg,MEWS 单项>3 分,需要紧急处理,我们把它设计成红色,这样护士在床旁评估后能快速呼叫医生立即处理。②MEWS 预警标示栏统一化。各试点病区均在护士站醒目的位置建立了 MEWS 预警标示栏,并要求在患者交班报告中注明,这样接班护士能很清楚地知道患者病情的严重程度,哪一床需要加强观察,起到一个很好的预警效果。③评估流程标准化。在外科病房建立了标准化的评估时段及流程。如我院规定外科试点病区必须在入院时、病情变化时、手术后返回病房即刻、手术后返回病房 6 小时后、ICU 患者转入病房即刻 5 个时段进行 MEWS 评估。并且要求 MEWS 单项>2 分或总分≥4 分,每班评估 1 次并且采用 SBAR 流程进行汇报。直到单项<2 分或总分<4 分才停止评估。④护理记录书写规范化。在电子记录模板中加入 MEWS 评分专栏,方便医护人员动态地观察患者的病情变化。⑤交接班内容流程化。根据专科情况建立具有专科特色的新入院患者、手术后患者、病情变化患者的 SBAR 模板,做到交接班内容标准化,让护士把患者的信息表达得更加规范、清晰。

四、临床推广的意义与不足

(一) 意义

1. MEWS 的应用提高了护士、医生的预警意识,减少了临床中患者负性意外事件的发生。护士、医生用科学、客观的数据了解病情的程度,综合考虑患者病情,能够提醒护士是否需要提高监护级别和报告医生,是否需要通知医生观察、处理或转入 ICU。特别是对于专业知识缺乏和经验不足的年轻医生和护士,能帮助他们早期发现潜在危重患者,提高观察频次,及时得到上级的帮助和专业的指导,减少年轻医生、护士对潜在危重患者的误判率。在我们的研究中发现:当 MEWS 单项>2 分或总分≥4 分时,护士会主动呼叫医生;当 MEWS 达到 5 分时,会触发护士提高监护频率,主动呼叫上级医生;当 MEWS≥6 分时,护士除主动提高监护频率外,会提醒医生下"病重",并根据病情做好相应的抢救准备。在骨科程序化监护方案的应用研究中发现,实验组程序化监护方案的使用大大减少了负性意外事件及并发症的发生率,缩短了患者平均住院日,提高了患者满意度。

2. MEWS 的应用提高了护士的临床能力　在临床过程中,护士往往是被动地根据医生的医嘱来对患者进行病情观察以及治疗护理干预。MEWS 的应用促使护士能主动观察病情,主动呼叫医生,大大提高了护士的主观能动性。另外,在我们的试点病区还设立了专科的单项指标作为呼叫医生的标准,MEWS 与专科指标的结合也提高了护士的专业水平。

3. MEWS 及 SBAR 的联合沟通流程提高了医护沟通的效率,提升了医护满意度。医生、护士在病情的沟通中有一个标准化的流程,为准确沟通提供了依据,节约了医生、护士的时间。本科室自该流程联合使用以来,医生对护士交班的满意度高达 95%,护士对该交班流程满意度为 98%。

(二) 不足

1. MEWS 对某些特殊病种特异性、灵敏度可能不够,如皮瓣危象的患者、心肌梗死的患者。手显微外科皮瓣危象患者往往表现的是局部的血运改变和微循环障碍,该类患者的病情变化一般不会引起生命体征的改变。心肌梗死的患者早期表现是压榨性胸骨后疼痛,但在早期也不会出现生命体征的改变。肺心病的患者早期的病情变化可能就是一个氧饱和度的下降,呼吸偏快,其余生命体征可能表现正常,出现一个 MEWS 分值偏低的状态;相反,烧伤科的患者由于发热,普遍存在 MEWS 分值偏高的状态。因此,非常有必要通过开展大数据的研究进一步了解 MEWS 在专科病种中的应用价值及变化规律。也提示我们在 MEWS 的应用中,应根据病种将 MEWS 公共指标与专科指标进行结合(如疼痛评分、血氧饱和度、瞳孔变化等),联合观察病情或者建立适合专科情况的 MEWS;MEWS 在呼吸科及烧伤科的应用提示我们 MEWS 病情变化的截断点在不同病种中可能不同,如呼吸科的截断点可能会偏低,烧伤科的 MEWS 病情变化截断点可能偏高。这也需要深入的研究和大数据的支持。另外,MEWS 来源于英国,尽管有很多报道证明了它有好的应用价值,但毕竟是基于英国人所建立的评价系统。因此制订适合中国人群甚至亚洲人群的 MEWS 也需要大数据的支持和多中心的研究。

2. 预警分级细化方面存在不足　MEWS 在国外的应用中都涉及了不同级别给予相应的对策系统,并且在院前、院中、ICU 均有对应处置。因此根据研究结果细化 MEWS 的分级,根据不同分值建立适合中国的呼叫医生标准、程序化监护方案及护理对策系统非常必要。同时,MEWS 的应用也可以在一定程度上为护理分级提供病情参考依据,指导护理级别的制定。是否能够像生活自理程度评分(activity dailyLife,ADL)一样为国家护理分级标准提供依据,有待进一步探讨护理分级与 MEWS 触发值不同的匹配度。

3. MEWS 软件的修订及推广　以 MEWS 为基础的病情早期预警评分触发系统在临床的应用已经取得较好效果,大大减少了护理工作量。随着医院信息化建设的必然趋势,我们将进一步修订软件,如在警示框、颜色、对策系统的加入等方面进行修订和改进,并推广和应用。

五、论文刊出

彭伶丽,李映兰,贺爱兰,等.建立病情早期预警工作流程保障患者安全.中国护理管理,2014,12(14):1250-1254.

（李丹梅）

第六节　双向查对制度在护理安全管理中的实施

一、实施依据

保障患者安全、改善医疗服务是医院管理的重点目标,而推行患者参与患者安全、护理措施、健康教育的护患互动模式是医院的工作愿景。几十年来"三查七对"制度一直是我国护理工作的核心制度,其实施在很大程度上减少了护理差错的发生。但近年来因查对制度执行不力导致医疗护理差错的事件时有发生。我院护理部 2008 年提出"重视差错管理,确保护理安全"的口号,并推出安全管理新举措-双向查对制度,同时在病人中广泛宣传双向查对制度,鼓励病人及家属参与护理安全,督促护理人员在各项操作中一丝不苟地执行查对制度,以促进患者安全、优质护理服务的落实。我科自 2008 年 7 月在住院病人中积极执行双向查对制度以来,在护理安全质量控制方面取得了良好的效果。双向查对举措为护理核心制度的执行提供了一个新视角,它不仅促进了护士专业理论水平的提升、操作技能及沟通技巧等综合素质的提高,也提高了病人满意度,实现了护理质量的持续改进,保障了护理安全管理的实施。

二、双向查对制度的实施

（一）调查结果

比较 2006 年 7 月~2008 年 6 月（实施"双向查对"制度前）与 2008 年 7 月~2010 年 6 月（实施"双向查对"制度后）两个时期的整体护理、护理技能、健康教育、病人满意度测评，结果见表 1-6-1。结果提示在实施双向查对制度后 4 方面均有不同程度的提高，此外，双向查对制度实施前我科共发生护理差错 5 起，护理投诉 4 起；实施后我科未出现护理差错，护理投诉 1 起。

表 1-6-1　实行双向查对制度前后护理质量评分比较（$\bar{x} \pm s$）

时间	整体护理	护理技能	健康教育	病人满意度
实施前	91.58±1.38	92.75±1.20	91.04±1.21	92.08±1.04
实施后	96.13±1.20	94.08±1.50	94.21±0.84	94.50±0.99
t 值	−8.581	−2.402	−7.433	−5.831
P	<0.01	<0.05	<0.01	<0.01

（二）双向查对实施标准及流程

"双向查对"制度的实施标准及流程分为 3 个阶段。

1. 入院阶段　在病人入院 24h 内，责任护士主动向病人及家属介绍护理双向查对制度的目的和要求，鼓励病人及家属大胆地向执行各种治疗的护士提问，如"护士，你查对清楚了吗？你知道我用的什么药？用法对吗？"同时强调，若护士未执行查对制度，或没有明确回答病人的疑问，病人可拒绝接受该治疗。

2. 住院阶段　护士每次执行治疗性操作时必须核对病人姓名，"请问您的姓名？"即请病人或家属说出名字而不是由护士直呼其名，以免有时病人没有真正听清楚名字而含混答应，主动解释治疗目的如所给药物的作用及注意事项等，主动询问病人及家属是否有其他疑问，并鼓励同室病人相互关注彼此的治疗信息和查对制度的执行情况。护士之间也时时相互提醒"今天你执行双向查对了吗？"

3. 出院阶段　在医生开具出院医嘱后，责任护士与病人或家属进行出院医嘱的双向查对，要求病人或家属能准确复述出院后需掌握的事项，如各种药物的使用、康复锻炼方法、饮食营养搭配、定期复查、咨询电话等，并附健康教育处方。同时发放全院统一制定的护理质量满意度调查表，征求他们对住院期间护理工作的意见和建议。

三、注意事项

（一）实施双向查对制度前需完成护士培训

通过全科护士业务学习形式，强调执行"双向查对"制度的意义，学习实施标准和流程。护士长充分评估护士的执行能力，将年资低、性格内向、不善言辞的护士确定为重点培训对象，着重提高她们的专业水平、交流技巧以及对各项护理核心制度的理解能力。

（二）护理质量控制反馈

通过医患沟通会等形式在病房广泛宣传"双向查对"制度的重要性，鼓励病人及家属主动参与查对环节。科级质量控制由护士长和教学组长随时检查护士执行情况,尤其是加强对高危人群和高危时段的抽查。院级护理质量控制反馈由院级质量控制小组及护理部每月检查病房查对制度的落实情况,如整体护理、护理技能、健康教育等,并记录护理差错及护理投诉情况。

四、临床推广的意义与不足

(一)意义

1. 实施"双向查对"制度促进了护士业务素质的提升。护士在执行"双向查对"制度过程中,更牢固地树立了保障病人安全的责任感。为了能准确回答病人和家属对于治疗、用药等方面的提问,责任护士主动加强与主管医师联系,及时知晓自己分管病人的病情动态,特别是加强了对病人检验、检查报告阳性资料的认识,并随时查阅专业书籍解疑。因此,在整体护理质量控制方面,责任护士对分管病人的生理、心理、社会支持系统能全面掌握,并能针对性地实施个性化护理,尤其在环境安全(如防跌倒、安全通道介绍)及用药安全教育方面得以加强。

2. 实施"双向查对"制度改善了患者就医体验,提高了病人满意度。执行"双向查对"制度后,护士逐渐形成了主动与病人和家属沟通交流的习惯,及时解除疑问,并指导康复训练知识和技能,进一步融洽了护患关系。双向查对制度补充和完善了查对制度的内涵,不仅查对环节无疏漏,而且在人文关怀方面体现得更加自然和流畅。病人对护士的满意度明显提高。双向查对制度的实施,正是通过教育病人和家属参与护理安全查对环节,充分加强了护患沟通。该举措得到了绝大多数病人及家属的积极响应,他们对护士的坦诚态度表示肯定和赞赏,并提升了对护理工作的信任度,有效地阻止差错发生,在保障安全的同时进一步改善了护理质量,犹如给护理安全管理采取了"双保险"。

(二)不足

由于本研究的时间跨度比较长,同时研究的科室仅限于神经内科单一科室,可能存在一定的差异及局限性,今后可在不同地区、不同层次医院或不同类型的病房开展双向查对制度的实施,以指导临床护士更好执行护理查对制度,提高护理质量,提升病人满意度,促进护理安全管理有效实施。

五、论文刊出

刘光维,刘丽萍,赵庆华."双向查对"制度在护理安全管理中的应用.护理研究,2011,25(4):913-914.

(刘光维)

第七节　探视模式改进 NCU 环境质量

一、改进依据

家属作为 ICU 患者主要的支持系统,对患者身心康复起重要作用,然而过多的探视者,过长的探视时间会影响病房的空气质量,导致交叉感染,同时不利于患者的休息。有效预防与控制院内交叉感染,同时满足患者与家属的心理需求,成为近年来 ICU 管理者共同追寻的目标。因此,本科室根据不同探视模式以及是否穿鞋套设置三个不同观察组,并对各组探视期间 NCU 空气细菌菌落总数、物体表面细菌菌落总数、NCU 患者医院感染发生例数进行比较,旨在探索改进探视模式对 NCU 环境管理的有效性以及一次性鞋套在探视过程使用的必要性,为有效控制 NCU 环境质量、降低医院感染发生率提供依据,并为规范重症监护室的科学管理提供循证医学的参考。

二、探视模式的改进

(一)调查结果

经比较,探视模式改进的两组均比传统探视模式组 NCU 空气细菌菌落总数及物体表面细菌菌落总数低、医院感染发生率低,说明改进探视模式可改善 NCU 环境质量、降低 NCU 医院感染发生率;但在探视时是否穿鞋套的两组相比较,NCU 空气细菌菌落总数及物体表面细菌菌落总数、医院感染发生率差异无统计学意义,说明一次性鞋套在减少 NCU 空气、物体表面细菌菌落总数、降低医院感染发生率方面无实际意义(表 1-7-1~表 1-7-3)。

表 1-7-1 探视后各组 NICU 空气细菌菌落总数比较

组别	第一季度	第二季度	第三季度	第四季度
观察 1 组	107.51±38.42	110.42±46.01	123.00±49.32	117.40±36.50
观察 2 组	113.80±40.75	133.56±34.74	117.03±43.14	133.56±67.22
对照组	216.38±66.62	203.56±49.07	204.45±73.59	200.09±59.02

注:每季度观察 1 组、观察 2 组、对照组空气细菌菌落总数组间比较差异均有统计学意义($P<0.05$);每季度观察 1 组与对照组、观察 2 组与对照组空气细菌菌落总数组间比较,差异均有统计学意义($P<0.05$);每季度观察 1 组与观察 2 组空气细菌菌落总数组间比较,差异均无统计学意义($P>0.05$)

表 1-7-2 三组探视后 NICU 物体表面细菌菌落总数比较

组别	第一季度	第二季度	第三季度	第四季度
观察 1 组	0.24±0.10	0.29±0.07	0.24±0.10	0.27±0.07
观察 2 组	0.28±0.13	0.34±0.08	0.31±0.08	0.32±0.06
对照组	0.56±0.16	0.65±0.12	0.59±0.12	0.58±0.11

注:每季度观察 1 组与对照组比较,$P=0.000$;观察 2 组与对照组比较,$P=0.000$,观察 1 组与观察 2 组比较,$P>0.05$

表 1-7-3 三组探视对 NICU 医院感染发生率的比较

组别	第一季度			第二季度		
	发生医院感染病例	未发生医院感染病例	病人总数	发生医院感染病例	未发生医院感染病例	病人总数
观察 1 组	1	33	34	2	31	33
观察 2 组	2	34	36	2	30	32
对照组	8	26	34	9	24	33
χ^2	9.086			8.485		
P	0.011			0.014		

续表

组别	第三季度			第四季度		
	发生医院感染病例	未发生医院感染病例	病人总数	发生医院感染病例	未发生医院感染病例	病人总数
观察1组	3	33	36	3	31	34
观察2组	2	35	37	2	34	36
对照组	8	25	33	10	25	35
χ^2	6.535			8.903		
P	0.038			0.012		

注:每季度观察1组、观察2组医院感染发生率比对照组低,差异均有统计学意义($P<0.05$);每季度观察1组与观察2组医院感染发生率比较,差异均无统计学意义 $P>0.05$

(二)改进探视模式内容

1. 方法　探视前10min,NCU护士为探视人员穿上一次性隔离衣、戴口罩帽子,取消一次性鞋套,每床限探视人员1名,探视时间为30min。

2. 效果　可有效降低NCU空气菌落数和物体表面细菌菌落总数、降低医院感染发生率、节约医疗成本,且符合患者和家属心理需求。

三、注意事项

探视前10min,NCU护理工作人员既要向探视人员强调探视制度,又要考虑患者与家属的心理需求,耐心解释探视人数的控制,可避免因探视人员增加,NCU环境质量下降,明确限制探视人数为1人,为探视人员穿一次性隔离衣,戴口罩和帽子。探视结束后需对地面和物体表面进行规范消毒。

四、临床推广的意义与不足

(一)意义

该模式通过限制探视人数为1人和取消一次性鞋套的探视方法改进,可有效控制医院环境质量、降低医院感染发生率,有利于临床工作的有序进行,也为取消一次性鞋套在ICU进出人员的管理中提供了依据,同时有利于节约医疗成本和环境保护,为国家和地区规范重症监护室的科学管理提供循证医学的参考。

(二)不足

由于本研究病例数较少,研究的科室仅限于神经内科ICU单一科室,可能存在一定的差异及局限性,今后可在不同地区、不同层次医院或不同类型的ICU进行改进探视模式的应用,以指导护理管理者更加科学地进行ICU探视管理。

五、论文刊出

毛永香,刘光维.探视模式对神经科重症监护室环境质量管理的影响,护理进修杂志,2017,32(4)709-711.

(刘光维)

第八节　依据重症脑卒中死亡原因分析强化 NCU 护理管理

一、实施依据

脑卒中是成人第一位致残性疾病,也是世界第三大致死性疾病。据西方发达国家的研究报道,脑卒中患者 30 天的死亡率为 12%～22%,其在发病后 1 年的死亡发生率为 23.6%;而处于发展中的中国脑卒中患者发病当日即死亡以及 28 天的死亡率分别为 7.83%、21.01%。神经内科重症病房(NCU)护理量大,同时又是机械通气、意识障碍等危重患者集中监护治疗的场所,因此,掌握其死亡发生的危险因素,采取有效的应对措施,顺利完成日常常规工作,对于降低脑卒中患者死亡率有重要意义。

二、重症脑卒中死亡发生情况及影响因素

(一) 重症脑卒中患者死亡原因分布

NCU 重症脑卒中死亡 188 例,其中缺血性卒中 47.19%,出血性卒中 26.84%,混合型卒中 7.36%。脑卒中患者死亡原因分布见表 1-8-1

表 1-8-1　重症脑卒中患者死亡原因

	合计	出血性卒中 n=109	缺血性卒中 n=62	混合性卒中 n=17
中枢性因素	125			
中枢性呼吸循环衰竭		31	51	6
脑疝		17	14	6
呼吸性因素	12			
呼吸衰竭		3	7	2
心源性因素	14			
心源性休克		0	4	0
心搏骤停		0	5	0
猝死		2	0	0
心力衰竭		1	2	0
感染性因素	6			
感染性休克		0	5	1
多系统因素	31			
多器官功能衰竭		8	21	2

(二) 重症脑卒中死亡患者并发症发生情况

脑卒中患者并发症发生情况:肺部感染 95 例(50.5%),低蛋白血症 51 例(27.1%),电解质紊乱 45 例(23.9%),多器官功能衰竭 28 例(14.9%),上消化道出血 27 例(14.4%),呼

吸衰竭 24 例（12.8%），尿路感染 16 例（8.5%），脑疝 17 例（9.0%），心衰 10 例（5.3%），酸碱失衡 8 例（4.3%），心律失常 8 例（4.3%），感染性休克 7 例（3.7%）。

（三）重症脑卒中患者死亡危险因素的单因素分析

对脑卒中患者一般情况、基础疾病史、住院期间并发症、治疗因素等进行单因素分析，结果显示患者入院时肺部感染、糖尿病史、高血压史、冠心病史、心脏病史、并发肺部感染、低蛋白血症、电解质紊乱、多器官衰竭、上消化道出血、肾功能不全、脑疝、呼衰、并发酸碱失衡、血脂异常、呼吸循环衰竭、使用呼吸机等因素，差异有统计学意义，$P<0.05$（表 1-8-2）。

表 1-8-2 重症脑卒中患者死亡危险单因素分析

相关因素	生存组 Yes/no	死亡组 Yes/no	χ^2	P
入院时一般情况				
意识水平	72/116	77/111	0.28	0.67
入院时肺部感染	59/129	95/93	14.25	<0.01
基础疾病史				
高血压史	98/90	131/57	12.16	<0.01
糖尿病史	29/159	45/143	4.31	0.04
冠心病史	23/165	49/139	11.61	<0.01
脑血管病史	34/154	46/142	2.29	0.17
心脏病史	10/178	23/165	5.61	0.03
肝病史	9/179	7/181	0.26	0.80
肾病史	14/174	15/173	0.04	1.00
肿瘤病史	5/183	12/176	3.02	0.13
外科手术史	61/127	55/133	0.45	0.58
COPD 史	8/180	15/173	2.27	0.20
消化道出血史	4/184	7/181	0.84	0.54
并发症				
中枢性系统				
呼吸循环衰竭	1/187	11/177	8.61	<0.01
脑疝	1/187	17/171	14.94	<0.01
循环系统				
心肌缺血	0/188	1/187	1.00	1.00
心律失常	5/183	8/180	0.72	0.57
休克	0/188	4/184	4.04	0.12
呼吸系统				
呼衰	6/182	24/164	11.74	<0.01
COPD	0/188	3/185	3.02	0.25

续表

相关因素	生存组 Yes/no	死亡组 Yes/no	χ^2	P
血液系统				
贫血	8/180	16/172	2.85	0.14
DIC	0/188	2/186	2.01	0.50
凝血异常	1/187	4/184	1.82	0.18
消化系统				
上消化道出血	6/182	27/161	14.65	<0.01
应激性溃疡	3/185	5/183	0.51	0.72
胃食管反流	0/188	1/187	1.00	1.00
感染性				
呼吸系统感染	59/129	95/93	14.25	<0.01
泌尿系统感染	29/159	16/172	4.27	0.06
导管相关感染	1/187	1/187	<0.01	1.00
感染性腹泻	2/186	1/187	0.34	1.00
脓毒血症	1/187	1/187	<0.01	1
内环境紊乱				
酸碱失衡	1/187	8/180	5.58	0.04
电解质紊乱	17/171	45/143	15.14	<0.01
器官功能损害				
多器官衰竭	1/187	28/160	27.24	<0.01
肝功能不全	7/181	11/177	0.93	0.47
肾功能不全	9/179	23/165	6.70	0.02
其他				
低蛋白血症	15/173	51/137	23.82	<0.01
继发癫痫	4/184	5/183	0.11	1.00
褥疮	0/188	2/186	2.01	0.50
血脂异常	28/160	8/180	12.29	<0.01
治疗因素				
呼吸机	61/116	116/72	32.29	<0.01

（四）死亡危险因素 logistic 回归分析

将单因素分析中有统计学意义的因素进行多因素 logistic 分析,结果显示多器官功能衰竭($OR=25.08$)、脑疝($OR=13.36$)、入院时有肺部感染($OR=4.00$)、使用呼吸机($OR=3.39$)、并发呼吸衰竭($OR=3.39$)、高血压史($OR=2.18$),$P<0.05$,差异有统计学意义,为重

症脑卒中患者死亡的独立危险因素(表 1-8-3)。

表 1-8-3　重症脑卒中死亡危险因素 logistic 分析

	B	S. E,	Wals	Sig.	Exp(B)	EXP(B)95%置信区间	
						下限	上限
入院时感染情况	1.387	0.287	23.296	0.000	4.005	2.280	7.035
并发肺部感染	0.481	0.282	2.904	0.088	1.618	0.930	2.813
低蛋白血症	0.621	0.379	2.690	0.101	1.861	0.886	3.910
电解质紊乱	0.695	0.411	2.861	0.091	2.004	0.896	4.483
多器官衰竭	3.222	1.091	8.722	0.003	25.080	2.956	212.813
上消化道出血	0.522	0.510	1.049	0.306	1.686	0.621	4.578
肾功能不全	0.480	0.493	0.950	0.330	1.617	0.615	4.249
脑疝	2.592	1.082	5.745	0.017	13.362	1.604	111.290
呼吸衰竭	1.221	0.544	5.042	0.025	3.390	1.168	9.840
酸碱失衡	0.536	1.208	0.197	0.657	1.709	0.160	18.229
呼吸循环衰竭	1.939	1.163	2.782	0.095	6.954	0.712	67.917
高血压史	0.781	0.284	7.575	0.006	2.183	1.252	3.806
糖尿病史	0.282	0.363	0.607	0.436	1.326	0.652	2.700
冠心病史	0.586	0.350	2.807	0.094	1.796	0.905	3.563
心脏病史	0.890	0.520	2.932	0.087	2.436	0.879	6.749
呼吸机使用	1.221	0.274	19.908	0.000	3.392	1.984	5.801
常量	-2.604	0.334	60.717	0.000	0.074		

三、注意事项

(一)重症脑卒中患者直接死亡原因分布

重症脑卒中患者死亡原因与中枢性、多系统因素、心源性、呼吸性、感染性因素等密切相关。其中中枢性因素是患者死亡的最主要原因。因此在患者住院期间应加强对原发病加重导致中枢性呼吸循环衰竭和脑疝的观察与预防;此外还要警惕并发症发生情况,特别是并发多器官功能衰竭、心力衰竭、呼吸衰竭,感染性休克等。

(二)脑卒中死亡患者并发症发生特点

并发症是导致患者卒中后 1 个月内死亡的重要原因。在卒中后第一年,其主要死亡原因是心血管疾病并发症,之后的时期患者死于心肺系统的并发症。重症脑卒中死亡患者并发症发生率前 5 位为肺部感染,低蛋白血症,电解质紊乱,多器官功能衰竭,上消化道出血。

(三)脑卒中死亡独立危险因素

本研究对重症脑卒中患者潜在死亡危险因素进行分析,发现其死亡主要原因按 OR 值大小排序为多器官功能衰竭、脑疝、入院时有肺部感染、使用呼吸机、并发呼吸衰竭、高血压史,且均为神经重症患者的死亡独立危险因素。其中死亡风险最大的因素是原发病以及侵袭性治疗因素,其次是严重并发症。

四、临床推广的意义与不足

(一)意义

通过分析患者住院期间可能影响其死亡的原因,针对这些死亡原因,早期发现患者死亡风险,采取措施及时救治患者,提高抢救成功率,降低死亡率。

(二)不足

该研究结果仅能反映患者的死亡特点以及死亡危险因素,而不能预测神经系统重症脑卒中疾病患者的死亡率。且部分病例由于病例记载不全、患者自动出院等其他因素而未纳入研究。

五、论文刊出

Yuan MZ.Research on the Cause of Death for Severe Stroke Patients. Clin Nurs. 2017,0(0),1-11.

(刘光维)

第九节　血管内低温治疗的管理方式

一、管理依据

血管内低温即血管内热交换技术是通过具有降温冷却作用的体外机及能插入机体下腔静脉的热交换导管,直接降低患者核心温度至 32~35℃,是国内开展的较新低温技术,它可通过快速诱导达到目标温度,还能维持温度的恒定和减少温度的波动,但是低温治疗过程中患者的不良反应以及安全性是所有医护人员的担忧与困惑,因为它会影响患者治疗的有效性。因此,在实行低温过程中如何保证患者的安全,减低各种不良反应的出现是护理管理的关键。

二、管理方法

(一)评估管理

1. 适应证

(1)因心室颤动、室性心动过速、心搏骤停而心肺复苏后的昏迷患者推荐低温治疗(A 级推荐)。

(2)因不可电击复律心律而心肺复苏后的昏迷患者可予低温治疗(B 级推荐)。

(3)大脑半球大面积脑梗死(≥大脑中动脉供血区的 2/3)患者、幕上大容积脑出血(>25ml)患者、重症颅脑外伤(格拉斯哥昏迷评分 3~8 分,颅内压>20mmHg;1mmHg = 0.133kPa)患者、重症脊髓外伤(ASIA 评分 A 级)患者、难治性癫痫持续状态患者因病情严重可以考虑低温治疗(C 级推荐)。

2. 低温目标选择　可选择低温目标温度 32~35℃;极早期心肺复苏后低温治疗可选择

目标温度 36℃。

3. 低温时间窗选择　心肺复苏后昏迷患者应在 6h 内开始低温治疗,其他患者也应尽早 (6~72h)开始低温治疗,或根据颅内压(>20mmHg)确定低温治疗开始时间。

4. 低温时长选择　诱导低温时长尽可能缩短,最好 2~4h 达到目标温度。目标低温维持时长至少 24h,或根据颅内压(<20mmHg)确定。复温速度采取主动控制,并根据疾病种类在 6~72h 内缓慢达到常温。

5. 核心体温管理　核心体温金标准是肺动脉导管温度,与脑温最接近;核心体温监测也可选择直肠、膀胱、鼓膜、食管、阴道等;神经重症患者,核心体温首选膀胱或直肠温度监测技术,以发挥其无创、易操作和最接近脑温的优势。

(二)监测管理

为便于管理我们将血管内低温治疗的过程分为 4 个阶段:准备期、诱导低温期、维持低温期、复温期。

1. 准备期管理

(1)患者准备:留置测温尿管、中心静脉导管、热交换导管、鼻肠管、人工气道、颅内压监测、心电监护。

(2)仪器准备:血管内热交换治疗仪、控温毯、呼吸机、核心体温、CVP、ICP 监测、微量泵、输液泵。

(3)药物准备:镇静药、肌松药、抗寒战药。

2. 诱导低温期管理　此期的目的是在 2~3h 内达到目标温度(32~34℃或 32~35℃)。此期最大的挑战是应对各种"不稳定",诱导温度下降过程中,会导致血流动力学和呼吸系统不稳定,需要调整呼吸机设置、血管活性药物的用量、镇静药以及胰岛素泵入等。除此之外,诱导期常常会发生短时的不良反应,如血容量减少、低血压、电解质紊乱、高血糖等,因此在诱导低温期须进行流程管理,实施安全的护理干预方法,保证患者早期、安全地达到目标温度。

3. 低温维持期管理　此期的目的是维持目标温度 24~48h,严格控制核心温度,观察有无轻微波动(±0.5℃)。此期患者核心温度趋于稳定,内环境、血流动力学参数波动较小,重度寒战得到有效控制,此时患者发生肺炎、压疮等并发症的概率较高,需要加强基础监护。

4. 复温期管理　复温期的关键是控制复温速度,缓慢复温至 36.5~37.5℃,加强瞬间颅内高压及其他并发症的预防和护理。复温速度采取主动控制,并根据疾病种类在 6~72h 内缓慢达到常温。当患者意识逐步恢复,需要与医生共同给予每日镇静评分以及格拉斯哥昏迷评估,符合拔管指征时,应尽早计划脱机及拔管。

(三)并发症管理

根据监测结果判断并发症及其严重程度,对诱导低温期易发生的寒战、电解质紊乱、肺部感染、胃肠动力障碍、应激性高血糖、低蛋白血症和下肢深静脉血栓等常见并发症必须积极预防和处理,对严重的、难以控制的并发症须提前复温。复温过程中须加强颅内压监测,并据此调整复温速度或采取外科手术措施,避免脑疝发生。

1. 寒战管理　应用寒战评估量表(bedside shivering assessment scale,BSAS)进行评估,寒战分为 4 级:0 级,无寒战;1 级,轻度寒战,仅局限于颈部和(或)胸部抖动;2 级,中度寒战,上肢、颈部和胸部明显抖动;3 级,重度寒战,躯干和四肢明显抖动;其次,抗寒战措施可分为药物和非药物两大类,药物主要包括镇静催眠药、镇痛药等,应用时须持续给予微量静脉泵入,脑电图监测也可作为镇静深度的直接有效评价指标。非药物抗寒战主要通过体表保温,建议药物与保温毯(充气循环毯)联合应用来降低寒战发生。

2. 颅内压管理　复温是颅内压反弹的危险期,会重新触发新的缺血发作。给予各种护理操作时,尤其在患者体位改变、气道吸引时易出现瞬间颅内压增高。因此,护理操作应尽量集中,动作轻柔,并尽量在颅内压的监测下进行翻身、吸痰、振动排痰等可引起颅内压瞬间升高的操作。

3. 呼吸道管理　低温治疗、使用肌松剂均可抑制咳嗽排痰,需要加强人工气道的管理,定时拍背吸痰。在低温维持期,颅内压监测的情况下开始辅助振动排痰仪的使用,防止呼吸道分泌物潴留,肺部感染的加重。

4. 循环系统管理　低温会带来低血压、低血容量、心动过缓、心律失常等并发症。因此低温诱导期,须给予患者心电监护、CVP 的建立,每 0.5h 生命体征的监测,观察患者心率/律的改变(B 级推荐),输注的药液严格控制速度,每 2h 监测一次尿量,防止低温期间的多尿。

5. 胃肠功能管理　低温治疗期间患者胃肠蠕动减慢,极易发生胃潴留,因此,患者低温治疗前可提前放置鼻肠管,保证较早进行肠内营养支持,肠内营养初始速率为 30~50ml/h,每 4 小时抽吸胃内残留一次,当胃残留量>100ml,通知医生进行处理。

6. 异常化验的管理　在诱导低温期,极易出现低钾血症,且血气分析的结果也需要进行校正,血糖在降温期间会抑制胰岛素的分泌,易发生高血糖,血小板计数及凝血因子在低温期间也会出现异常。因此在护理过程中须及时遵医嘱进行血生化各系统的化验标本留取,动态监测各种指标,防止电解质紊乱。在患者采血后,需要延长按压时间,避免因凝血异常导致穿刺部位出血。

7. 下肢静脉血栓的管理　低温过程中患者肢体活动减少,长时间卧床导致下肢静脉血栓形成。低温治疗期间须隔日评估下肢深静脉超声,根据超声结果给予气压式抗血栓循环泵,并抬高下肢进行预防。同时给予药物抗凝,低分子肝素可作为预防下肢静脉血栓形成的常规治疗。对于出现血栓的肢体,在急性期给予肢体制动,每日监测双侧腿围以及观察下肢的皮温、皮色是否正常、有无肢体的肿胀、足背动脉搏动情况。若双侧腿围相差 1cm 时,及时通知医生。

8. 皮肤管理　低温治疗过程中患者受低温刺激致使皮肤血管收缩、体位固定、抗压力减弱、免疫功能抑制等因素的影响,易发生压疮,应定时进行 Braden 压疮风险评估,当评分≤12 分时给予警示牌提示。护理时须给予气垫床使用,翻身动作要缓慢且固定头正位。对骨突处皮肤、耳廓、受压部位可给予敷料进行保护。血管内低温冷水导管与中心静脉导管的连接处应用无菌巾包裹,防止直接与皮肤接触出现冻伤。

（四）预后评估

评估指标包括近期(出院时或 1 个月)死亡率、远期(3~12 个月)死亡率、生存曲线、格拉斯哥预后评分、Barthel 指数、mRS 和脑功能分级等。常用的次要预后评估指标包括 ICU停留时间、住院时间、机械通气时间和并发症发生率等。低温治疗后需进行短期(≤1 个月)和长期(>3 个月)预后评估,评估指标包括主要评估指标(病死率、神经功能残疾、生活质量)和次要评估指标(并发症、住院时间、住院费用等)。

三、注意事项

（一）留置带温度探头尿管方法与留置普通尿管一致,做好无菌操作,不要随意弯折尿管,以免损坏温度探头。

（二）低温期间做好仪器的维护,避免管路的打折,造成机器停止运转,若发现温度异常及时通知医生。

四、临床推广的意义与不足

（一）意义

低温是重症脑损伤患者的重要治疗手段,具有降低颅内压作用和神经保护作用,并可影响患者的生存率和生存质量,临床研究和临床应用前景广阔。对低温护理的整个过程进行程序化的管理,通过准确的评估、有效的监测及并发症的护理干预,可减轻低温过程的不良反应,保证了患者的治疗安全,值得推广。

（二）不足

此文总结了近年血管内低温的护理实践与应用,但对于整个的管理流程还有待病例数据进行证实,使其更加具备科学性,指导临床护理工作。

五、论文刊出

刘芳,杨倩倩,杨莘,等.重症脑缺血患者行血管内热交换低温治疗护理实践与依据.中国护理管理,2014,14(9):974-977.

（王 冉）

第十节 预防 HAP 护理规范的实施

一、实施依据

医院获得性相关性肺炎(hospital-acquired pneumonia,HAP),是指患者入院时不存在,也不处于感染潜伏期,而于入院48h后发生的肺炎,包括在医院内获得的感染而于出院后48h内发生的肺炎。HAP是使住院患者病情加重、住院时间延长、严重影响预后甚至导致患者死亡的重要因素之一,尤其易发生于伴有不同程度的意识障碍,吞咽障碍,咳嗽反射减弱,肢体瘫痪等症状的神经疾病患者,同时还伴有气管插管、机械通气、放置胃肠管等侵入性操作,这样发生HAP的概率占ICU所有感染患者的25%,其中呼吸机相关性肺炎最为多见。神经疾病患者高龄、卧床、意识障碍、吞咽困难等症状,已被证实为肺炎发生的独立危险因素。

二、实施的方法

（一）护理评估

评估内容为:年龄>60岁(独立危险因素);吞咽障碍(独立危险因素);管饲喂养(独立危险因素);体位(独立危险因素);口咽部细菌定植(独立危险因素);意识障碍(高风险因素);镇静(高风险因素);应激性溃疡预防药物(高风险因素);气管插管和机械通气(危险因素)。

（二）制定每日护理实施要点

分析危险因素，根据患者病情和护理评估的结果，至少为患者进行胸肺部护理 1～2 次/日，肢体锻炼每天 3～5 分钟/次，口腔护理 4 次/日；机械通气患者每 4h 校正气囊压力、检查口咽通气道位置并妥善固定；每 2h 倾倒冷凝水并持续保持冷凝水罐在管路最低处；随时保持床头抬高≥30°，正确进行气道吸引与痰液黏稠度的评估，严格执行手卫生；更换呼吸机外管路 1 次/3～7 天，遵医嘱做痰培养，并采取防护措施。

推荐意见：神经重症患者护理评估≥2 项以上，易发生 HAP（B 级推荐，4 级证据）。神经疾病患者应根据病情，通过评估制定每日护理操作的实施要点（A 级推荐，4 级证据）。

（三）护理干预策略

采用护理干预六步法，进行准确的评估与应用。

第一步：呼吸理疗

重症神经疾病患者需要每 2～3h 翻身一次，同时进行侧卧、仰卧位的体位更换，并给予规范性拍背（A 级推荐）；雾化吸入治疗可以有效防治肺部感染（A 级推荐），推荐应用压缩雾化吸入器进行雾化吸入（A 级推荐）；采用口咽通气道进行气道吸引（A 级推荐）；人工气道患者应按需吸痰（B 级推荐）。

第二步：振动排痰

伴 HAP 患者推荐采用排痰机振动排痰治疗（A 级推荐），但颅内压增高时，须慎重选择（A 级推荐）。

第三步：体位摆放

伴有 HAP 患者可进行体位引流（A 级推荐），但要按照操作规范进行，同时注意观察患者耐受性（B 级推荐）。伴有肺部感染患者应将床头抬高 30°～45°，以减少 HAP 发生。患者不需平卧或者没有禁忌时，抬高床头≥30°；有呼吸暂停或出现舌后坠者，尽可能给予侧卧位抬高床头 30°。

第四步：口腔护理

口腔护理液推荐选择 0.12% 的氯己定（A 级推荐）；重症神经疾病患者口腔护理实施频次为每日 4 次，6 小时一次（B 级推荐）。

第五步：管饲喂养监测

吞咽障碍患者早期首选鼻胃管，有反流或误吸高风险的患者选择鼻肠管（A 级推荐）；选择持续泵注方式进行肠内营养（A 级推荐）；鼻胃管深度为常规深度再多插入 10cm（B 级推荐）；胃残留液>100ml 时，加用胃动力药物或暂停喂养，超过 24h 仍不能改善时，改为鼻肠管或肠外营养（D 级推荐）。

第六步：人工气道管理

人工气道患者需要声门下吸引（A 级推荐）；凡有创呼吸机患者主动湿化时，建议使用湿化器提供湿度水平在 33mg/L 至 44mg/L，Y 型件处气体温度在 34～41℃，相对湿度 100%（A 级推荐）；气囊压力保持在 25～30cmH$_2$O（A 级推荐）；每 4 小时推荐用气囊压力表进行校正一次（A 级推荐）；无需常规定时松解（B 级推荐）；呼吸机外管路冷凝水瓶放置在最低位，并定时倾倒防止反流（D 级推荐）；非常规呼吸机管路更换，以降低 VAP 风险（A 级推荐）；呼吸机外管路有明显分泌物时，需要随时更换，多重耐药隔离患者建议 3 天更换一次呼吸机外管路（C 级推荐）。

三、注意事项

1. 重症患者预防 HAP 的发生非常重要,也是减少患者胸肺部并发症的关键,为此进行以上护理措施时,需要先进行评估,再给予针对性的实施方案,方可减少 HAP 的发生。

2. 可通过制定患者有效措施、罗列清单、每日交接班,接班护士按照此清单进行逐项的落实与实施。

3. 给予护理干预后,每班护士应进行动态评价,观察护士实施护理措施的有效性并给予改进。

四、临床推广的意义与不足

(一)意义

预防 HAP 护理规范的推出,可以让每一位神经科护理人员掌握 HAP 的评估内容、明确干预策略、实施防控技术、规范护理行为,并贯穿在患者住院的整个过程中,有效的提高护士操作的正确性与准确度,协助医生减少用药,最终达到缩短患者住院时间,促进神经疾病患者生活质量的提高,同时为从事神经重症疾病的护理人员提供了有效循证依据。

(二)不足

此内容包含的不够全面,例如患者肢体早期的运动以及早期下床活动,是大幅度降低患者的下呼吸道感染发生的重要环节。

五、论文刊出

刘芳,高岚,霍春暖,等.神经重症疾病患者并发医院获得性肺炎的护理防控操作规范探讨.中国护理管理杂志,2014,14(7):748-751.

(刘 芳)

第十一节 重症信息系统护理记录替代手写记录的优化过程介绍

一、护理依据

随着信息时代的到来,重症护理信息系统的建立与完善,代替了传统的手写纸质护理记录,解决了重复记录、不全面、不详细、分散无延续性、不规范等诸多手写记录问题,秉承了"以病人为中心"将护士还给患者的优质护理服务理念,节约大量的烦琐记录时间,以方便、快捷、有效的方式使护理信息共享和护理技术优势互补,让护士有更多的时间走向床边,用更多的时间去护理、去诊断和处理患者现存的或潜在的所有健康问题。重症护理系统是可以迅速收集、大量储存、灵活运用和检索的动态资料平台,可以通过对系统的初步接触,护士在系统不断完善升级的基础上,不断培训规范实施护理信息系统的书写,快速适应电子信息化进程,更新系统中的不完善,加快信息标准化的建设,通过运用过程加强了护士信息知识和技术的培养,使其学会辨别、运用有效的信息资料解决临床工作中出现的护理问题。为此,早期、准确的进行电子护理记录的实施显得非常重要,但是,它需要一个过程的培训与督查,方可达到从手写记录过渡到电子记录的过程,如何能够度过此培训期,需要护理管理者给予深入的梳理与管理。

二、梳理步骤

纸质版手写护理记录是临床常用的方式,同时 ICU 护士已经习惯手写记录,对于重症护理电子系统的使用,由于新版本、新模式与手写板护理记录迥然不同,护士都有逆反心理,同时在双轨期护士的工作量也会增加,为此需要管理者较好的进行护士心理疏导,制定双轨期的时限,分析重症护理系统的操作,进行不同步骤的培训与管理,促使大家安全度过适应期。

(一)第一阶段:双轨期

护士长与信息管理员组织护士进行培训,系统包含项目总揽、数据采集、护理评估、护理计划、护理措施、打印预览、电子病历等几个模块。其中项目总览中还包括了重症患者需要严密监测的指标,例如生命体征、护理措施、管路信息、病情观察、输液泵信息、检验数据以及具有重症特色的风险评估(图 1-11-1)。培训内容从重症系统登录密码的设置开始,到各个板块具体录入方法及各项数据所包含的意义,由简入繁,由少至多,并对于遇到的常见问题给予归纳总结。

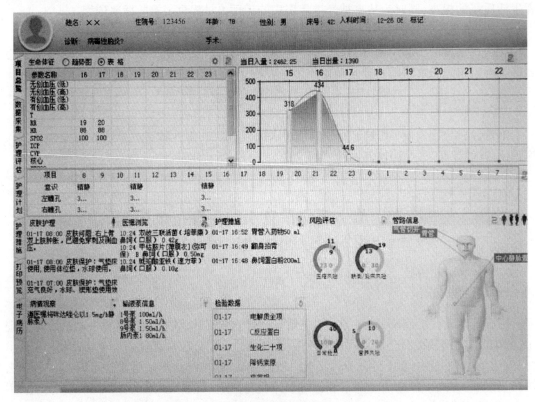

图 1-11-1　重症电子信息系统评估页面

1. 第一周至第二周　在 NCU12 张床的状态下,前两周先从 6 位患者使用开始,实施电子版与手写版双轨并行。此期间护士工作量相当于增加一倍,加之电子护理记录的陌生感及对新形式的排斥心理,各班次均加班 1~2 小时,且电子护理记录内容有遗漏、不全面等诸多问题。

2. 第三周　通过前两周使用后的反馈,信息管理员给予总结归纳出电子护理记录录入流程以及使用指导,同时启动所剩余的 6 位患者的双轨制记录。

年资较高护士基本熟练掌握电子病历书写内容,延迟下班情况时间有所缩短,但护士普遍感觉压力较大,双轨制造成重复记录,浪费时间精力。此时护士长及信息管理员每日核查护士电子护理记录并进行护理书写质量控制,如发现问题,责任护士当即更改,使重症系统缩小与纸质版手写护理记录的差异性。

3. 第四周 再次给予培训新归纳的电子护理记录流程,且每班的护理记录由护士长与信息员进行督查,发现无遗漏、无重复记录、动态监测内容,此时护士撰写的比较准确,故此取消双轨制护理记录的书写。随着压力的减轻,电子记录内容录入质量明显上升,年资高的护士使用更加熟练,未再出现延迟下班的现象,年资低的护士也不会在顾此失彼,专心书写电子护理记录。护士长加强对护理记录质量内容的督查控制,细化每一板块书写规范,利用晨交班时间通告经常出现的问题,并指导解决的方法及改进的措施。

4. 电子记录的实时性、准确性、直观性、便捷性、高效性等优势,通过此期间的协调、完善、规范、实施、评价的过程使临床护士迅速熟悉掌握,快速通过短短的一个月磨合期顺利进入全面单轨阶段取消纸版护理记录,及时为全院实施病历无纸化的起到促进作用。

(二)第二阶段:单轨期

单轨期是使用重症系统由适应期进入熟练期的过程,但随着电子系统全面单轨的实施,临床工作面临更多的全新问题,如护士交班流程的调整、护理措施的录入、生命体征监测以及各种风险的评估等等内容,要完全呈现在护理记录中,需要进行合理的模板优化,并能够让护士在进行交接班时很好地呈现在一个界面,经过护士的交接、监测、撰写以及药品的安全给予,此期时限延长至 2 个月。

(三)第三阶段:优化期

通过三个月的适应磨合,临床护士已经完全熟练使用护理电子系统,至目前为止护士长通过以下几方面加强对电子护理记录质量控制。

1. 护士对于电子护理记录内容的撰写方面 经过初期漏项漏评频繁,如皮肤护理措施及效果评价遗漏录入,违反护理部绩效审核标准且遗漏率 70%,通过每日审核电子记录发现漏录,给予重点培训后,遗漏率降至 10%;患者心率变化可以反映出心电示波情况,但护士接班录入当时心电情况后,心率出现波动变化后遗忘更改相应心电示波情况,不能做到动态评估患者病情变化,针对此种问题,增加培训力度给予专项指导后,护士动态评估意识明显增强,给予抽查效果较好。

2. 系统后台问题 经过几个月的使用反馈、督查、培训、改进、总结后,护士长多次向护理部和信息管理中心提出合理化更改建议,包括增加意识状态输出栏、补充不全意识状态、加入 GCS 评分、镇静评分、四肢肌力的输出,使重症电子系统更具有专科性、实用性,同时方便护士交接、医生易于查阅。并且在较长时间使用电子护理记录后,发现患者各种管路的录入烦琐重复,通过对比提出具体完善方法,即在管路信息录入处添加评估栏,管路的所用情况在此一处即可录入全面,无需多处重复记录,可以节省时间与精力。工程师增加此功能后,迅速组织培训,讲解添加评估方法,得到护士认可,有效节省了反复录入时间。

三、注意事项

(一)系统各板块的自动提取及警示功能

生命体征板块为自动提取监护仪中的数据,包括血压、心率、呼吸、血氧饱和度、CVP、核心体温、ICP、CPP 等，均提取监护仪整点记录的数据，如出现空项、数值受到干扰显示异常，需要及时纠正，同时设有自动提示功能，如血压收缩压>160、舒张压<40 时数值显示为红色，提示异常需要给予关注，以上数据自动提取后可输出至打印预览的监测指标趋势图中。呼吸机方式参数通过数据采集器可以每个整点传至重症系统中，无需人工录入。

（二）皮肤护理相关内容

压疮信息录入时一定是带有压疮或出现压疮才可录入，并依次填入所涉及内容；皮肤问题包括皮疹、瘀斑、磕伤、抓伤等，不能填写的部位会自动变为灰色，不可选择，多个部位的皮肤问题不可在唯一部位填写，应选择具体部位；皮肤保护需每日两班接班时录入皮肤保护内容，并于两班下班前录入保护内容的效果评价。皮肤护理录入内容传出至打印预览中的皮肤护理处，属于电子护理病历。

（三）护理措施的录入

包括录入后能够输出至打印预览，纳入电子护理病历中的内容，如昏迷程度（GCS 评分）、镇静程度（RASS 评分）、上肢肌力、下肢肌力、心电示波、输液途径（中心静脉置管、PICC、留置针）、给氧方式（"T"管吸氧选导管吸氧）、人工气道（途径、插管深度、气囊压力 Q4h 录入）等。录入后不能自动输出至打印预览，需要纳入电子护理病历中的内容，需手动输出至护理记录，包括保护性约束、物理降温、床上洗头、换药（包括气切、静脉置管、伤口、皮肤）。根据医嘱时间录入并输出至护理记录，包括振动排痰、健康宣教，同时选择饮食指导、用药指导、局部皮肤、辅助检查指导、术前指导、术后指导、功能锻炼，此部分属于结构化病历，易于选择。

（四）风险评估板块的特点

Braden 在移动护理评分后可以自动上传至重症系统，移动护理系统未提示需评分可在重症系统风险评估处自行评分，应做到每日两班接班时均有评分，Braden 输出至打印预览中的皮肤护理中。日常生活自理能力、跌倒坠床评估、营养评估在移动护理系统中评估后可自动上传至病情观察中。

四、临床推广的意义与不足

（一）意义

重症护理记录的使用提高了临床护士的工作效率与质量，结束了传统手工护理记录时代以及录入的随意性、重复性、不准确性，电子护理记录具有模式性、规范性、连贯性、完整性等诸多优势，在临床中的广泛使用是必然趋势，既可以较大程度解放护士节约时间，还可使资源共享，护士可以动态观察患者的病情，发挥医疗信息的强大优势，减少了护理差错，提高了护理质量。

（二）不足

由于重症护理记录是由非专业临床医护人员设计并开发的，故部分内容与临床实际存在差异，比如临床血压、心率、血氧饱和度等的报警范围与系统设置范围差异较大，人体结构名称不全，临床常用管路涵盖不全等，均给临床运用电子护理系统带来不便及漏洞；同时还存在录入信息不能简便化，需重复录入；临床使用的移动护理系统大量数据不能与重症系统共享。这些问题还需要临床护士发现与总结，配合系统专业人士给予完善更新，以期将更加智能、全面、完美的重症护理系统运用于临床工作中，协助护理人员面对患者各种问题做出正确决策。

（张 鑫）

第二章 护理技术的实施

第一节 把控关键环节控制留置导尿管感染的策略

一、实施依据

院内感染近年来成为医院关注的热点问题,而留置导尿管伴随性感染是院内感染中最常见的。留置导尿管伴随性感染(Catheter Associated Urinary Tract Infection,CAUTI)主要是指在患者留置导尿管后,或者拔除导尿管48h内所发生的泌尿系统感染。近80%尿路感染是由于留置导尿管所致。在中国,泌尿系统感染在院内感染中高居第二位,留置导尿管是发生菌尿的主要条件,留置导尿管>3d,菌尿感染率几乎达100%,严重者可发生菌血症和败血症,由此引发高额的医疗保健费用和生命安全问题,因此,关于如何避免和预防导尿管相关尿路感染也成为医院亟待解决的一项难题。留置尿管伴随感染的主要影响因素包括:留置时间、更换频率、集尿器种类及更换时间、膀胱冲洗等,通过调查及研究发现,把控关键环节对控制留置导尿管感染有明显作用。

二、关键环节控制

(一) 置管时

医务人员要严格按照《医务人员手卫生规范》,认真洗手后,戴无菌手套实施导尿术。严格遵循无菌操作技术原则,动作轻柔,避免损伤尿道黏膜;正确铺无菌巾,避免污染尿道口,保持最大的无菌屏障;充分消毒尿道口,防止污染;要使用合适的消毒剂棉球消毒尿道口及其周围皮肤黏膜,棉球不能重复使用。男性:先洗净包皮及冠状沟,然后自尿道口、龟头向外旋转擦拭消毒。女性:先按照由上至下,由内向外的原则清洗外阴,然后清洗并消毒尿道口、前庭、两侧大小阴唇,最后会阴、肛门。

(二) 置管后

妥善固定尿管,避免打折、弯曲,保证集尿袋高度低于膀胱水平,避免接触地面,防止逆行感染。保持尿液引流装置密闭、通畅和完整,活动或搬运时夹闭引流管,防止尿液逆流。应当使用个人专用的收集容器及时清空集尿袋中尿液。清空集尿袋中尿液时,要遵循无菌操作原则,避免集尿袋的出口触碰到收集容器。留取小量尿标本进行微生物病原学检测时,应当消毒导尿管后,使用无菌注射器抽取标本送检。留取大量尿标本时(此法不能用于普通细菌和真菌学检查),可以从集尿袋中采集,避免打开导尿管和集尿袋的接口。不应当常规使用含消毒剂或抗菌药物的溶液进行膀胱冲洗或灌注以预防尿路感染。留置导尿管期间,应当每日清洁或冲洗尿道口。长期留置导尿管患者,不宜频繁更换导尿管。若导尿管阻塞或不慎脱出时,以及留置导尿装置的无菌性和密闭性被破坏时,应当立即更换导尿管。患者出现尿路感染时,应当及时更换导尿管,并留取尿液进行微生物病原学检测。每天评估留置导尿管的必要性,不需要时尽早拔除导尿管,尽可能缩短留置导尿管时间。

(三) 质量控制标准

质量控制标准:预防留置导尿管相关性感染制度、措施执行到位,有记录;定期分析质量控制评价指标,有改进措施。

三、注意事项

应当保持尿道口清洁,大便失禁的患者清洁后还应当进行消毒。患者沐浴或擦身时应当注意对导管的保护,不应当把导管浸入水中。对长期留置导尿管的患者,拔除导尿管时,应当训练膀胱功能。医护人员在维护导尿管时,要严格执行手卫生。

四、临床推广的意义与不足

(一) 意义

医院依据自身实际情况,把控关键环节对控制留置导尿管感染有明显作用。分析感染发生的因素,提出适当的干预措施,并以此为依据修订现有的临床操作标准,可减少 CAUTI 的发生。

(二) 不足

有研究称硅胶材质的导尿管相较于乳胶材质在长期留置导尿管的患者中应用可较少引起 CAUTI,本研究未针对上述因素进行调查和分析。今后可针对 CAUTI 影响因素进一步细化关键环节,采取更为有效的干预措施,进一步降低 CAUTI 发生率。

五、论文刊出

刘婧桓,霍春暖.把控关键环节在 NICU 导尿管相关感染发病率中的应用效果观察.医学信息旬刊,2013,26(10).

(霍春暖)

第二节 护理干预策略对老年留置导尿患者漏尿的影响

一、干预依据

对于神经系统疾病并发尿失禁且无法使用留置尿套患者或尿潴留患者,留置尿管不仅减轻了患者因长期卧床带来的排尿困难,同时控制了患者因尿失禁引起的局部皮肤刺激,减轻了患者痛苦。神经内科收治的老年患者居多,由于老年男性患者尿道括约肌纤维出现萎缩,收缩力差;老年女性患者尿道口萎缩,盆底肌及尿道括约肌松弛,致使导尿管与尿道内口不能紧贴,易发生漏尿。国外文献报道院内尿路相关性感染中 80% 与留置尿管有关。导尿管长期置于尿道内,破坏尿道的正常生理环境及膀胱对细菌的机械防御能力,削弱尿道黏膜对细菌的抵抗力,致细菌逆行引发尿路感染;尿道口细菌逆行是腔外途径引发尿路感染的主要原因,尿管型号不符合或气囊注水量不当,为细菌沿尿道与尿管空隙逆行至膀胱提供条件;漏尿使尿道口长时间处于潮湿环境,有利于细菌的生长繁殖,增加泌尿系统感染概率及失禁相关性皮炎的发生率。为此,保证气囊与尿道内口紧密贴合,保持尿液澄清、尿管引流通畅,保持会阴部清洁干燥,才是减少漏尿发生的有效措施。本研究通过分析漏尿原因,实施漏尿临床解决方案,较好地解决了临床漏尿问题。

二、漏尿临床原因分析及解决方法

(一)漏尿原因分析

1. 导尿管型号对漏尿的影响 老年患者由于尿道括约肌松弛及尿道收缩功能减弱,故临床出现漏尿后常选用型号较大的导尿管,但本研究发现选择较大型号导尿管并不能有效减少漏尿的发生,反而增加患者不适。尿道黏膜有丰富的神经纤维末梢分布,对异物刺激敏感,过大型号的导尿管易引起尿道刺激症状,患者出现尿道口刺痛及频繁尿意等不适,致使患者不时用力排尿;膀胱括约肌、逼尿肌等肌肉的主动收缩和舒张运动,致使球囊处封闭不严,尿液自尿管旁流出,产生漏尿现象。

2. 气囊注水量对漏尿的影响 气囊张力过大时易漂浮于尿道内口之上,使气囊与尿道内口不能紧密贴合而致漏尿;气囊与膀胱内壁直接接触,气囊注水量过多时,过大的气囊压迫双输尿管开口,使输尿管蠕动加剧,输尿管传下来的蠕动波会引起三角区收缩以致膀胱痉挛,膀胱颈尿道移动度增加,膀胱颈开放引起漏尿。

3. 引流不通畅对漏尿的影响 尿液浑浊或出血时,血凝块及尿液内钙盐沉积易阻塞尿管,尿液从尿管周围溢出,引起漏尿。保证每日足够的摄水量,可增加尿量,达到自然冲洗尿道,预防尿路结石,并可稀释尿液,防止钙盐沉积,避免尿管阻塞。当尿液颜色较深而非等到出现絮状物时即予膀胱冲洗,并增加摄水量,防止尿管阻塞。

(二)漏尿临床解决方案

1. 在导尿管型号上选择常规型号导尿管,不必因为考虑是老年患者而选择较大型号导尿管。

2. 导尿成功后气囊注水量在较以往注水量基础上均减少 5ml,即男性患者气囊内注入 10ml 灭菌注射用水,女性患者气囊注入 15ml 灭菌注射用水。

3. 保证每日摄水量>3000ml,必要时增加鼻饲注射温开水频率,保持尿液澄清;固定尿管时尽量将管道拉直,减少管道弯曲,避免影响尿液引流。

4. 改变体位时注意避免牵拉尿管,并防止尿管扭曲打折。

5. 观察尿液颜色,一旦出现尿液颜色异常即通知医生予膀胱冲洗。

6. 告知患者相关注意事项,避免拽拔导尿管,不能配合患者与家属沟通,予适当约束性保护。

7. 关注患者主诉、尿液情况及尿常规结果,及早发现尿路感染症状,遵医嘱予相应处理。

三、注意事项

尿管固定不当也是引起尿管牵拉的主要原因,特别是男性患者,因阴茎活动度较大,改变体位就有可能发生尿管牵拉,因此,男性患者尿管固定要掌握技巧,如可将尿管固定于邻近的腹部,这样不会因为体位的变化而发生牵拉;老年女性患者,如果发生过尿管在未抽吸球囊时整体脱出,也没出现任何不适及尿道损伤,说明尿道已经非常松弛,这类患者已不宜采用漏尿临床解决方案了,此时,应首先增加气囊注水量,使其能起到内固定作用。临床留置导尿患者情况并非完全相同,应注意根据实际情况采取个性化护理。

四、临床推广的意义与不足

（一）意义

对于收治老年患者存有留置导尿漏尿问题，均可推广应用，但应注意针对性给予处理。

（二）不足

此研究中仅实验性的将气囊注水量在基础注水量基础上减少了 5ml，对于最佳的气囊注水量，需做进一步研究。

五、论文刊出

徐妍妍，秦学娟，沈小芳.护理干预对老年患者留置导尿漏尿及其并发症的影响.护士进修杂志，2015，30（13）：1155-1157.

（沈小芳）

第三节　重症高颅压患者抬高床头 30°的效果

一、抬高依据

颅内压增高是多种脑部疾病的共同病理生理变化过程，可导致急性脑膨出、脑移位，严重者引起脑疝甚至呼吸、循环衰竭等，是造成脑部疾病患者死亡的重要原因。传统降低颅内压手段包括脱水、开颅清除血肿等，但无论哪种治疗均有赖于患者自身内环境的重新调节，这种重新调节与患者体位、环境等均有重要关系。一般危重患者无特殊禁忌，生命体征相对稳定后，均应取头高 30°~40°体位，以利脑部静脉回流，减少脑组织耗氧量，从而减轻脑水肿，降低颅内压。但研究表明头部过高体位可以引起脑血流量下降和（或）继发性脑损害，造成脑缺血、缺氧，导致患者预后不良，甚至发生急性脑肿胀死亡。为此，本研究通过探讨不同体位对脑部疾病患者颅内压的影响，发现床头抬高 30°时对神经内科重症监护患者较为适宜，既能显著降低颅内压，又能较好避免低血压和脑供血不足等不良后果的发生，减少不必要的治疗干预。

二、抬高方法

（一）床头高度测量方法角度测量仪（图 2-3-1）

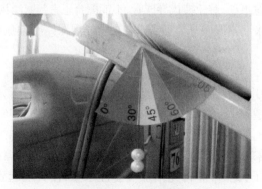

图 2-3-1　角度测量仪

（二）床头抬高效果监测方法

所有患者均予常规对因治疗及脱水等对症处理,均行有创颅内压监测(美国生产的CAMINO多参数监护仪),即经颅骨钻孔将微型传感器植入颅内,使传感器直接与颅内某些间隙或结构如硬脑膜外、硬脑膜下、蛛网膜下腔、脑室或脑实质等接触而测压。所有患者均分别进行平卧位、抬高床头10°、20°、30°、40°共5种体位改变,每变换一种体位,均于5min后进行测量,同时利用心电监护仪测出平均动脉压(mean arterial blood pressure,MAP),再以平均动脉压减去颅内压(intracranialpressure,ICP)计算得出脑灌注压(cerebral perfusion pressure,CPP)。

（三）床头抬高效果

研究显示,颅脑损伤患者头部每抬高10°,颅内压会降低1mmHg。床头抬高30°对神经内科重症患者较为适宜,既能显著降低颅内压,又能较好避免低血压和患者脑供血不足等不良后果的发生,见表2-3-1。

表2-3-1 不同床头抬高角度时27例患者颅内压、平均动脉压和脑灌注压的比较

($x \pm s$,mmHg,1mmHg=0.133kPa)

床头抬高角度	颅内压	平均动脉压	脑灌注压
0°	20.0±5.4	93.6±6.5	69.8±5.7
10°	16.3±4.2	90.7±4.7	70.1±4.3
20°	13.5±2.3	87.9±4.5	71.0±3.8
30°	10.6±1.2	84.3±4.2	74.7±3.5
40°	8.6±1.1	72.4±4.0	63.8±3.6

三、注意事项

颅脑损伤患者为了降低颅内压而抬高床头,但减低颅内压,脑灌注压也会降低。当床头高度超过30°时,脑灌注压并不上升,反而明显下降。随着床头高度的抬高,平均动脉压逐渐下降,从30°抬高到40°时,血压急剧下降,偏离了正常值水平范围,造成血压降低。

四、临床推广的意义与不足

（一）意义

床头抬高30°对神经内科重症患者较为适宜,既能显著降低颅内压,又能较好避免低血压和患者脑供血不足等不良后果的发生,减少不必要的升压干预,节省资源。

（二）不足

本研究观察例数较少,未能更加精确地细分抬高角度,同时无对照研究,对于体位与患者的预后部分也未探讨。因此,尚待更大样本量、更详细分组的临床研究来明确最佳床头抬高角度。

五、论文刊出

张晓梅,姬仲,吴永明,等.体位对神经内科危重患者颅内压脑灌注压的影响.护理学报,2012,19(9A):51-54.

(张晓梅)

第四节 重症脑损伤患者足背动脉血压替代
腘动脉血压的监测方法

一、监测依据

血压的测量一般在上肢的肱动脉,但双上肢血压测量受限时,就只有采取下肢的血压进行监测。为此,有不少研究者进行了下肢血压与上肢肱动脉血压监测方法的探讨。有研究表明腘动脉血压可以准确地反映血压水平,但是由于测量腘动脉血压时需要使用专用袖带或去除衣物,其测量值与肱动脉血压差值较大,易出现误差,故在临床应用中既不便捷又受限制;同样踝部动脉血压值(即足背动脉血压值)与肱动脉血压测量值亦呈高度正相关,排除均值差异后可准确反映肱动脉血压,但是此方面的研究对象大多数为健康人或轻症患者,没有针对重症脑损伤患者的研究。而重症脑损伤患者由于病情危重,多伴有严重水肿、多条输液通路、导管留置等原因,而不宜测量上肢肱动脉血压,同时重症脑损伤患者由于影响血压的因素较多,为此通过36例重症脑损伤患者的研究发现,患者的肱动脉血压与足背动脉血压的相关性较好,临床中可应用足背动脉收缩压通过回归方程的计算,替代肱动脉收缩压值,为临床重症患者的救治开辟了新的途径。

二、监测方法

(一)图示足背动脉测量方法(图 2-4-1)

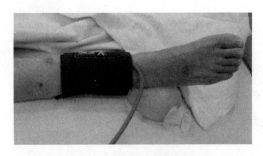

图 2-4-1 足背动脉测量方法

(二)图解

让患者取平卧位,下肢放松伸直,将血压自动充气袖带固定在小腿下部,使其下缘与足内外踝连线平齐,充气管放置在足背动脉通过处,即足背内外踝中点,固定松紧度要合适。

（三）血压计算方法

肱动脉收缩压=44.81+0.635×足背动脉收缩压,在患者卧床的状态下,肱动脉的舒张压即为足背动脉所测量的舒张压。

三、注意事项

监测足背动脉血压时,可将患者置于平卧位,同时让患者放松双下肢,有约束时应提前解除约束带,让患者下肢自然放置。监测时应给予告知,并选择健侧给予血压监测,按照监测方法将袖带正确放置,使气袋的中部对着足背动脉通过处,同时保持袖带松紧度适宜。监测过程中如遇到患者突发癫痫发作,应观察血氧饱和度,停止测压,减少对患者的刺激。如遇到动脉溶栓、支架术后未拔鞘之前的患者,禁止在制动侧肢体进行测压。

四、临床推广的意义与不足

（一）意义

在临床护理监测中,如果患者由于上肢肱动脉血压无法测量时,可进行下肢足背动脉血压测量,并根据回归方程大致推算肱动脉血压,也可将此公式提前带入一定的数值(收缩压90~140mmHg之间的数值),并将其结果制作成表格或监测卡(表2-4-1),便于临床查对,以此为急危患者的救治提供了便捷,为临床决策提供参考依据。

表 2-4-1 监测对比卡(mmHg)

足背动脉收缩压	肱动脉收缩压
90	102
95	105
100	108
105	111
110	115
115	118
120	121
125	124
130	127
135	131
140	134

（二）不足

此研究的病例数较少,要想更为精确,需要大样本进行深入研究,以便于临床中更多的异常高血压患者的准确监测。

五、论文刊出

刘芳,张艳丽,唐鸿源.重症脑损伤患者肱动脉与足背动脉血压值的对比性研究.中华护理杂志,2010,45(3):230-232.

(刘　芳)

第五节　血浆置换在抗 N-甲基-D 天门冬氨酸受体脑炎患者中的应用

一、护理依据

抗 N-甲基-D 天门冬氨酸(N-methyl-D-aspartate,NMDA)受体脑炎是近几年被认识的一种自身免疫性脑炎,外国学者 Dalmau 等在 2007 年首次报道,在有类似症状病人的血清和脑脊液中检测到抗 NMDAR 抗体,并以此作为该病的诊断依据。抗 NMDA 受体脑炎临床表现:流感样症状,伴严重精神行为异常,随着时间的推移,病人可出现意识不清、癫痫发作、运动障碍等症状,严重者出现昏迷、癫痫持续状态、低通气等。目前一线的免疫治疗方法包括糖皮质激素,免疫球蛋白或者血浆置换。

血浆置换(plasma exchange,PE)术是一种常用的血液净化方法,其原理是将患者的血液引出,通过血浆置换器将血浆和细胞成分分离,弃去血浆或血浆中致病因子,而将细胞成分和等量的血浆替代品输回体内,以清除体内致病因子(如自身抗体、免疫复合物、与蛋白相结合的毒物等)来治疗一般疗法无效的多种疾病,从而缓解或解除症状。

抗 NMDA 受体脑炎患者由于躁动不安、全身不自主运动明显、四肢肌张力高等症状,对血浆置换的顺利进行造成极大的威胁。因此,在神经内科重症监护对抗 NMDA 受体脑炎患者开展血浆置换治疗,是高风险、高难度、高责任感的技术操作,护士需要具备 ICU 专业技术培训才能胜任。在血浆置换的整个过程中,医护必须做到安全评估、严密观察、操作谨慎、正确维护,防止患者烦躁不安、抽搐导致压力报警、凝血以及其他血浆置换相关的不良事件。

二、安全护理策略

(一)确定治疗方法

在支持治疗基础上行单膜血浆置换术。采用费森尤斯透析机治疗,TPE2000 型血浆置换器,遵医嘱置换液为新鲜血浆及用 0.9%氯化钠注射液配制成 4%白蛋白 2000~3000ml,血流量 100~150ml/min,置换速度 1000~1800ml/h,均采用普通肝素抗凝速度为 3~8mg/h。根据患者生化检验结果及病情,间隔时间 1d,连续 3~5 次,每次治疗时间 2~3h。穿刺部位均采用股静脉置管,置管为 ARROW 公司生产的单腔双针导管。术前根据患者状况使用抗过敏药物,同时进行心电、血压监护,密切观察病情变化及跨膜压和动、静脉压,每 0.5h 测定一次并记录。

(二)制定治疗流程

1. 准备用物　AVF 管、M 管、滤器、废液袋、2000ml 肝素盐水、0.9%生理盐水 500ml、抗凝用药。

2. 医生建立血管通路　首选股静脉。

3. 管路安装　选择治疗方式,依据机器图示进行连接各管路。

4. 管路预冲　膜内预冲→超滤预冲→血浆灌注。

5. 治疗开始　检查血管通路→无血凝块后与 AVF 管的动、静脉端连接→开始治疗→调节参数→观察生命体征及机器工作状态→及时处理报警。

6. 治疗结束　停止抗凝→血浆回输→回血→盐水冲管→肝素封管→回顾参数→关机。

（三）规范操作人员资质

1. 具备护师职业资格,ICU 工作三年以上经验。

2. 获得院内血液净化专科护士认证资质。

（四）准确术前评估

1. 环境　首选单间;大病房保证床间距大于 1 m。

2. 患者　生命体征、凝血功能、异常化验结果、有无药物过敏史,有无躁动及不自主运动症状以及发作特点。

3. 管路　中心静脉通路状况、是否通畅。

4. 药物　血浆置换对药物的清除作用尚不确切,原则上具有高蛋白结合率及低分布容积的药物更容易被血浆置换清除掉,抗生素等用药尽量在血浆置换后给予输入。

（五）严密术中监测

1. 严密监测患者生命体征及机器工作情况　治疗过程中密切监测患者的神志、体温、脉搏、呼吸、血压的变化,每半小时测量一次并记录。严密观察机器运转情况包括全血流速、血浆流速、动脉压、静脉压、跨膜压的变化,合理设定报警限,及时处理报警。同时要观察置换出的血浆颜色、性质、有无混浊。CRRT 机配有漏血探测器,可对置换出的血浆进行检测,以发现废液管道中是否漏血。

2. 加强症状护理,防止护理意外发生　抗 NMDA 受体脑炎患者可出现不同程度的不自主运动症状,表现为口部的咀嚼运动及四肢的抖动。通过术前评估,治疗过程中给予牙垫使用,防止舌咬伤。四肢进行保护性约束,同时在肘部及踝部给予护具保护,防止皮肤破损。尽量集中护理操作避免刺激患者。妥善固定各种管路,防止受压、打折影响治疗。对于持续躁动者遵医嘱给予镇静药,防止非计划性拔管的发生。

3. 做好并发症观察与处理　预防各种并发症的发生及进展,是确保血浆置换治疗平稳的关键。

（六）精心术后维护,医护及时总结

1. 预防导管相关血流感染发生　中心静脉置管做好每日评估,双层小巾包裹管路,妥善固定,正确冲管及封管,严格换药程序。

2. 建立个体化病例讨论制度　根据抗 NMDA 受体脑炎患者的特点,每次血浆置换结束治疗后,需要医护共同进行血浆置换术后评价,包括生命体征的波动、镇静药物应用的量、不自主运动的幅度、患者的耐受性以及各项化验指标的监测结果等,以指导并改进患者后续血浆置换的治疗方案,提高治疗的安全性及有效性。

三、注意事项

（一）医护人员应向家属解释血浆置换的目的、方法及需配合事项,并签署知情同意书。

（二）明确血浆置换过程中常见的并发症（表2-5-1）

表2-5-1 血浆置换常见并发症原因与表现、预防与护理

并发症	原因及表现	预防及护理
过敏及变态反应	与输入血液制品有关,表现为皮疹,畏寒,发热;严重时过敏性休克	①治疗前了解过敏史;②遵医嘱给予预防用药;③严格执行输血查对制度;④密切观察患者有无过敏反应并及时通知医生
出血	与使用抗凝剂有关,表现为各部位出血	①评估患者凝血功能,遵医嘱给予抗凝剂使用;②观察患者局部出血情况
低血压	与血浆置换治疗有关	①严密观察生命体征,设定合适的血流速度;②遵医嘱补液及应用血管活性药物
低钙血症	与输入新鲜血浆有关,表现为口周麻木,小腿肌肉抽搐	①评估患者血钙情况;②密切观察患者有无低钙血症症状;③遵医嘱补充钙剂

（三）了解常见的报警及处理方法（表2-5-2）

表2-5-2 常见报警原因及处理方法

报警信息	原因	处理方法
动脉压（低）	1. 报警界限设置不当 2. 动脉血路梗阻 3. 导管位置异常 4. 动脉血流量不足或血泵速率太高 5. 动脉压力传感器(红色)进水或血	1. 重新设定报警限 2. 解除管路梗阻原因,避免患者躁动 3. 检查并调整导管位置,上机时注意观察血流量。100ml/min时,动脉压应接近0点 4. 冲洗导管或调整血泵速率 5. 轻轻松动压力传感器,回抽液体或更换压力传感器
动脉压（高）	1. 报警界限设置不当 2. 血泵前输入液体 3. 血泵前管路渗漏	1. 重新设定报警限 2. 停止血泵前输液、输血 3. 确保管路连接紧密,有漏液及时更换
静脉压（低）	1. 报警界限设置不当 2. 静脉管路系统渗漏、管路与导管连接松脱 3. 静脉压力传感器(蓝色)进水或血 4. 血流量过低 5. 滤器阻塞(管路扭结或滤器凝血)	1. 重新设定报警限 2. 检查导管位置,确保连接紧密,有渗漏及时更换 3. 使用⇓键推出传感器中水或血液,或更换静脉压力传感器 4. 调整血泵速率或导管位置 5. 检查管路、更换滤器
静脉压（高）	1. 报警界限设置不当 2. 静脉血管路梗阻 3. 导管位置异常(管路贴壁) 4. 滤器凝血 5. 静脉壶滤网出现血块阻塞 6. 患者腹压高等自身因素	1. 重新设定报警限 2. 解除管路打折、扭曲、静脉夹夹闭以及接口变形等梗阻因素,排除导管内血栓形成,避免患者躁动 3. 检查调整导管位置 4. 冲洗管路或更换管路 5. 更换系统 6. 非导管因素,静脉压能稳定可继续治疗

报警信息	原因	处理方法
跨膜压（低）	1. 报警界限设置不当 2. 管路系统渗漏或滤器前管路打折、阻塞 3. 滤出液压力传感器（黄色）或滤器前压力传感器（白色）进水	1. 重新设定报警限 2. 确保管路连接紧密无打折,渗漏时更换管路 3. 不关血泵,用止血钳夹闭测压管,取下传感器,连接无菌注射器,松开止血钳,缓慢推出液体,重新连接传感器。传感器破损或过湿须更换
跨膜压（高）	1. 报警界限设置不当 2. 滤器凝血 3. 血泵速率/超滤率之比过大	1. 重新设定报警限 2. 冲洗或更换滤器 3. 调整血流速及超滤率
过滤器前压力（低）	1. 滤器前压力传感器（白色）进水阻塞 2. 管路系统渗漏或滤器前管路打折阻塞 3. 动脉壶内无液体	1. 不关血泵,用止血钳夹闭测压管,取下传感器,连接无菌注射器,松开止血钳,缓慢推出液体,重新连接传感器。传感器破损或过湿须更换 2. 确保管路连接紧密无打折,渗漏时更换管路 3. 轻轻松动动脉壶上端小帽,可见壶内液面上升
过滤器前压力（高）	1. 滤器阻塞（凝血） 2. 滤器后管路回输系统阻塞或打折	1. 冲洗或更换管路 2. 解除梗阻,保证管路通畅
空气报警	1. 空气检测器检测到空气或静脉壶液位不足 2. 静脉壶滤网上附着小气泡 3. 置换液袋已空,置换液管路吸入空气 4. 动脉系统液体渗漏,动脉血管路打结	1. 提升静脉壶水位 2. 取出静脉壶,轻弹起泡 3. 进入换袋程序,选择排除置换液管路气体 4. 更换或调整动脉管路系统
漏血检测器报警	1. 滤器破膜漏血 2. 溶血、高血脂所致的血浆浑浊	1. 立即停止,更换滤器/管路系统 2. 如有必要,重新校正漏血检测器

四、临床的推广意义与不足

（一）意义

通过本研究的分析,患者的症状均得到不同程度的缓解,预后患者生活可以完全自理。因此,血浆置换术前、术中、术后进行积极有效的护理工作,有助于治疗的顺利进行,减少了并发症的发生,对促进患者康复具有积极作用。

（二）不足

目前血浆置换在神经系统疾病治疗中已收到了良好的效果,已被相关专家承认和肯定,但用于治疗抗 NMDA 受体脑炎患者的相关报道还较少,术中如何减少机器报警,避免相关并发症,寻找最佳抗凝方案,保证患者更多收益,还需要更多的病例进行深入研究。

五、论文刊出

王冉,刘芳,吴蕾,等.抗 NMDA 受体脑炎患者行血浆置换术的护理观察.护士进修杂志,2017,32（1）:51-53.

（王　冉）

第六节 发热患者应用布洛芬混悬液降温的效果

一、应用依据

神经危重症患者常伴有不同原因引起的发热,多为感染性发热及中枢性高热。发热是机体的一种防御性反应,在某种意义上,对机体起保护作用。但是对于神经危重症患者,颅脑神经损伤后,脑水肿、颅内高压、脑组织因受压血流灌注不足,脑细胞本身就处于缺血缺氧状态,高热又使其耗氧量增加,脑损害进一步加剧。20多年前,有学者提出在普通人群中发热与死亡率的增加没有必然联系,除非体温特别高、持续时间较长,但对于神经内科危重症病人,发热和高热与预后不良以及死亡率显著相关。因此临床上必须针对原因,采取有效的降温措施尽快降温,才能保护大脑,减少致残率,改善预后。目前临床上降温方式主要有药物降温及物理降温,且有大量研究证据支持不同降温方法的有效性。使用药物降温增加肝肾等器官的负荷,增加消化道出血发生的概率;物理降温会引起寒战,增加机体代谢及耗氧量,增加大脑负荷;对发热治疗采取的措施不当易导致感染加重,治疗时间延长。

为此,通过比较单一使用布洛芬混悬液药物降温的神经内科危重症病人与单一使用冰袋物理降温的神经内科危重症病人降温效果,以及降温过程中不良反应的发生率,发现布洛芬混悬液药物降温效果优于冰袋物理降温。因此,临床中针对神经内科危重症发热病人,可应用布洛芬混悬液药物降温,使其在最快时间内降至正常体温。

二、应用方法

(一)药物

布洛芬混悬液。

(二)给药时机

用水银体温计测量患者腋窝温度,腋窝体温≥38℃是被广泛认可的发热需处理的温度。因此,当患者体温达到38℃时,需要遵医嘱给予患者布洛芬混悬液。

(三)给药方法

遵医嘱每4~6h通过口服或鼻饲的方法给予患者5~10ml的布洛芬混悬液,将患者体温维持在<38.0℃。

三、注意事项

(一)布洛芬混悬液为对症治疗药,不宜长期或大量使用。

(二)有下列情况的患者应慎用

支气管哮喘、肝肾功能不全、凝血机制或血小板功能障碍(如血友病)。

(三)有下列情况的患者应遵医嘱用药

有消化性溃疡史、胃肠道出血、心功能不全、高血压。

(四)若应用布洛芬混悬液降温无效,可采用物理降温使患者体温维持在<38.0℃。

(五)若患者高热(体温>39℃),可在应用布洛芬混悬液药物降温的同时给予物理降温,使患者体温最快速度下降维持在<38.0℃,并维持降温目标值为36~38℃。

四、临床推广的意义与不足

（一）意义

有研究显示,应用布洛芬混悬液药物降温(A组)的效果优于冰袋物理降温(B组),其优势包括患者的体温在不同时间内下降的幅度(表2-6-1)、体温控制的效果以及并发的不良反应等。

表2-6-1　两组病人降温不同时间降温幅度比较($x\pm s$)

组别	例数	降温前	降温幅度			
			1h	2h	6h	24h
A组	34	38.42±0.17	−0.04±0.21	0.35±0.25	0.61±0.31	0.66±0.33
B组	40	38.37±0.15	−0.14±0.22	−0.14±0.18	0.03±0.22	0.32±0.27
t值		1.466	1.976	9.330	9.197	4.940
P		0.147	0.052	0.000	0.000	0.000

（二）不足

本研究病例数较少,仍需要进一步扩大样本进行验证。对于神经危重症病人应当更加关注发热对预后的影响,区分实际病情采取相应的降温措施,完善体温管理模式。

五、论文刊出

张钦缔,张晓梅,洪婧,等.神经内科危重症发热病人应用布洛芬降温与冰袋降温的效果比较.护理研究,2016,30(30):3802-3804.

（张晓梅）

第七节　PICC堵塞后几种疏通方式的介绍

一、护理依据

PICC导管堵塞是PICC导管内部分堵塞或全部堵塞,致使液体或药物的输注受阻或受限。导管堵塞是长期留置导管最常见的非感染性并发症,包括血凝性导管堵塞和非血凝性导管堵塞,在中心静脉导管置管1周后发生堵塞的情况中,有33%~67%是血凝造成的。血凝性导管堵塞是因为导管内部或导管周围形成的血栓所致,如因导管尖端位置不正确或导管自发性移位导致血液反流、液体走空未及时更换导致血液反流、维护不当及冲管技术不正确/不及时、药物沉积、腹腔内压力升高等。非血凝性导管堵塞是因为体位不当、药物或矿物质沉积、肠外营养的脂类聚集、导管尖端位置贴附在血管壁上等原因造成。

二、疏通方式

（一）血凝性导管堵塞的处理

1. 回抽法　血细胞凝集块堵塞可先用10ml注射器轻轻回抽,尽可能将凝块从管中抽出。使用小规格的导管出现液体微粒堵塞时,可用5~10ml注射器适当回抽,或稍加压推注肝素盐水,恢复导管通畅,但不可强行推注。

2. 尿激酶或肝素溶栓法 一般导管堵塞后6小时内溶栓,对溶栓药物反应敏感,再通机会较大。通常采用负压溶栓法,具体流程如下:将10 000U/支的尿激酶用无菌生理盐水稀释成5000U/ml(无尿激酶可使用12 500U/支的肝素),通过三通管,一边接尿激酶注射器,一边接20ml空注射器,先使导管与20ml注射器相通,回抽20ml注射器3~5ml,使导管内产生负压,再使导管与尿激酶注射器相通,利用负压将尿激酶注入PICC导管内,30分钟后将导管内药物及溶解的血液回抽,若以上操作一次不成功可重复几次。复通后用20ml生理盐水,以脉冲方式彻底冲洗导管。

(二)非血凝性导管堵塞的处理

同上使用负压溶栓法,输注相应的药物拮抗剂,以疏通药物引起的堵塞。

1. 油脂类引起堵塞 输注导管等容积的70%乙醇,等待1~2小时有显著效果,如需要可重复使用。或按1ml/h速度输入0.1mol/L的碳酸氢钠10ml,然后用20ml生理盐水快速冲洗,如需要可重复使用。

2. 药物沉积引起堵塞 经PICC导管输注与导管等容积的碳酸氢钠溶液,20分钟后抽回血,如不成功可重复使用。

3. 矿物质沉淀引起堵塞 输注浓度为0.1mol/L与导管等容积的盐酸,20分钟后抽回血,如不成功可重复使用。

(三)处理无效者拔管

三、注意事项

一般导管堵塞后6小时内溶栓,对溶栓药物反应敏感,复通机会较大;不可暴力强行冲管,容易导致PICC导管发生断裂;严格掌握尿激酶或肝素的浓度及剂量,密切监测有无出血倾向及生命体征的变化。

四、临床推广的意义与不足

(一)意义

对于PICC管堵塞患者,实施恰当的疏通方法进行治疗,并采取合理的护理方法,可有效提高患者PICC的使用率,保证及时有效的治疗,避免治疗期间拔除导管及拔管后使用外周静脉通路引起的相关并发症,减轻患者痛苦,降低住院费用,提供患者满意度。

(二)不足

目前对于PICC堵塞疏通方式无明确的指南和操作规范,无论在药物使用方面还是在操作方面均存在一定的风险性和局限性。

五、论文刊出

邱艳茹,万永慧,陈芊,等.尿激酶在PICC导管复通中的研究进展.临床医药杂志,2016,20(3):227-229.

(李丹梅)

第八节　失禁患者结构化皮肤护理方案的应用

一、护理依据

神经重症患者大小便失禁是常见的并发症之一,脑卒中后尿失禁发生率高达 32% ~ 39%,失禁导致皮肤的潮湿,引起氨增加、皮肤 pH 升高、微生物生长、粪便中酶的活性增加以及频繁清洁的共同作用使皮肤渗透性增加、屏障保护作用降低,促进细菌生长而继发感染,又称为失禁相关性皮炎(incontinence-associated dermatitis IAD),显著增加了患者的痛苦和护理负担。临床上 IAD 常与压疮同时存在或先后出现,如不能进行准确区分,则会影响到后续治疗和护理管理,失禁患者结构化干预是指根据研究对象的具体情况,有目的、有计划、有系统的进行干预,将失禁护理的内容程序化和标准化,以提高护理质量。

二、失禁结构化护理方案

失禁患者的会阴部皮肤长时间浸渍在酸性或弱酸性的排泄物中,其中含有较多的细菌,使肛周、会阴部皮肤常处于潮湿和被侵蚀状态,会阴部皮肤出血湿疹、红肿等炎症反应,现有的护理方法多关注保持皮肤清洁和处理失禁导致的皮肤损伤,而结构化皮肤护理方案形成了一个失禁患者皮肤护理路径,囊括了清洁、保湿、保护及辅助器具使用等方面的内容,旨在隔离大小便对皮肤反复刺激。

(一) 流程图(图 2-8-1)

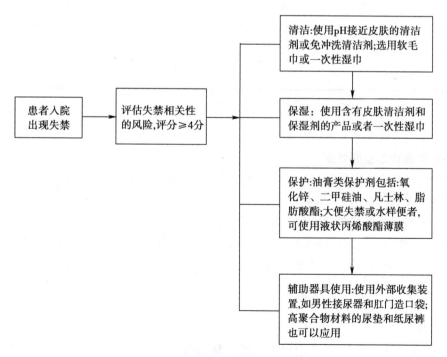

图 2-8-1　失禁结构化护理方案

（二）方法

1. 会阴部评估量表（perineal assessment tool，PAT），从 4 个方面评估患者发生失禁相关性皮炎的风险：①刺激的类型和强度（成形粪便、水样便、尿液）；②皮肤暴露于刺激物的时间；③会阴部皮肤情况；④其他影响因素：低蛋白血症、感染、管饲营养、抗生素应用。

2. 失禁护理三部曲 清洁-滋润-隔离保护（图 2-8-1）。

（三）效果评价（表 2-8-1、表 2-8-2）

通过实施失禁结构化皮肤护理方案，显著降低了 IAD 的发生率。

表 2-8-1 两组患者失禁相关性皮炎（IAD）发生率及愈合时间（天）比较

组别	例数	IAD 例（%）	IAD 愈合时间（天）
观察组	96	22（22.92）	4.42±1.17
对照组	108	47（43.52）	5.36±1.97
χ^2		8.75	
t 值			-2.4
P		0.03	0.017

表 2-8-2 两组患者失禁相关性皮炎（IAD）严重程度比较

组别	例数	IAD 严重程度			
		轻度	中度	重度	合并感染
观察组	96	16	6	0	0
对照组	108	23	18	5	1
Z				-5.14	
P				0.00	

三、注意事项

（一）准确评估皮肤状况

根据 PAT 准确评估患者 IAD 发生风险；对于已经发生的 IAD，评估其严重程度，根据轻度及中重度 IAD 护理要点采取相应的护理措施。

（二）积极寻找尿失禁及大便失禁原因

除了采取相应的皮肤护理措施外，还要积极寻找失禁原因，结合医疗控制失禁，才能有效避免皮肤持续受到尿液及粪便的刺激。

四、临床推广的意义与不足

（一）意义

通过查阅文献及 2010 年失禁相关性皮炎专家共识，设计失禁结构化皮肤护理方案，将失禁患者的皮肤护理方法标准化，方案中对皮肤的清洁、保湿、保护及辅助器具使用都提出了相应的策略，简单、直观，便于临床护理人员学习和操作，规范护理人员皮肤护理的临床实践。

（二）不足

本研究采用的是非同期对照实验,主要是为了避免干预者同时实施两种不同的干预措施对结果造成干扰,可能在结果上有偏倚。同时,本研究在实施过程中,IAD 危险因素评估不足是存在的主要问题,也是影响方案有效落实的因素,需要研究者现场控制和指导,需要加强评估工具应用的学习,提高护理人员的评估能力,保证研究质量。

五、论文刊出

王清,沈小芳.神经内科患者失禁结构化皮肤护理方案的设计与效果评价.中华现代护理杂志,2015,21(01):34-36.

（沈小芳）

第九节　护士如何实施血糖控制方案

一、实施依据

神经危重症患者常伴有应激性血糖升高,有研究表明,缺血性脑卒中前以及脑卒中急性期的高血糖状态与脑组织梗死面积相关,可加重患者神经功能缺损,增加死亡率、发病率及再发率。采用"安全、平稳、有效的血糖控制策略"可以最大限度地获得血糖控制带来的益处及较少的低血糖等不良事件的发生。在我国,临床患者血糖控制模式主要是以传统的血糖控制模式为主,即由医生下达医嘱监测血糖,护士执行医嘱,血糖结果获得后医生下达注射胰岛素或口服降糖药的医嘱,护士再执行医嘱,胰岛素的调节是以最后一次血糖的监测值而调整的,此种模式并未对血糖趋势做到连续、动态的监控,异常血糖发生率较高,血糖波动较大,而影响神经危重症患者预后。动态血糖控制模式:胰岛素的调节以最后一次及上一次血糖的监测值而调整。相对于传统血糖控制模式,动态血糖控制模式能够考虑到患者血糖的变化趋势,从而达到血糖控制的连续性和个体化。本研究的血糖控制方案,提出了适合神经危重症患者应激性高血糖的动态血糖控制模式,并通过与传统血糖控制模式对比,观察此种模式患者血糖控制情况、住院天数、患者预后等指标,确定更为理想的血糖控制方案,从而减少患者异常血糖的发生率,改善预后。

二、实施方法

（一）步骤 1:监测血糖的指征和频率（表 2-9-1）

表 2-9-1　血糖监测指征及频率

血糖监测指征	测血糖频率
血糖<3.9mmol/L	15min
刚入住 ICU 时	Q1h
刚中断肠内营养或肠外营养且暂停胰岛素注射时	Q1h

血糖监测指征	测血糖频率
刚开始进行肠内肠外营养时;肠内或肠外营养输注速度改变时	Q1h
血糖不稳定(连续3次血糖不在4.0~10.0mmol/L)	Q1h
开始或停止血液透析时	Q1h
至少3次连续血糖(每小时)在4.0~10.0mmol/L	Q2h
至少3次连续血糖(每2小时)在4.0~10.0mmol/L	Q4h
血糖稳定在4.0~10.0mmol/L超过24h	Q8h
血糖稳定在4.0~10.0mmol/L超过48h	Q24h

(二)步骤2:胰岛素规范化治疗的起始用量(表2-9-2)

表2-9-2　胰岛素规范化治疗的起始用量(血糖>10.0mmol/L)

血糖水平 (mmol/L)	胰岛素立即静注 剂量(U)	胰岛素持续静注 速度(U/h)
10.1~13.0	1	1
13.1~16.0	2	2
16.1~19.0	3	3
19.0以上	4	4
>24.0		请示医生处理

(三)步骤3:低血糖或中断肠内、外营养的处理(表2-9-3)

表2-9-3　低血糖或中断肠内、外营养的处理

血糖水平(mmol/L)	第1步	第2步
<2.2	暂停胰岛素,50%GS 50ml 静注	当血糖>10.0mmol/L时按步骤2处理;如静注高糖后血糖仍<2.2,请示医生处理
2.2~3.9	暂停胰岛素,50%GS 25ml 静注2	当血糖>10.0mmol/L时按步骤2处理
中断肠内或肠外营养时	暂停胰岛素	当血糖>10.0mmol/L时按步骤2使用胰岛素

(四)步骤4:持续胰岛素治疗时用量调整方法(表2-9-4)

表2-9-4　持续胰岛素治疗时用量调整方法

上次血糖 (mmol/L)	末次血糖(mmol/L)					
	4~5.9	6~7.9	8~9.9	13~15.9	16~18.9	>19
4~5.9	-0.5	0	+0.5	+1.5	+2.0	+2.5
6~7.9	-1.0	-0.5	0	+1.0	+1.5	+2.0

上次血糖	末次血糖（mmol/L）					
（mmol/L）	4～5.9	6～7.9	8～9.9	13～15.9	16～18.9	>19
8～9.9	-2.0	-1.0	0	+1.0	+1.5	+2.0
10～12.9	-2.5	-1.5	-0.5	+1.0	+1.5	+2.0
13～15.9	-3.0	-2.0	-1.0	+0.5	+1.0	+2.0
16～18.9	-3.5	-2.5	-1.5	0	+1.0	+2.0
>19	-4.5	-3.5	-2.5	-0.5	+1.0	+2.0

三、注意事项

对于神经危重症患者,异常血糖浓度会加重机体的氧化应激,加重脑组织的损伤,加重脑水肿,增高致残程度及病死率。动态血糖控制模式可由护士在测得血糖后按照血糖管理规范对血糖进行监测并及时处理,省去医护沟通这一环节,使异常血糖值得到及时纠正,有效地降低了异常血糖持续时间,并明显减轻医护工作。但是对于超高血糖的起始胰岛素用量、无法应用动态血糖控制模式改善的顽固性高血糖以及可能并发的低血糖不良事件的处理等,仍需要和医生加强沟通,遵医嘱调节胰岛素的用量。

四、临床推广的意义与不足

（一）意义

动态血糖控制模式以护士为主导,护士在测得血糖后即可根据血糖管理规范进行胰岛素的使用和调节,省去了医护沟通环节,使患者的异常血糖得到了及时的纠正,有效地降低了异常血糖的持续时间,并明显减少了医护工作量。此模式能够使患者的血糖平稳到达目标值,并维持在稳定水平,避免了血糖波动范围过大,降低了患者应激性高血糖的发生率,并能有效防范低血糖事件的发生,实现有效的血糖控制策略,减少患者因异常血糖浓度而产生的氧化应激、脑组织水肿等损害（表 2-9-5）。

表 2-9-5　传统与动态血糖控制方案的血糖控制状况（mmol/L）

组别	血糖最高值	血糖最低值	血糖恢复时间（min）	>15.0（%）	>10.0（%）	<3.9（%）
实验组	16.09±3.47	4.96±1.08	84.2±17.4	3.21	21.36	0.00
对照组	18.33±4.29	4.55±1.81	129.2±37.1	13.33	29.47	1.67
t/u 值	2.16	2.63	3.47	2.66	1.85	2.48
P 值	0.03	0.30	0.00	0.01	0.06	0.01

（二）不足

本研究提出的护士主导的动态血糖控制模式适用于并发应激性高血糖的神经危重症患者,有效地改善了患者预后及减少了医护工作量,但是对于无法应用动态血糖控制模式改善的顽固性高血糖患者以及可能并发的低血糖不良事件等未涉及,临床仍需要和医生进行沟通,需要进一步研究。

五、论文刊出

王静新,金充,廖黎,等.动态血糖控制模式对神经危重症患者应激性高血糖干预的影响.护士进修杂志,2012,27(2):104-107.

(张晓梅)

第十节　改良外周静脉中等长度导管置入的效果观察

一、护理依据

脑损伤患者病程长,住院输液治疗时间超过 1 周,常使用脱水剂、抗病毒药物、抗菌药物、扩张血管及改善循环药物等,药物的 pH 在 4~11,静脉输液工具的选择及使用是保障患者安全的一个重要的因素。中心静脉导管穿刺风险大、导管相关性血流感染发生率高,PICC 留置时间长、置管费用高,对普通输液的神经内科患者家属而言,其接受度较低。而中等长度导管具有穿刺简便、并发症发生率低及费用低等优势,患者和家属接受度高。国外学者Caparas 等通过前瞻性随机对照研究得出结论:经中等长度导管静脉输注 pH 为 3.9 的万古霉素是安全可行的,并且导管相关性血流感染发生率显著低于 PICC 与中心静脉导管。国内学者报道了 12 例患者应用中等长度导管,留置时间可达 7~39d。常规外周中等长度导管置入长度为 7.5~20.0cm,导管尖端到达肩下部、腋窝处或腋窝下,但不能到达腋静脉或腋静脉开口,强酸、强碱以及高渗性药物刺激血管内膜容易导致静脉炎、导管相关性血栓发生。在本研究中,改良导管置入长度,使导管尖端跨越腋窝水平,进入腋静脉或者头静脉上段腋静脉开口处,179 例(96.8%)患者顺利完成治疗,优于国外学者报道的置入常规中等长度导管的病例结局。本研究中,49 例(26.5%)患者为中枢神经系统感染的患者,需要使用至少 2 周的抗病毒药物,药物 pH 为 10~11,经改良中等长度导管输注药物后,未出现相关并发症,治疗结束后行血管超声评估均未见异常。2011 版《血管内导管相关感染的预防指南》关于预防导管相关性血流感染的策略中指出:中等长度导管与外周短导管相比,可以降低静脉炎发生率;而与中心静脉导管相比,可以降低血流感染率。国外研究认为,在满足治疗需求的基础上,使用中等长度导管是降低导管相关性血流感染的重要措施,可以避免不必要的中心静脉导管留置和尽早拔除中心静脉导管。

二、中等长度静脉导管置管方法

(一)评估内容

1. 置管医嘱,相关化验报告。

2. 身体状况、出凝血情况、营养状况。

3. 穿刺部位皮肤、血管状况、肢体活动度。

4. 既往中心静脉导管置入史。

5. 患者的心理状况、合作程度。

6. 签署知情同意书。

（二）操作流程

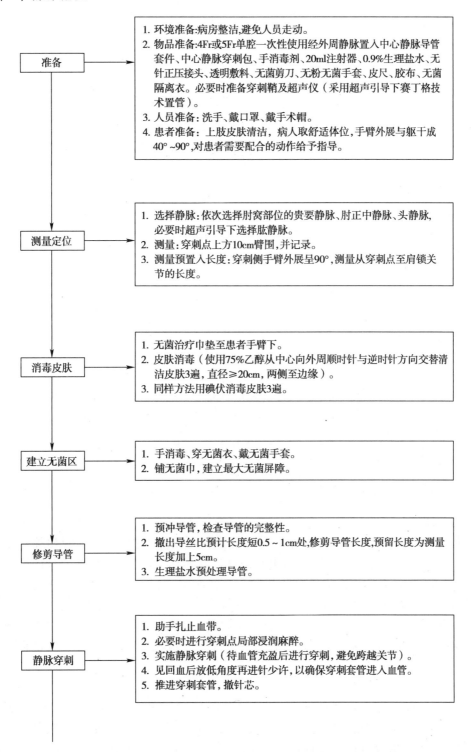

准备
1. 环境准备:病房整洁,避免人员走动。
2. 物品准备:4Fr或5Fr单腔一次性使用经外周静脉置入中心静脉导管套件、中心静脉穿刺包、手消毒剂、20ml注射器、0.9%生理盐水、无针正压接头、透明敷料、无菌剪刀、无粉无菌手套、皮尺、胶布、无菌隔离衣。必要时准备穿刺鞘及超声仪（采用超声引导下赛丁格技术置管）。
3. 人员准备:洗手、戴口罩、戴手术帽。
4. 患者准备:上肢皮肤清洁,病人取舒适体位,手臂外展与躯干成40°~90°,对患者需要配合的动作给予指导。

测量定位
1. 选择静脉:依次选择肘窝部位的贵要静脉、肘正中静脉、头静脉,必要时超声引导下选择肱静脉。
2. 测量:穿刺点上方10cm臂围,并记录。
3. 测量预计入长度:穿刺侧手臂外展呈90°,测量从穿刺点至肩锁关节的长度。

消毒皮肤
1. 无菌治疗巾垫至患者手臂下。
2. 皮肤消毒（使用75%乙醇从中心向外周顺时针与逆时针方向交替清洁皮肤3遍,直径≥20cm,两侧至边缘）。
3. 同样方法用碘伏消毒皮肤3遍。

建立无菌区
1. 手消毒、穿无菌衣、戴无菌手套。
2. 铺无菌巾,建立最大无菌屏障。

修剪导管
1. 预冲导管,检查导管的完整性。
2. 撤出导丝比预计长度短0.5~1cm处,修剪导管长度,预留长度为测量长度加上5cm。
3. 生理盐水预处理导管。

静脉穿刺
1. 助手扎止血带。
2. 必要时进行穿刺点局部浸润麻醉。
3. 实施静脉穿刺（待血管充盈后进行穿刺,避免跨越关节）。
4. 见回血后放低角度再进针少许,以确保穿刺套管进入血管。
5. 推进穿刺套管,撤针芯。

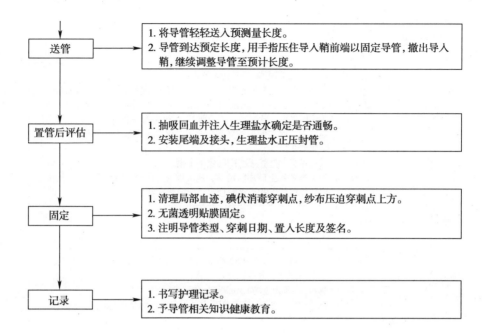

| 送管 | → | 1. 将导管轻轻送入预测量长度。
2. 导管到达预定长度，用手指压住导入鞘前端以固定导管，撤出导入鞘，继续调整导管至预计长度。 |

| 置管后评估 | → | 1. 抽吸回血并注入生理盐水确定是否通畅。
2. 安装尾端及接头，生理盐水正压封管。 |

| 固定 | → | 1. 清理局部血迹，碘伏消毒穿刺点，纱布压迫穿刺点上方。
2. 无菌透明贴膜固定。
3. 注明导管类型、穿刺日期、置入长度及签名。 |

| 记录 | → | 1. 书写护理记录。
2. 予导管相关知识健康教育。 |

三、注意事项

接受乳房根治术或腋下淋巴结清扫的术侧肢体、锁骨下淋巴结肿大或有肿块侧、安装起搏器侧不宜进行同侧置管，上腔静脉综合征患者不宜进行置管；宜选择肘部或上臂静脉作为穿刺部位，避开感染及有损伤的部位，避免跨越关节；有血栓史、血管手术史的静脉不宜进行置管，放疗部位不宜进行置管；置管前向患者介绍置管流程，减轻患者的恐惧感；置管前告知患者的配合要求，如体位、动作指导等，以保证置管操作的顺利进行；告知患者如有不适及时告知置管者，意识障碍患者置管过程中关注生命体征变化；告知患者及照护者置管后的生活及照护注意事项；导管维护同 PICC。

四、临床推广的意义与不足

（一）意义

与其他输液装置相比，改良中等长度导管置入可以降低静脉炎、导管相关性血流感染、血栓及堵管等相关并发症，并且与中心静脉导管相比，改良中等长度导管的操作流程简便、耗时短，护士操作可以迅速为患者建立静脉通路，满足神经内科患者病情需要；与 PICC 相比，置管费用低，患者易于接受，通过抽回血和冲管是否通畅来评估导管功能，更适合神经系统危急重症患者使用；与外周短导管相比，并发症少、留置时间长，可以减少患者重复穿刺置管，减轻患者痛苦，减少护士工作量与穿刺困难带来的压力，值得临床推广使用。

（二）不足

本研究中由于考虑到患者经济、成本、效益等因素，没有实施超声引导下穿刺置管，穿刺部位选择在肘部，可能会增加并发症发生率；另一方面，本研究仅对改良中等长度导管置入的应用安全性做了观察性研究，但仍缺乏随机对照研究的数据。在进一步研究中，将进行随机对照研究及成本效益分析，同时应用超声引导下赛丁格技术置管，更深入探索中等长度导管置入最佳长度在神经内科患者中的应用。

五、论文刊出

王清,傅荣,孙娟,沈小芳.改良外周静脉中等长度导管置入长度在神经内科患者的应用观察.护理学报,2016,23(15):72-75.

(沈小芳)

第十一节　振动排痰仪不同频率在临床中应用的效果

一、护理依据

重症脑功能损伤患者因长期卧床,咳嗽与吞咽反射消失,呼吸肌运动能力衰退等因素,易使气道分泌物不易排出,同时导致肺部感染的发生。文献报道多器官功能衰竭的肺启动机制也将肺部感染的控制提到了重要位置。针对重症脑损伤患者控制肺部感染时,除合理应用抗生素外,有效的振动排痰也起到了很大的促进作用。但很多研究忽略了振动排痰对患者的负面影响如患者基础代谢率、血压、颅内压等。本研究针对振动排痰机以不同频率操作时,在有效性和负面影响两方面进行观察与分析,为临床寻找更为安全、有效的频率以及监测指标提供依据,促进振动排痰机更为有效的应用。

二、护理实施

(一)研究过程

1. 采用随机抽样方法,患者入院后将患者分为 A,B 两组,振动排痰转速设置分别为 30~35cps 和 10~15cps。

2. 操作方法　操作前,两组患者均给予雾化吸入后开始胸部振动治疗 10 分钟,每日两次;操作时患者取侧卧位,同时将一垫枕放于髋部,一手握住叩击头,根据患者对治疗反应的敏感度、身体虚弱程度来选择叩击的力度,必要时可隔松软的垫枕进行叩击;另一只手扶住患者身体,引导叩击头,感受患者身体的骨突出部位,避免叩击;叩击方向从远心端向近心端,并与主气道方向一致。振动排痰同时进行心电监测。最后根据肺部感染的不同部位进行体位引流,必要时给予吸痰。操作后再次测量患者生命体征。振动排痰机选用美国公司研制生产的 G5 振动排痰机,叩击头选用振动和叩击相结合的轭状叩头。

3. 观察指标　痰液性质的判断;心电监护仪监测生命体征;振动排痰前中后观察记录患者呼吸、收缩压、舒张压、心率、血氧饱和度。3d 后,通过血气分析、氧合指数、痰液情况,判断观察指标的改善情况并总结出不同频率的安全性及操作中需注意监测的指标。

4. 统计分析方法　采用 SPSS 12.0 统计分析软件,选用 t 检验、χ^2 检验以及独立样本的非参数检验,计量资料统计结果以($\bar{x} \pm s$)表示。

(二)研究结果

1. 两组患者振动排痰前后效果比较,血气分析、氧合指数及痰液等指标结果显示:治疗后,A 组除痰液性质与 B 组有明显差异外($P = 0.026$),其他参考值差异均无统计学意义 ($P>0.05$)(表 2-11-1)。

表 2-11-1　不同频率振动排痰机治疗前后效果的比较

		A 组	B 组	P 值	t 值	χ^2 值
治疗前	pH	7.40±0.28	7.42±0.55	0.857	0.182	
	PO_2	97.16±17.63	107.83±25.83	0.276	−1.118	
	PCO_2	38.41±3.70	39.09±6.79	0.780	−0.282	
	氧合指数	291.25±54.48	331.64±89.21	0.222	−1.259	
	痰液性质					
	1 度例数(%)	3(13%)	2(8.7%)	0.193		2.094
	2 度例数(%)	7(30.4%)	9(39.1%)			
	3 度例数(%)	0(0%)	2(8.7%)			
治疗后	pH	7.43±0.337	7.46±0.664	0.190	−1.354	
	PO_2	132.00±20.85	123.32±27.20	0.412	0.836	
	PCO_2	41.50±10.18	37.42±5.71	0.235	1.223	
	氧合指数	394.25±52.59	344.27±23.56	0.585	0.554	
	痰液性质					
	1 度例数(%)	8(34.8%)	4(17.4%)	0.026		5.490
	2 度例数(%)	2(8.7%)	9(39.1%)			
	3 度例数(%)	0(0%)	0(0%)			

2. 患者排痰前后不良影响指标的比较。振动排痰前后,不同频率的治疗方案对于患者收缩压、舒张压、心率的影响差异有统计学意义(表 2-11-2)。

表 2-11-2　患者排痰前后不良影响指标的比较

组别	A 组(60 例次)	B 组(77 例次)	z 值	P 值
收缩压变化	15.15±16.2	8.68±12.71	−2.504	0.012
舒张压变化	10.11±11.79	3.19±8.97	−3.512	0.000
心率变化	7.21±6.70	3.60±7.69	−3.309	0.001
呼吸变化	2.19±3.87	1.62±3.43	−1.284	0.199

(三) 临床应用

对于长期卧床,肺部感染严重患者,振动排痰治疗可以由低频开始,耐受后过渡到高频率,以不引起患者严重的血压升高、心率加快等并发症为宜,同时要根据患者肺部感染情况予抗生素。在振动排痰过程中应密切监测患者的生命体征,在振动排痰前充分湿化气道,排痰后立即吸痰。可根据患者的情况选择不同频率进行振动排痰(图 2-11-1)。

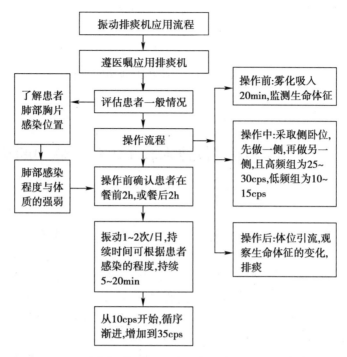

图 2-11-1　根据患者的不同情况进行振动排痰频次的选择

三、注意事项

振动排痰机对于重症脑损伤患者呼吸道分泌物的清除、提高氧合指数与血氧分压有明显的辅助作用,但对于非感染性的肺部损伤治疗效果不显著。对于年龄较大、病情较重的患者给予治疗时,应密切监测患者心率、血压,慎重选择频率。当患者出现剧烈变化时,应立即停止排痰治疗,持续监测心电各项指标,观察患者的意识、生命体征、瞳孔,防止脑疝的发生。当进行振动排痰治疗时,应根据患者的年龄、疾病的种类、血管弹性、血压控制情况等选择不同频率进行排痰。

四、临床推广的意义与不足

(一)意义

振动排痰可有效协助患者进行痰液的排除,在临床中可根据患者年龄、疾病种类、血管弹性、血压控制情况等选择不同频率进行排痰。对于重症脑功能损伤患者,由于其一般情况不稳定,并且两种频率对患者肺部氧合指数与血气分析值的影响效果基本相同,建议振动排痰频率应从低频率开始,循序渐进,以不引起患者严重的血压升高,心率加快等并发症为宜。无论是低频还是高频次的振动排痰,都可以有效促进患者痰液的排出,因此在临床中可以广泛的进行推广。

(二)不足

在重症脑损伤者住院治疗过程中,进行有效的排痰干预,促进呼吸道分泌物的排出,对降低肺部感染发生,改善患者预后有积极作用。但是本研究的病例数较少,存在一定的局限性,且未对颅内压及其他并发症等进行系统分析,需要更多研究进一步探讨。

五、论文刊出

刘芳,赵梦,历静,等.振动排痰机不同频率对重症脑功能损伤患者生命体征的影响.中国实用护理杂志,2007,23(02):8-10.

(魏京旭)

第十二节　心电图定位技术在 PICC 实施中的应用

一、监测依据

心电图定位技术(electrocardiography)开始于 20 世纪 80 年代晚期的德国,1993 年美国的 McGee 进行比较全面的研究,他们总结认为心房内心电图可以达到 FDA 的要求,大量临床研究证明这种监测方法准确率很高,超过 90%。通过 ECG 变化判断中心静脉导管位置,简便,快速,准确率高,而且在导管放置的同时,对其进行实时监测,并随时调整。同 X 线和超声监测相比易学,并且花费最少。心电图定位技术的工作原理,利用 PICC 支撑导丝的导电性,支撑导丝前端位于距 PICC 导管头端约 5mm 管腔内,由于导丝和血液的导电性,以导丝作为探测电极可引导出腔内心电图;导丝尖端所处的血管部位与 P 波形态密切相关,两者之间的关系可用来指导置管操作和导管头端定位。当导管头端位于外周静脉(如腋静脉、锁骨下静脉、颈内静脉、头臂静脉)时,其腔内心电图 P 波振幅与体表心电图无显著性差异;而当导管头端进入上腔静脉时,其 P 波振幅突然出现显著增高。心电图定位技术 EKG 是在 PICC 留置过程中使用心电监护仪或心电图机来帮助送管及末端定位。穿刺过程中,当导管即将送入指定长度时,将第二肢体导联与 PICC 导管内导丝相连接,窦房结发出的电信号就会使圆润的 P 波变的高尖,当 P 波与 QRS 波形高度齐平时,说明导管已送达右心房的心耳部,出现双向 P 波后回撤导管,在 P 波高度为 QRS 波的 50%~80% 即为理想位置。

二、监测方法图示图解

(一) 图示
(二) 图解

穿刺过程中当 PICC 导管插入接近预期的长度时,将导联无菌卡子夹在导丝上,随着导管尖端送入上腔静脉内,P 波振幅逐渐增高(图 2-12-1、图 2-12-2),当导管尖端位于上腔静脉与右心房交界处时,P 波振幅达到最高峰(图 2-12-3),此时导管继续推进至右心房中、下部时,P 波振幅逐渐减低甚至出现负向 P 波(图 2-12-4)。当出现 P 波最高峰时,即为上腔静脉与右心房交界处,此时,将导管后撤 2.5~3cm,即导管位于上腔静脉下 1/3 处,距离右心房入口 2cm 处(穿刺者在确定导管尖端位置时必须考虑到:因 PICC 内支撑导丝与导管尖端有 0.5~1cm 的距离,因此当导丝探测到右心房入口时,实际导管尖端已经进入右心房 0.5~1cm,因此,退导管距离为导管尖端至导丝尖端的距离+2cm)。

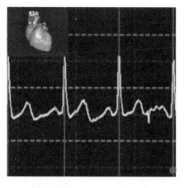

图 2-12-1 进入上腔静脉

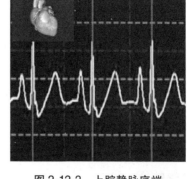

图 2-12-2 上腔静脉底端

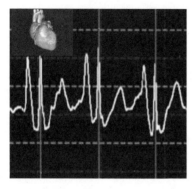

图 2-12-3 上腔静脉右心房交界处

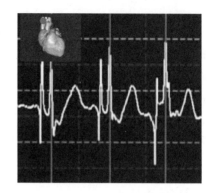

图 2-12-4 右心房内

三、注意事项

临床实践表明,心电图定位技术测试成功率为 76%~97%。部分患者在置管过程中,心电图无显著 P 波变化,当经左侧肢体置入导管时,导管尖端没有到达窦房结位置的报道较多,不能感应到特征性的 P 波,在这些病例中,导管能在上腔静脉下 1/3 处正确放置,但因为 P 波没有特征性抬高或始终不抬高而容易被误认为导管位置错误,因此心电图定位技术需要与解剖学体表定位的方法相结合,并进行胸部 X 线片定位确定导管最终位置。此外操作者必须具备熟练认读心电图的能力,将不可读的心电图误解为正常心电图,其实 PICC 导管没在上腔静脉。超声探头不能离导丝太近,形成静电干扰。

四、临床推广的意义与不足

(一) 意义

心电图定位技术的意义是在置入 PICC 导管时可立即纠正导管位置错误,及时准确定位,不需要拍 X 片,减少了人员精力的浪费和占用相关机器的时间,加快了治疗时间,尤其适用于行动不便及长期卧床患者,也适合于不能接受 X 线的患者(如孕妇、婴幼儿等)或没有摄 X 线片条件时。心电图定位技术定位准确、简单、价格便宜。

(二) 不足

心电图定位技术的禁忌证同传统 PICC 置管技术绝对和相对禁忌证,对于装有心脏起搏器、心率为房颤者、心脏增大患者,该技术不能准确定位。

五、论文刊出

周莲清,谌永毅,王佳丽,等.心房内心电图引导 PICC 尖端定位方法的临床应用研究.护士进修杂志,2013,22(3):2021-2023.

(李丹梅)

第十三节 避免持续脑电监测导致皮肤受损的护理方法

一、护理依据

脑电图(electroencephalogram,EEG)是临床最常用的脑功能监测手段,在 NCU 中可用于判断痫性发作、脑损伤程度、指导脑保护治疗及预测预后及结局。短程脑电图监测时间需要 0.5~2 小时,多用于昏迷患者的预后评估。而对于 NCU 的重症患者往往需要进行长程脑电图监测,时间至少为 24~48 小时,由于脑电监测中必须使用金属电极,长时间的局部压迫可造成头皮破损。有研究指出,脑电监测的头皮破损率可达 39%,常见的破损部位为前额、骨隆凸处、双耳垂等电极接触部位。头皮损伤破坏了皮肤完整性,甚至影响患者继续行视频脑电监测。本方法旨在探索适用于视频脑电的头皮保护措施,以减少视频脑电电极接头处对皮肤的压力性损伤,保证患者监测过程的安全。

二、护理方法

(一)监测步骤

1. 准备用物 脑电图仪、盘状电极、棉签、95%乙醇、磨砂膏和导电膏;患者剃头,脑电监测前 2 小时洗头。

2. 开机输入患者资料,仪器校准,安放电极,先用 95%乙醇棉球脱脂,必要时使用磨砂膏脱脂,涂抹适量导电膏,使电阻达到最小。

3. 固定电极,可采用弹力套进行固定,减少电极脱落(图 2-13-1),机器连通患者,开始监测。

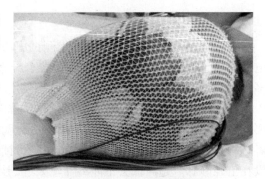

图 2-13-1 弹力套固定电极

(二)监测过程中的护理

1. 根据患者的监测时间、BRADEN 评分、基础疾病和营养指标的评估结果,给予不同时间的电极位置移动,从而减少患者头皮破损(图 2-13-2)。

2. 患者翻身时应尽量避免电极脱落,对癫痫持续状态的患者,应适当约束,防止舌咬伤、肢体碰伤和坠床。

3. 移动电极时,要在监测有效的范围内进行合理的移动,避免影响监测的准确性。

4. 视频监测患者需要保持目标体位,注意遮挡隐私部位,同时暴露出颜面部、双手、双脚等部位,以利于早期发现患者是否抽搐。

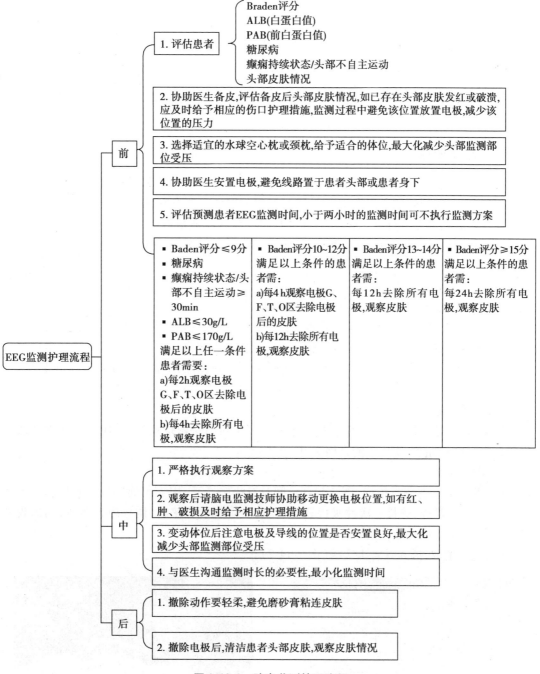

图 2-13-2 脑电监测护理流程

三、临床的推广与不足

(一) 意义

本文通过护理评估,采用不同的时间间隔进行电极位置的移动,有效地避免了脑电监测患者头皮的破溃,为行视频脑电监测的皮肤保护提供了临床借鉴。

（二）不足

目前尚缺乏关于脑电引起的头皮损伤的临床研究,由于本文是临床经验的介绍,还需要临床进行深入验证研究,以保证临床中脑电图监测患者皮肤的完整性。

（王　冉）

第十四节　提高神经重症患者痰液标本采集质量的方法

一、监测依据

肺部感染是重症脑损伤患者常见的并发症,痰液培养指标常作为肺部感染病原学的诊断方法,对疾病的诊断和治疗有重要意义。重症脑损伤患者存在意识障碍、呼吸功能障碍、自主神经功能紊乱等特点,在临床工作中留取的痰液标本质量容易受影响。因此,根据重症脑损伤患者的特点,对痰液标本留取实施护理干预,可提高痰液标本的质量。

二、痰标本采集方法

（一）掌握痰液标本的颜色、性质,准确进行判断

临床护理人员应该掌握痰液的基本知识,作为留取痰标本初步筛查的依据,痰液颜色有白色、黄色、铁锈色等,性状为黏液性、脓性、浆液性、血性痰等。护理人员留取痰标本后进行初步判断痰液标本是否合格,对于明显混有唾液、食物残渣的不合格标本应弃去重新留取,进一步提高痰标本质量。

（二）昏迷患者痰标本采集

1. 采集方式　重症脑卒中患者最常用的是负压吸引法留取痰标本,应用一次性痰液收集器采集痰培养标本,使标本的合格率、阳性率增高。

2. 操作步骤

（1）首先为患者翻身拍背（图2-14-1）,闻及有痰鸣音后,用无菌棉球按口腔护理标准为患者清洁口腔、鼻腔,连接一次性吸痰管吸口、鼻及咽部的分泌物,诱导患者咳嗽,当出现咳嗽反射时,立即更换痰液收集器,收集痰液。

（2）经口留取,插入导管1/2深（图2-14-2）。

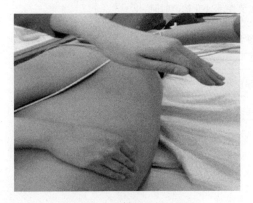

图2-14-1　翻身叩背或雾化

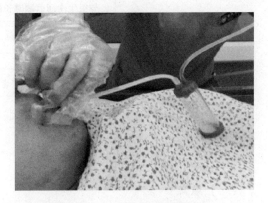

图2-14-2　经口插入导管1/2

（3）经鼻留取,插入导管2/3深(图2-14-3)。

（4）将其密封,贴好标签,立即送检。

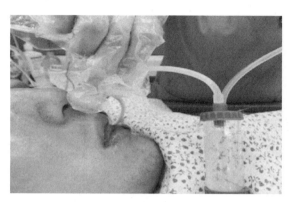

图2-14-3　经鼻插入导管2/3深

（三）人工气道患者痰标本采集

神经重症患者处于疾病的危重期,吸痰操作因刺激发生咳嗽反射,可引起颅内压波动,控制颅内压是治疗重型颅脑损伤的一个重要原则,可有效防止继发性脑损伤。对于机械通气患者采用改良深部吸痰方式,即吸痰管头端插至气管插管或气切套管长度后,再插入1~2cm进行吸痰,能较少影响颅内压力,保证患者的安全。操作步骤为:

（1）评估:意识、生命体征、合作程度、血氧饱和度、血气分析、呼吸机参数等;气管插管或气管切开深度及固定情况;痰液的性质、量及颜色;负压吸引装置、操作环境及用物准备情况;环境(图2-14-4)。

（2）将吸痰管轻柔插入气管深部,有气管插管患者插入深度为28~30cm,气管切开患者插入深度为16~17cm(图2-14-5)。

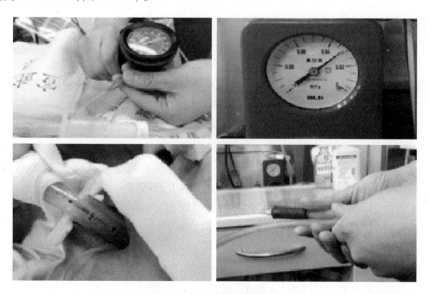

图2-14-4　评估患者图

（3）启动负压吸引装置,痰液收集到瓶内后(吸痰量大于1ml)将其密封,贴好标签,立即送检(图2-14-6)。

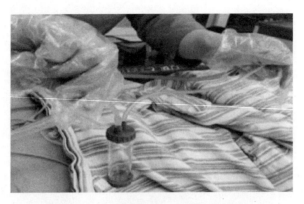

图 2-14-5 气管插管插入深度为 28~30cm

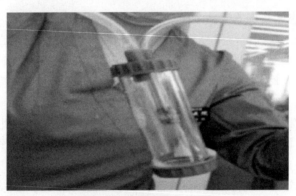

图 2-14-6 吸痰量大于 1ml

三、注意事项

（一）保持口腔清洁

神经重症患者咳嗽反射减弱或消失,口腔内分泌物不能充分排出,口咽部定植菌大量滋生。留取痰标本前应尽量吸净患者口腔、鼻腔分泌物,再进行痰标本留取。采集结束退出时避免使用负压,可有效避免口鼻腔正常菌群对标本的污染。对于神经重症未建立人工气道患者,留取痰标本前,应加强口腔护理。神经重症疾病患者口腔护理实施频次为每 6h 一次,使用复方氯己定漱口可显著提高痰液合格率。对于神经重症建立人工气道患者,在留取痰标本前,应监测气囊压力维持在 $25cmH_2O(1cmH_2O=0.098kPa)$,进行声门下分泌物的充分吸引,以免在留取过程中造成口腔内分泌物进入气管内,污染痰标本。

（二）采集时机要适宜

一般痰标本留取应以清晨第一口痰为宜。入院及时留取痰标本比次日晨留取痰标本培养阳性率高。使用抗菌药物前,先采集痰标本比使用抗菌药物后采集可大幅度提高痰标本检验质量。可见留取痰标本最好在入院后、使用抗生素前。

（三）采集结束及时送检

标本采集后应立即接种,最好 1h 内接种完毕,最长<2h。痰标本在留取后应在 1h 内送

检,可有效提高痰液病原菌阳性率。

四、临床推广的意义与不足

（一）意义

标本质量的干扰因素很多,给临床护理人员进行痰标本的留取带来一定困难。在整个留取过程中稍有不慎,就会使痰标本的质量下降,不利于临床治疗。护理人员应该在采集前的准备、留取方法与技巧、标本采集与送检时间等环节进行把控,实施可行性的护理干预措施,提高痰标本质量,为临床治疗提供指导意义。

（二）不足

应根据患者的不同状态,给予规范性留取标本时,促进痰液收集的质量,同时作为绩效指标进行考核,促进患者的早期安全用药,为此需要从临床当中收集患者的不同采集的结果,便于临床的用药及护理。

五、论文刊出

龚立超,杨舒曼,刘芳.提高神经重症患者痰液标本采集质量的方法研究进展.中华现代护理杂志,2016,22（25）:3694-3697.

（龚立超）

第十五节　留置导尿患者需要实施目标性感控监测

一、监测依据

重症脑损伤患者入院时间紧、病情复杂严重、需要多种侵入性诊疗操作,留置尿管是治疗和观察危重患者病情的重要措施之一。但是由于留置导尿给细菌创造了入侵门户,使得尿路感染的发生率增加。因此,对于神经重症脑损伤患者护理时,就要了解留置导尿管的时间、尿路感染的发生率和发生时间、病原菌的分布等目标性监测指标,以便积极采取措施,缩短留置尿管的时间,降低重症脑损伤患者尿路感染的发生率。

二、监测实施步骤

（一）进行有关目标性监测指标的研究

1. 研究方法　制定神经重症脑损伤患者留置尿管的监测方法。其监测内容包括患者的姓名、年龄、性别、入院诊断、放置尿管与拔除尿管时间、尿常规结果以及尿培养结果等;入院后每周监测并由责任护士在患者出院前填写;对病房查房结果及微生物检查结果,进行统计学分析。监测期间,医院感染管理科深入临床科室进行督促检查。泌尿系感染的诊断标准依照原卫生部2001年下发的《医院感染诊断标准（试行）》。

2. 研究结果

（1）重症脑损伤患者留置尿管尿路感染的发生率:神经内科ICU重症脑损伤且留置导尿的患者共204人。其中男性130人,女性74人;年龄在70岁以下146人,70岁及以上58人;入院格拉斯哥评分在5分以下46人,5分及以上158人,见表2-15-1。

表 2-15-1 尿路感染危险因素与感染率

危险因素		调查人数	感染人数	感染率(%)	χ^2 值	P
性别(例)	男	130	7	5.38	0.16	0.69
	女	74	5	6.76		
年龄(岁)	<70	146	6	4.11	2.92	0.09
	≥70	58	6	10.34		
入院格拉斯哥评分(分)	<5	46	5	10.87	2.67	0.10
	≥5	158	7	4.43		

(2)侵入性操作相关性感染分布:留置尿管相关性尿路感染成为神经重症脑损伤患者侵入性操作相关性感染的首位,发病率占 3.8‰,见表 2-15-2。

表 2-15-2 神经内科 ICU 侵入性操作相关性感染分布

	中心静脉导管	呼吸机	导尿管
使用人数	87	110	204
使用天数	1344	1642	3191
器械使用率(%)	32.25	39.4	84.02
感染人数	1	2	12
器械相关感染例次	1	2	12
器械相关感染发病率(‰)	0.74	1.22	3.8

(3)留置尿管天数与尿路感染的关系:患者留置尿管的天数与发生尿路感染经过统计学分析呈正相关,患者留置尿管达到 10 天以上,尿路感染的发生率越高(表 2-15-3)。

表 2-15-3 留置尿管天数与尿路感染的关系

留置时间	例数(例)	尿路感染(例)	感染率(%)	χ^2 值	P
≤10d	73	2	2.74		
11~20d	81	4	4.94	4.81	0.09
≥21d	50	6	12.00		

(4)留置尿管相关性尿路感染病原菌种类构成比:留置尿管患者尿路感染的病原菌中真菌为主,其次为 G^- 杆菌以及 G^+ 球菌(表 2-15-4)。

表 2-15-4 神内 ICU 导尿管相关感染病原体分布

	感染发生例次	构成比(%)
真菌		
白假丝酵母菌	5	41.67
热带假丝酵母菌	1	8.33

	感染发生例次	构成比（%）
G⁻杆菌		
大肠埃希菌	3	25
G⁺球菌		
人葡萄球菌	1	8.33
屎肠球菌	1	8.33
粪肠球菌	1	8.33

（二）制定相应护理措施

1. 明确尿路感染的主要因素　重症脑损伤患者留置尿管相关性尿路感染的主要危险因素为意识障碍、年龄和留置尿管时间。而临床上留置导尿相关性尿路感染还与置管人员的操作熟练程度、导管的护理等密切相关，也与患者自身免疫力及基础疾病有一定相关性，为此严格执行无菌操作，注意早期训练患者自主排尿功能，尽早恢复其膀胱收缩功能，做到留置导尿时间≤10d，从根本上降低留置导尿引起的尿路感染。

2. 减少不必要留置尿管情况出现　掌握患者留置尿管的适应证。临床上应尽量避免因重症脑损伤患者计算出入量或解决患者尿失禁问题而给予留置导尿。患者留置导尿后应每日评估留置尿管的必要性，尽早拔除尿管。

3. 加强无菌操作的观念　重症脑损伤患者留置导尿的过程以及日常管路的维护应严格执行无菌操作原则，每日检查导尿管有无移位、集尿系统的接头有无松动、是否维持了重力引流等。留取尿标本时，不应打开集尿系统，应以无菌方法从尿管侧面抽取尿液（图2-15-1），医护人员在给患者操作导尿或连接引流袋前后严格注意手卫生，如在重症患者操作时未及时彻底清洁手，可导致感染菌株在不同患者间交叉传播。

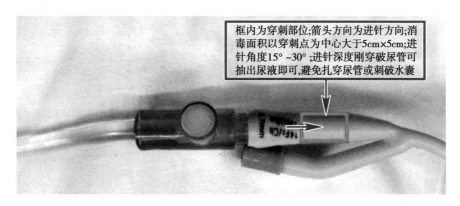

框内为穿刺部位;箭头方向为进针方向;消毒面积以穿刺点为中心大于5cm×5cm;进针角度15°~30°;进针深度刚穿破尿管可抽出尿液即可，避免扎穿尿管或刺破水囊

图2-15-1　留置导尿管采集尿标本位置

4. 缩短留置尿管时间　文献报道，留置尿管约1/3的时间是不必要的，如能及时拔除导尿管，则可防止或降低尿路感染的发生，所以应早期开展对重症脑损伤患者自主排尿功能的锻炼，恢复其膀胱功能，尽量使留置尿管时间≤10d。

5. 做好留置导尿管的定时评估　缩短留置导尿的时间，需要进行留置导尿管的评估，为此可以根据以下流程进行留置导尿患者导尿管的维护与评估，尽早给予停止导尿管应用，缩短留置导尿管的时限(图 2-15-2)。

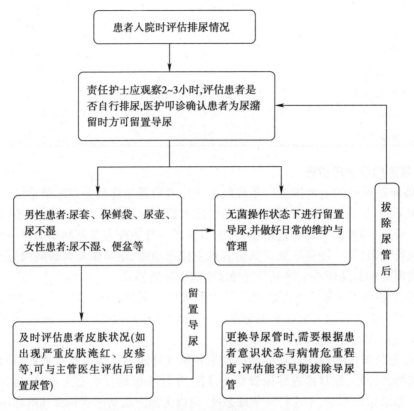

图 2-15-2 留置导尿管患者评估流程

三、注意事项

(一) 长期留置导尿患者需要从患者意识、病情逐步恢复的过程中动态评估患者的自行排尿情况,并早期缩短留置导尿的时间。

(二) 根据此研究的内容,需要进行有创性操作规范、无菌操作以及留置导尿管规范的实施,安全给予护理,早期给予导尿管评估。

(三) 能够自行排尿的重症女患者,可采用纸尿裤包裹,每次更换纸尿裤时,可以称一下重量即可,完成出量的记录;男性患者可以采用假性导尿的方式,连接引流袋即可得到出量的数值。

四、推广的意义与不足

(一) 意义

严格做到留置导尿适应证选择、减少有创操作、早期进行导尿管的评估、撤除导尿管让患者自行排尿,是临床中避免感染的安全策略,从研究的结果中也同样看到留置导尿后会引起负面问题的发生,为了让更多患者早期拔除导尿管,需要做好以上环节的实施、督查与管理,方可预防患者感染的发生。

(二) 不足

应该结合重症的患者将有效的、针对性的实施措施给予落实,再进行效果的观察。

五、论文刊出

曹闻亚,刘芳,王冉.重症脑损伤患者留置尿管相关尿路感染的目标性监测与分析.中华现代护理杂志,2016,2(6):822-824.

(刘　芳)

第十六节　高血压及休克患者有创血压替代无创血压的监测方法

一、监测依据

血压是评估患者生命体征的重要指标之一,尤其对于高血压及休克患者,血压监测的准确性更加重要,其测量结果直接影响了医生的临床用药和病情判断。无创血压测压为间接测压过程,对患者伤害小,操作简便,可重复性好,但无创血压易受患者的臂围、袖带的松紧、大小、肢体的测量部位和肢体活动的影响,测量结果不能保证十分准确,不能瞬时监测患者血压变化,且由于长时间多频次的测量,测量肢体可产生缺血、麻木及皮肤损坏等相关问题。近年来随着危重症医学的飞速发展和先进医疗设备的临床应用,有创血压在临床工作中得到了广泛的应用。有创血压直接测量血管内血液的压力,将传感器内的液体压力转化为电信号显示在屏幕上,结果更加直观和准确,测得的值更加接近真实的血压值,有创血压监测更能体现高血压及休克患者的真实血压。

二、监测方法

(一)图示

有创血压测量方法(图 2-16-1~图 2-16-4)。

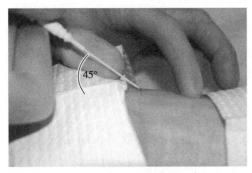

图 2-16-1　动脉穿刺

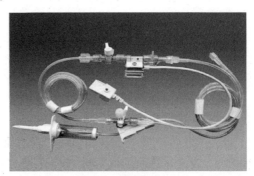

图 2-16-2　测压系统的准备

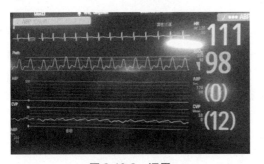

图 2-16-3　调零

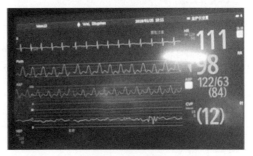

图 2-16-4　测压

（二）图解

1. 动脉穿刺　首选桡动脉,也可选择股动脉、尺动脉、足背动脉、肱动脉、腋动脉、颞浅动脉(多见于小儿置管)。选择桡动脉时需要做 Allen 试验,若 Allen 试验阳性,禁忌选择桡动脉行穿刺。Allen 试验(图 2-16-5):术者用双手同时按压桡动脉和尺动脉;嘱患者反复用力握拳和张开手指 5~7 次至手掌变白;松开对尺动脉的压迫,继续保持压迫桡动脉,观察手掌颜色转红时间。小于 8s,表明尺动脉和桡动脉间存在良好的侧支循环,即 Allen 试验阴性,可以经桡动脉进行穿刺,一旦桡动脉发生闭塞也不会出现缺血;8~15s 属可疑;大于 15s 手掌颜色仍为苍白,Allen 试验阳性。

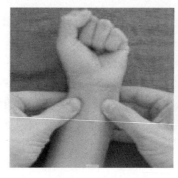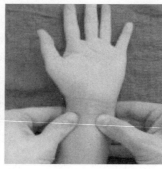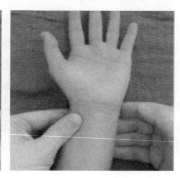

图 2-16-5　Allen 试验

2. 测压系统的准备　包括压力传感器的连接和测压系统的冲洗。将 500ml 0.9% 生理盐水悬挂于压力袋中,连接一次性压力传感器,脉冲式冲洗导管,排气备用。安装多功能监护仪有创压力插件并与换能器接口相连。开通多功能监护仪的有创压力监测参数,选择标名为"IBP"。

3. 传感器调零　转动换能器上的三通,至病人端关闭,并使换能器与大气相通。按下监护仪 IBP 测量的调"0"键,观察监护仪示波及示数,直至显示屏上示波为直线,示数变为"0"。

4. 测压　转动换能器上的三通,关闭大气端,使病人端与传感器相通,观察波形正常出现,此时监护仪上的数值为所测压力。

（三）血压计算方法

直接读取监护仪上的数值,一般认为血压正常时直接测压的数值比间接法高出 5~20mmHg。高血压患者,无创血压低于有创血压,休克患者无创血压高于有创血压。

三、注意事项

监测有创血压时,穿刺部位覆盖的透明敷料有污染时及时更换,保证连接管与三通牢固可靠,防止脱管造成出血。监测有创血压时,首先对传感器调零;监测过程中,要随时保持压力传感器与心脏在同一水平上;为防止导管堵塞,要用生理盐水正压维持通路;同时要固定好导管,防止管路打折和脱出。拔出动脉针时,注意无菌操作,局部按压至少 5min 后用纱布覆盖针眼。

四、临床推广的意义与不足

（一）意义

有创血压测压为持续动态的过程,可以随时监测患者的血压变化情况,受外界环境干扰的因素较小,而且利于医护人员病情观察和采血做血气分析,有助于快速的发现患者的病理生理改变,评估患者的疾病发展和治疗效果。

（二）不足

有创血压为侵入性操作,增加了患者的感染率,并有可能发生出血、血肿、空气栓塞等并发症。

五、论文刊出

王宇娇,高岚,孙士艳,等.高血压及休克患者有创与无创血压差异性的 Meta 分析.中华现代护理杂志,2015,21(33):230-232.

（王宇娇）

第十七节　重症抗 N-甲基-D 天冬氨酸受体脑炎患者的护理

一、研究依据

抗 N-甲基-D 天冬氨酸受体（N-methyl-D-aspartate receptor,NMDAR）脑炎是近年来新发现的一类副肿瘤性边缘叶脑炎,简称抗 NMDA 受体脑炎,其病因及发病机制尚未明确,常发生于伴有卵巢畸胎瘤的年轻女性,近年逐渐在男性、儿童及没有肿瘤的女性患者中所认识。抗 NMDA 受体脑炎准确发病率不详,美国的脑炎研究机构发现抗 NMDA 脑炎的发病率已超过所有已知类型的病毒性脑炎。国内自 2010 年报道了第一例抗 NMDA 受体脑炎以来,越来越多不明原因的脑炎被证实为抗 NMDA 受体脑炎。但是目前较大规模的样本研究仍基于欧美人群,尚缺乏亚洲人群的研究数据。该病临床表现包括精神异常、意识障碍、不自主运动和自主神经功能障碍、痫性发作等,重症病例可因中枢性通气不足和自主神经功能障碍及相关并发症死亡。重症抗 NMDA 受体脑炎因临床表现复杂、病情逐渐恶化、潜在并发症多、致死的风险大,故在临床诊疗过程中为护理工作带来了极大的挑战。我科于 2012 年 12 月～2014 年 5 月收治了 7 例重症抗 NMDA 受体脑炎患者,由于早期诊断、治疗且护理干预得当,取得了良好的临床效果。

二、护理方法

（一）中枢性通气不足的护理

中枢性通气不足是抗 NMDA 受体脑炎的一个重要临床特征,在成年患者的发生率为66%。中枢性通气不足可表现为呼吸困难、呼吸暂停等症状,动脉血氧分压降低和二氧化碳分压增高。故在护理过程中应注意以下几点:

1. 患者呼吸费力、经皮血氧饱和度下降或颜面、口唇及甲床出现发绀的表现时,可给予文丘里面罩吸氧,以保证恒定的氧浓度及高流量的氧气吸入,纠正患者通气不足的症状。

2. 患者出现呼吸暂停症状时应立即给予患者轻度刺激,可轻拍患者双肩或呼唤患者姓名,刺激患者呼吸。

3. 患者出现神经精神症状及意识水平改变时需行血气分析,警惕因中枢性通气不足而发生呼吸性酸中毒,当动脉血氧分压≤60mmHg和(或)二氧化碳分压≥60mmHg,出现严重呼吸衰竭时给予建立人工气道并行机械通气治疗。

4. 在患者未建立人工气道前禁用或慎用地西泮等镇静药物,以免因呼吸抑制而加重通气不足。

5. 在患者癫痫发作时要做好气道管理,保持呼吸道通畅及氧气吸入,防止因癫痫发作诱发或加重患者中枢性通气不足的表现。

(二)不自主运动的护理

抗NMDA受体脑炎患者均存在典型异常运动:顽固性怪异性口-舌-面异常运动、强制性的下颌张开闭合、口不自主咀嚼样及咬牙动作、手足徐动样肌张力不全、四肢刻板样运动。以上因素使患者极易发生口唇、舌或牙齿自伤,外伤及坠床、误吸、窒息、非计划性拔管等的风险增加。故护理该类患者安全防护尤其重要,具体预防措施包括:

1. 在患者床旁方便取用的位置备好压舌板、开口器,口咽通气道,以防止因过度咀嚼及咬牙动作导致口唇、舌或牙齿自伤;并备有负压吸引装置、简易呼吸器及紧急气管插管等物品便于发生窒息时紧急抢救治疗的应用。

2. 对于紧急情况需建立人工气道的患者首选经鼻气管插管,必须经口气管插管的患者,避免患者牙齿直接接触气管插管需使用坚固的气管插管固定器固定插管,防止由于过度咀嚼导致的气管插管被咬断、气囊损坏等情况的发生。并应尽早给予患者气管切开从而避免上述情况的发生。

3. 手足抽动严重者给予四肢保护性约束以防止肢体外伤及非计划性拔管的发生。

4. 抗NMDA受体脑炎患者由于肢体运动过度及药物难以控制的癫痫发作等有可能导致横纹肌溶解症的发生,故有效地控制不自主运动尤为重要。具体预防和护理措施包括:

(1)遵医嘱,给予联合使用镇静剂或抗癫痫药物以有效地控制肢体过度运动及癫痫的持续发作,对于难以控制的癫痫或肢体过度运动可遵医嘱使用肌松剂加以辅助,但应注意保证患者的有效通气。

(2)严密监测尿量、尿色的变化,当患者尿量减少,每小时尿量少于50ml或尿液颜色加深,出现茶色尿、酱油色尿时应警惕横纹肌溶解症的发生,此时立即给予患者进行血液生化检查及尿液检查,观察患者血清肌酸激酶、乳酸脱氢酶及血肌红蛋白浓度及是否有肌红蛋白尿的发生。

(3)若患者发生横纹肌溶解症,可遵医嘱给予5%碳酸氢钠静脉滴注以碱化尿液防止肾小管堵塞坏死而发生急性肾衰竭,严重者可给予血液滤过进行肾脏替代治疗。

(三)自主神经功能障碍的护理

自主神经功能障碍常表现为心动过速、心动过缓、高血压、低血压、高热、唾液分泌过多等,上述各种临床表现可交替或合并出现。具体护理措施包括:

1. 对于存在心动过缓或窦性停搏的患者避免使用右美托咪啶,对于低血压的患者禁用或慎用丙泊酚等药物。

2. 对于持续高热的患者应用冰毯降温仪降温,每小时测量并记录患者体温;使用时冰毯平铺于患者肩部到臀部,不要触及颈部,以免因副交感神经兴奋而诱发或加重心跳过缓的发生。此外,有效地控制不自主运动也有助于患者降温。

3. 唾液分泌过多的护理　可使用纱布包裹吸痰管接负压吸引放于患者口腔内,给予间断或持续分泌物吸引,防止误吸的发生,且负压不宜过大,以不超过 200mmHg 为宜;建立人工气道的患者给予使用可冲洗型气管插管或气管切开内套管,给予间断或持续的声门下分泌物吸引防止气囊上滞留物坠入下呼吸道。

(四)用药的护理

重症抗 NMDA 受体脑炎患者用药品种多包括:免疫球蛋白、激素、抗癫痫药、镇静、肌松等药物。在用药护理方面应首先注意药物的配伍禁忌,同时输注丙泊酚与右美托咪定时可因药物的相互作用而在中心静脉导管内产生结晶,使中心静脉导管发生堵塞,故该两种药物应禁忌体外同一管腔输入,但药品说明书中并未提及。其次,了解药物使用的注意事项,预防及观察不良反应的发生。

1. 抗癫痫药物注意给药方法正确,如左乙拉西坦及丙戊酸钠缓释片均需整片或半片吞服,不能研碎或咀嚼,并保证用药时间间隔,避免误服、漏服。

2. 抗癫痫类药物常见副作用为皮疹,用药过程中应严密观察患者有无不良反应。

3. 大剂量使用镇静药物会对心血管及呼吸有抑制作用,可能出现低血压、心动过缓、窦性停搏、呼吸暂停等,需严密监测患者生命体征的变化。

4. 定期监测血药浓度,注意预防丙泊酚等药物在脂肪中蓄积而发生毒副作用的迟发反应。

5. 丙泊酚长期应用会有乳酸酸中毒、横纹肌溶解、心力衰竭、高钾血症、高脂血症、心脏骤停等不良反应,因此需严密监测肌酸激酶、乳酸、电解质及血气分析结果。

6. 在镇静药物持续推注过程中,更换药物时需使用双泵同时更换的方法以保证血药浓度的恒定确保药物的治疗效果。

(五)静脉置管的护理

1. 早期置入 PICC 导管　患者一般住院病程较长,且需长期给予抗病毒、抗感染、脱水降颅压以及抗癫痫镇静药物治疗。在应用甘露醇、阿昔洛韦、丙泊酚等高渗刺激性药物时,由于患者不自主运动明显,经外周静脉输注药时,很容易造成液体外渗及静脉炎的发生。而 PICC 具有操作简单、安全、留置时间长等特点,有效减少反复静脉穿刺,避免药物对外周血管的刺激及损伤,适用于抗 NMDAR 脑炎的患者。但是应做好日常维护,可给予贴膜妥善固定,导管体外部分盘绕成"S"弯(下臂)/"U"弯(上臂)防止过度牵拉导管脱出,保持导管通畅,输注液体前后和输注配伍禁忌的药时,要选择≥10ml 的注射器,抽吸生理盐水脉冲式冲管,避免堵管发生。同时避免置管侧肢体长期受压或异常屈曲,给予保护性约束时避免因约束带过紧导致血液回流受限而发生静脉血栓。当有导管相关性感染、堵塞、脱管、移位等应尽早拔出管路。

2. 建立血管通路进行血浆置换　血浆置换是抗 NMDA 受体脑炎患者的重要治疗方案之一,通过股静脉留置双腔大管径导管在血浆置换中建立血管通路是一种操作简单、安全可靠、理想的方式。但由于置管部位的影响及导管管腔大、管径粗,使导管相关性血流感染及静脉血栓的发生风险增加。应由专人维护并妥善固定导管末端,保持清洁、干燥,如若敷料污染、潮湿要及时更换,避免感染;另外此管路不能作为常规输液;在血浆置换间歇期间需使用浓肝素进行封管(2ml 生理盐水+2ml 肝素),分别按照导管说明注入两侧管腔(一般一侧 1.5ml,一侧 1.6ml),下次使用前分别通过两管腔抽出 2~3ml 液体弃去;一个疗程血浆置换后或当有导管相关性感染、堵塞、脱管、移位等应尽早拔出管路。

（六）血浆置换的配合与护理

血浆置换可能的并发症有：过敏反应、低血容量、出血、凝血、置管处渗血等。血浆置换泵开始运转时，从低血流量开始（50ml/min），血压平稳后逐渐增加流速，最高流速不超过120ml/min，引血和流量改变后及时测量血压及观察心率的变化，以预防低血容量的发生。在进行血浆置换时，密切观察患者生命体征及病情变化，有无过敏反应发生。保持管路通畅，大量肝素的应用会引起患者凝血功能异常，要注意观察穿刺点有无渗血和出血，每次血浆置换后应用0.9%氯化钠溶液把余血冲净，再用肝素盐水封管。血浆置换将会使患者镇静药物的血药浓度下降，患者的不自主运动表现更加明显，因此需要动态观察患者的临床表现变化，通知医生在血浆置换后继续给予镇静药物的应用。

（七）中毒性表皮坏死松解性皮炎的护理

中毒性表皮坏死松解症（toxic epidermal necrolysis，TEN）是临床最严重的累及皮肤与黏膜、甚至威胁患者生命的药物不良反应。该病起病急，临床表现为弥漫性的皮肤斑丘疹和疱疹，而后发展为大面积皮肤黏膜松解脱落及糜烂，皮肤脱落面积可超过30%；还多伴有口唇、眼部、外阴黏膜的损害，严重者可因败血症、肝肾衰竭、电解质紊乱而死亡。具体护理措施如下：

1. 病情观察与监护　抗NMDA受体脑炎患者本身可有高热、心动过速、心动过缓、高血压、低血压、多汗等自主神经功能障碍的表现，而TEN急性渗液期出现体液不足时易可出现上述表现，需24小时严密监测生命体征的变化，监测出入量，记录每小时尿量，严密观察病情变化。

2. 皮肤保护　严密观察患者癫痫发作及肢体不自主运动发生的情况，若四肢及躯体活动幅度过大，应适当进行肢体约束或应用镇静药物控制症状，减少对皮疹水泡或皮肤剥脱面的摩擦，以免加重皮肤的破损。

3. 皮肤创面的护理　创面的护理重点是尽量保持皮肤完整性、预防感染、减少创面的机械性损伤、促进表皮干燥结痂。水疱形成后尽快排出疱内液体，使疱膜能紧贴创面基底层，起到对创面的保护作用。大疱可用碘伏消毒后直接用注射器低位抽吸，小疱要刺破疱膜使疱液自然流出。水疱破溃而暴露的创面换药前先用生理盐水清洗创面，渗液较多的创面可使用复方黄柏液浸湿4~8层纱布局部湿敷15~20分钟，再先后使用克林霉素凝胶及表皮生长因子凝胶，后使用自黏性泡沫型敷料贴敷创面。换药后全身无菌纱布包裹，在患者身下垫无菌纱垫，并根据创面渗出液的多少及时对创面进行换药，换药时注意无菌操作，避免感染。在急性渗液期应用悬浮床治疗效果更佳并缩短创面愈合的过程，创面干燥结痂后使用自动翻身气垫床，每2小时翻身一次。

4. 维持水电解质平衡　TEN药疹由于创面大量渗液，加之采取暴露疗法，使体液大量丢失，极易导致循环衰竭。抗NMDA受体脑炎患者存在自主神经功能紊乱，生命体征有时已不能作为间接评估患者体液循环状况的客观指标。所以要密切监测其他相关指标，如中心静脉压、尿比重、红细胞比容等临床化验指标、尿的颜色及量、发热程度以及创面渗液情况。也可按照烧伤的分度计算液体量，每1~2天监测水电解质平衡情况，及时纠正水电解质紊乱。

5. 营养支持　根据患者的病情需要早期给予留置鼻胃管或鼻肠管，早期给予肠内营养，选择含有膳食纤维的整蛋白制剂，使能量30kcal/（kg·d），并加蛋白质粉冲剂，使患者每日蛋白的摄入量20g/kg。并根据实验室检查结果间断给予人血白蛋白及新鲜血浆静脉输注,已补充丢失的白蛋白及凝血因子等。

三、注意事项

抗NMDA受体脑炎临床表现复杂,在临床诊治过程中易与其他疾病混淆,出现漏诊、误诊等。临床工作可结合患者的精神症状、意识状态、不自主运动和刻板样运动等典型表现及其突出临床特征,尽早行脑脊液及血清学抗NMDA受体抗体检测进行鉴别诊断。早期明确诊断对临床治疗及护理具有重要指导意义,并直接影响患者的预后。

四、临床推广的意义与不足

（一）意义

本研究组通过文献复习并结合临床实践积累了一定的护理经验:在早期明确诊断的基础上,及时采取相应的护理干预措施,早期发现和处理中枢性通气不足、不自主运动和自主神经功能障碍,从而有效降低了护理风险,预防和减少了相关并发症的发生。同时在用药护理方面注意药物的配伍禁忌,防止药物不良反应发生并保证药物的血药浓度,以确保患者的治疗效果。此外,积极配合医生早期实施血浆置换治疗,并预防相关不良反应的发生,保证患者安全,可改善重症抗NMDA受体脑炎患者的预后。

（二）不足

就目前研究来看,在国内对该病的认识还不足,且治疗预后情况不佳,诊断、治疗及护理方面还处于研究积累阶段。尤其是在患者出院后的延续性护理以及智能方面的恢复等,是我们日后工作中的重点及研究方向。

五、论文的刊出

邓秋霞,杜鸿雁,林华,等.7例重症抗N-甲基-D-天冬氨酸受体脑炎患者的护理.中华护理杂志,2015,50(5):632-634.

（邓秋霞）

第三章 人工气道的维护

第一节 人工气道精细化培训在临床中的应用

一、技术依据

人工气道是抢救及治疗危重症患者的重要措施,人工气道的建立破坏了呼吸道的屏障功能,使呼吸道感染的发生率明显增加。如何维护气道的安全,防止医院获得性肺炎(HAP)和呼吸机相关性肺炎(VAP)等相关并发症的发生是人工气道管理的重点。目前国内尚无统一的人工气道管理的操作规范或行业标准,临床工作中缺少具有循证基础的人工气道的精细化管理。为此,本研究以循证医学为基础,对人工气道管理相关研究证据进行分析评价,与临床实际情况及患者的愿望相结合,制定出科学的、切实可行的人工气道精细化管理方案;并对神经内科重症监护病房 76 名护士进行人工气道精细化管理的护理培训,比较护士培训前后人工气道知识掌握和护理操作行为的规范性,同时对培训前后所收集的 88 例建立人工气道患者 HAP/VAP 的发生率进行比较,发现人工气道精细化管理的护理培训可提高护理人员的理论知识水平,规范护理操作行为,减少人工气道患者 HAP/VAP 的发生率,同时为护理管理者提供科学的人工气道精细化管理的策略。

二、研究内容

(一)精细化管理方案的制定

通过对文献的正确解读及相关文献分析,结合临床实践及工作经验制定循证护理方案,具体内容包括:气道湿化、气囊管理、气道吸引、肠内营养及消毒隔离等方面的内容。

(二)培训方法

培训及考核人员由护士长、教学组长、教学督导各 1 名组成。针对培训前调查问卷结果所显示的主要问题,护士对人工气道管理的认识程度、重视程度,以及相关知识的掌握程度制定系统的培训计划,对全体护士进行人工气道精细化管理方案的培训。采取多媒体理论授课、操作演示、小组讨论和病例分析的形式进行培训,每项内容连续强化培训 2 次,再由护理组长对组内护士进行连续培训 3 次。

(三)评价方法

分别以问卷调查形式及操作考核形式比较培训前后护士对人工气道精细化管理相关知识掌握情况及操作行为的规范性,同时比较实施培训前后科室建立人工气道患者 HAP 和 VAP 的发生率。

三、注意事项

人工气道精细化气道管理方案包括气道湿化、气囊管理、气道吸引、肠内营养及消毒隔离等多方面、多环节的护理措施。在方案实施过程中应注重细节管理并加强质量控制,确保每个元素的准确实施,使护理人员在临床工作中能够持续地正确执行每项护理操作,保证精细化管理方案的有效实施。

四、临床推广的意义与不足

（一）意义

本研究制定的人工气道精细化管理方案可提高人工气道管理质量,显著降低人工气道相关并发症的发生,可在临床推广使用,并对人工气道管理的各个环节和重点进行总结,制定人工气道管理 Checklist(表 3-1-1),以监督检查护理人员的日常工作,提高临床操作的依从性和规范性,保证精细化管理方案持续、有效的实施。

表 3-1-1　人工气道精细化管理——Check list

内容		实施情况	
		是	否
人工气道建立的护理配合	协助患者平卧位头后垫高 5cm		
	给予患者进行球囊辅助呼吸时要连接过滤器,简易呼吸器用后及时进行消毒		
	选择型号合适可冲洗气管插管		
	胃肠减压,防止反流		
	无菌操作(无菌巾、管芯)		
	采用最小闭合技术确认患者的最适宜气囊压力		
气道湿化	选择带有加热导丝的 HWH		
	HWH 的使用方法及原理正确		
	依据痰液黏稠度及时评价痰液湿化效果		
	雾化时选择灭菌注射用水作为稀释液		
气囊管理	选择可冲洗型及高容低压气囊的导管		
	气囊测压表的使用方法正确		
	至少每 4 小时使用气囊测压表进行压力监测,气囊压力保持在 $25 \sim 30cmH_2O$		
	每次吸痰前先给予声门下分泌物吸引以清除气囊上滞留物		
气道吸引	按需吸痰:患者有主诉时、病人频繁咳嗽、在床旁或肺部听诊听到痰鸣音时、呼吸机高压报警、经皮血氧饱和度下降等情况给予吸痰		
	选择外径小于气管插管内径的 50% 的密闭式吸痰管		
	根据患者气道保护性反射能力,选择深部吸引或浅部吸引		
	根据患者情况,采用适当的物理方法松解痰液,促进排出		

内容		实施情况	
		是	否
口腔护理	采用 0.12%氯己定进行口腔护理,至少每日三次或按需擦拭		
	口腔冲洗的实施及方法正确		
辅助装置管理	无需定期更换呼吸回路,当管路破损或污染时及时更换		
	痰培养检测有耐药菌定植或感染时应每 48 小时更换		
	机械通气患者常规使用细菌过滤器,且每 24 小时更换		
	密闭式吸痰装置每 24 小时更换		
	雾化器用后清水冲净后,75%酒精擦拭,放于无菌盘中备用		
	咳痰管路每周更换,咳痰过滤器患者端每 3 天更换,有污染时随时更换		
正确留取痰标本	统一采用一次性无菌痰杯,采用深部吸痰的方法留取气道深部痰液,操作工作中严格遵守无菌操作原则,采集后两小时内送检		
	①痰液较多或胸片、CT 提示有肺部感染的患者应在患者入院后 48 小时内留取首次痰标本做细菌学检测		
	②建立人工气道后立即(24 小时内)留取痰标本		
	③之后结合患者化验结果及临床表现至少每 3~5 天留取一次痰标本做细菌学监测进行动态评估		
消毒隔离	患者痰标本检测结果阳性者立即给予进行床旁隔离,并有醒目的标示,有条件者转入单间继续治疗		
	连续两次以上痰标本检测阴性者可给予解除隔离		
	隔离设施(隔离衣)的规范使用		
	床单元消毒日常消毒规范		
	终末消毒规范		
	严格执行手卫生		
规范肠内营养	进行 GCS 评分和(或)洼田饮水实验评估吞咽功能		
	选择合适的营养途径		
	胃管的置管深度合理(测量距离加 5~10cm)		
	监测胃残留及是否得到改善		
	按标准执行抬高床头≥30°		
安全管理	患者的有效评估及预防措施的实施		

(二) 不足

本研究样本量相对较小,故本方案所提供的数据和结论尚需通过进一步多中心大样本随机对照试验研究证实。

五、论文的刊出

邓秋霞,王永红,戴爽,等.实施人工气道精细化管理循证护理培训的效果评价.中华现代护理杂志,2016,22(19):2696-2700

(邓秋霞)

第二节　呼吸道管理路径表在神经疾病患者中的应用

一、护理依据

神经疾病患者常因意识障碍、吞咽反射减弱或消失,留置鼻饲管、卧位不当等原因发生误吸,并发肺部感染。据报道,脑出血患者肺部感染发生率可达 25.15% ~ 46.2%,昏迷患者肺部感染发生率高达 50% 以上,而肺部感染的发生又会使神经内科重症患者病死率增加 3 倍,所以预防和控制肺部感染,对神经内科患者的抢救、治疗及预后有着不可忽视的作用。为此,我科设计了神经内科住院患者呼吸道管理路径表(以下称路径表),便于对预防和控制肺部感染给予评估。

二、路径表

(一)路径表(表 3-2-1)

表 3-2-1　神经内科住院患者呼吸道管理路径表

姓名_____　年龄_____　性别_____　诊断_____　住院号_____　有/无吸烟史_____

肺部感染危险因素	无	有	日期
	0	1	
意识障碍			
急性脑卒中伴恶心、呕吐			
卧位不当和(或)有舌后坠			
咳嗽反射减弱或消失			
排痰无力或不能			
痰液黏稠(+++/++++)			
吞咽功能障碍			
鼻饲管留置			
长期卧床			

(二)路径表的设计

分析神经内科患者肺部感染高发生率的特点,在中文科技期刊数据库中检索了相关临床护理文献,将文献分析、总结与评价结果作为循证支持,归纳神经内科患者并发肺部感染的危险因素与预防和控制肺部感染的集束干预策略,包括防止误吸、促进排痰、进食安全等方面,根据患者存在的危险因素,有针对性地进行护理。路径表中列出的肺部感染危险因素包括 9 个项目,每项按照有无对应 1 或 0 分进行评分。最低 0 分,最高 9 分,评分≥1 分,即有发生肺部感染的危险,需要进行护理干预;评分≥3 分,即为发生肺部感染高风险,需要重点干预与观察。评分越高,越易并发肺部感染。

(三) 路径表的应用

1. 方法　每周评估 1 次,路径表评分为 0 分的患者,不需护理干预;路径表评分≥1 分,需每班评估并实施路径表中列出的护理内容并记录;如患者突发意识障碍、呕吐,或进食、进水呛咳等病情变化时,随时评估并采取路径表中的护理措施(表 3-2-1)。

2. 效果　观察组发生院内肺部感染 21 例(2.86%),对照组 59 例(8.06%),院内肺部感染发生率的差异有统计学意义($P<0.01$)。观察组无一例发生痰液堵塞及并发低氧血症、实施气管切开,对照组发生痰液堵塞 29 例(3.96%)、17 例因此原因而致低氧血症(2.32%)、2 例气管切开(0.03%),两组痰堵、低氧血症发生率差异有统计学意义(均 $P<0.01$)。

三、注意事项

路径表实施关键步骤,首先是准确评估患者肺部感染的危险因素,即患者入院时是否已发生肺部感染,有无肺部感染的危险因素,气道及进食情况等。在具体的护理措施中强调以下内容:

1. 误吸管理　神经内科患者因意识障碍、吞咽功能障碍、留置鼻饲管、呕吐、卧位不当等因素,易发生误吸,引起吸入性肺炎。文献报道脑卒中吞咽障碍患者吸入性肺炎发生率为48%~60%,其中患者卧位不当易被忽视,需要特别设计防误吸方面的护理内容;

2. 吸痰管理　一方面是掌握吸痰时机,当痰液聚集于大气管时,翻身拍背时或之后、多频振动仪治疗后,吸痰效果显著;另一方面准确评估痰液黏稠度,正确实施气道湿化,保持痰液黏稠度(+~++),容易吸出或咳出痰液;

3. 进食管理　对于能自行进食的患者进行宣教进食安全,包括进食种类,进食、饮水有无呛咳,进食后口腔有无食物残渣;其次是鼻饲患者的安全管理包括患者鼻饲时的体位、速度与鼻饲量,鼻饲时抬高床头 30°~45°,误吸的发生率最低,每次鼻饲前回抽胃内容物≥100ml,则暂停一次鼻饲。鼻饲量越多,胃内压越大,胃内容物反流发生率越高,建议鼻饲量200ml/次。

四、临床推广的意义与不足

(一) 意义

路径表列出肺部感染发生的危险因素与预防和控制肺部感染的护理措施,直观、简要、高效,易于护士掌握和接受,规范了专科护理内容,特别是对轮转护士、新护士的专科知识培训效果显著,同时也缩短了护理文件的书写时间。

(二) 不足

呼吸道管理是一个动态的管理,需要加强对护士的培训,做好动态的评估。如果对护士的培训不到位,或护士缺乏责任心,就容易导致气道评估不准及护理效果不佳,甚至出现呛咳等并发症。

五、论文刊出

沈小芳,王清.神经内科住院患者呼吸道管理路径表的设计与应用.中华护理杂志,2010,45(10):936-938.

（沈小芳）

第三节 降低多重耐药人工气道患者感染的护理方案

一、护理依据

多重耐药菌(multiple resistant bacteria,MDR)是指有多重耐药性的病原菌,一般认为一种微生物对三类或三类以上抗生素同时耐药,即为多重耐药菌。依病原菌对抗生素耐药的数量,又分为泛耐菌(extensively drug resistant bacteria,XDR)和全耐药(pandrug-resistant bacteria,PDR)。常在ICU中出现的鲍曼不动杆菌和铜绿假单胞菌,仅对青霉烯类敏感;嗜麦芽窄食单胞菌几乎对复方新诺明以外的全部抗菌药耐药。导致微生物多重耐药的原因在于抗生素的不合理应用。WHO对我国滥用抗菌药的评估是:中国97%的病毒性支气管感染患者使用了抗菌药;在初级医疗保健体系中30%~60%患者使用了抗菌药。

微生物生物膜一词是由Costerton于1985年引入医学领域。微生物生物膜是指有组织生长的菌群落结构,外部包绕着自产的聚合物及宿主机体基质共同组成的被膜,内部含有微生物细胞与基质,其中细菌和真菌可导致生物膜感染。对于建立人工气道的患者,呼吸机相关性肺炎(ventilator-associated pneumonia,VAP)是最常导致MDR的感染,其感染途径除口鼻分泌物吸入、带菌气溶胶吸入、胃食管反流误吸及外源性污染以外,气管导管黏附的生物膜直接种植也是重要的感染途径。因此,降低多重耐药人工气道患者感染的总体策略是尽可能减少和控制各种感染危险因素,遵守相关制度,做好VAP标准化预防和集束化预防,实施MDR监测与隔离。

二、护理方法

（一）预防VAP

1. 预防吸入/误吸

（1）气囊管理:选择型号大小与患者匹配、PVC材质、漏斗型气囊的气管插管,维持气囊压力25~30cmH_2O。建议采用自动充气气泵,或者每6~8h手动测量气囊压力。在患者翻身、吸痰等操作后常规手动监测气囊压力。避免采用指触方法代替专用气囊压力表监测。

（2）气囊上滞留物清除:气管插管超过或预计超过48h的患者应常规进行气囊上滞留物的清除,如采用带有引流管的气管插管进行声门下分泌物间断或持续引流,或采用气流冲击法等方法进行气囊上滞留物清除。

（3）维持患者咳嗽能力:指导气管插管患者用力呼气代替有效咳嗽,通过训练患者有意识地控制其呼吸肌活动的范围及呼吸频率、方式和深度,延缓患者呼吸肌萎缩,促进患者气道分泌物排出。对于应用镇静、镇痛的患者应使用疼痛行为量表(BPS)和重症监护疼痛观察工具(CPOT)加强评估和监测,采取基于个体差异的目标导向性镇静策略,根据每位患者的具体病情调整镇静深度,目标是保证患者舒适和安全,并通过不断的评估及采用滴定式给药方式来满足目标需求,避免因镇静镇痛程度过深导致咳嗽能力下降。

(4)肠内营养:采用鼻肠管进行肠内营养,尽量避免采用肠外营养,以降低 VAP 发生率。

2. 减少病原菌定植

(1)与器械相关的预防措施:呼吸机管路不必定期更换,只在受污染后更换,及时清理管路中尤其是吸气支冷凝水。有创机械通气患者应采用伺服型气道湿化系统,如采用人工鼻行气道湿化时应评估患者气道湿化效果及痰液量、黏稠度等,受污染时更换人工鼻或每日更换,避免长期使用。此外,严格消毒纤维支气管镜、定期更换雾化装置避免受污染。

(2)与操作相关的预防措施:一方面做好患者口腔护理,有创机械通气患者应用氯已定每 6~8h 进行一次口腔护理。另一方面做好患者体位管理,采用动力床或人工协助患者改变体位,保持床头抬高 30°~45°或半卧位。

3. 减少使用有创机械通气

(1)有效使用无创机械通气:做好无创机械通气患者的护理,监测漏气量,及时调整面罩类型及松紧度,保持漏气量不超过 30L/min。评估患者饮水呛咳程度、咳嗽频率及痰液量、黏稠度等,鼓励患者饮水、咳嗽咳痰,避免因漏气量大、气道湿化不足及痰液引流不畅导致的无创通气失败,进而升级为有创机械通气。

(2)缩短有创机械通气时间:协助或鼓励患者早期床上活动,每日进行体能与呼吸康复锻炼。对有创机械通气患者每日进行自主呼吸试验(SBT),并告知主管医生结果,将有助于缩短患者有创机械通气时间。

4. 基于循证的集束化预防 机械通气患者的集束化方案(ventilator care bundles,VCB)最早由美国健康促进研究所(Institute for Healhcare Improvement,IHI)提出。IHI 的 VCB 主要包括以下 4 点:①抬高床头;②每日唤醒和评估能否脱机拔管;③预防应激性溃疡;④预防深静脉血栓。而 VCB 的每一点均基于改善机械通气患者预后的证据得出。随着研究的深入,许多新的措施因可降低 VAP 发病率而被加入到 VCB 中(表 3-3-1)。

表 3-3-1 机械通气患者 VAP 预防集束化措施

减少直接感染	执行人员
接触患者前后手卫生消毒	护士
预防误吸	护士
抬高床头 30°~45°	护士
适当的气管导管气囊压力>20~25cmH$_2$O	呼吸治疗师
改变体位前后清除口腔分泌物	护士
每 8 小时用氯已定溶液进行口腔护理	护士
减少呼吸相关器械感染	
呼吸机管路的高水平灭菌储存	护士
用无菌水润湿设备	呼吸治疗师
减少间接感染	
镇静每日唤醒	医生

续表

减少直接感染	执行人员
每日自主呼吸试验	医生
应用药物预防并发症	
消化性溃疡	医生
深静脉血栓形成	医生
评估插管指征	医生

（二）实施 MDR 监测与隔离

1. 监督抗生素使用　护士应掌握常见感染经验性抗菌治疗原则、各类抗生素适应证及注意事项，不盲目执行医嘱，监督医生依据药敏实验结果和经验治疗效果应用抗菌药物，治疗过程中密切监测患者抗菌药物不良反应。

2. 实施 MDR 目标追踪　根据本地区护理单元 MDR 情况，对常见的 MDR 如耐甲氧西林金黄色葡萄球菌（MRSA）、耐万古霉素肠球菌（VRE）、产超广谱 β-内酰胺酶（ESBLs）的细菌和多重耐药的鲍曼不动杆菌（MDR-AB）等实施目标性监测。建立护理单元中各个房间或床位 MDR 监测档案，记录 MDR 发生情况及药敏试验结果，指导 MDR 隔离、环境消毒及预警高危患者感染。

3. 有效隔离 MDR 感染或定植患者　对发生 MDR 感染或定植患者首选单间隔离，或将同类感染或定植患者安置在同一房间，最低要求做到床边隔离。应用隔离标识以提醒医务人员以及患者家属。尽量减少与感染者或定植者相接触的医务人员数量，或先诊疗、护理其他患者，MDR 感染或定植患者安排在最后。需要外出诊疗或检查时，应先通知相关科室，做好必要准备，防止感染扩散。设置专用仪器（如血压计、听诊器、体温表、手电筒、叩诊锤、输液架等）并定期进行清洁、消毒。其他公共用物（如轮椅、推车等），每次使用后应用 500mg/L 的含氯消毒剂擦拭。MDR 感染或定植患者应隔离至连续 3 个标本（每次间隔>24 小时）培养均阴性，方可解除隔离。

4. 洗手与手卫生消毒　正确掌握洗手及卫生手消毒的时机，严格执行规范的洗手及手卫生消毒方法。在实施诊疗护理过程中，有可能接触患者的伤口、溃烂面、黏膜、体液、引流液、分泌物、排泄物时，应当戴手套。脱下手套后仍需洗手或用快速手消毒剂擦手。

三、注意事项

预防多重耐药人工气道患者感染护理方案的实施应充分考虑患者个体化差异，识别感染高危人群，如高龄或儿童、免疫抑制或免疫功能受损患者、预期长期接受机械通气患者等。其中，免疫抑制或免疫功能受损患者包括接受免疫抑制治疗者、患有自身免疫性疾病患者、接受放/化疗治疗中患者、有较严重的基础疾病如糖尿病、肝硬化等患者、长期糖皮质激素应用者等。对这些患者应实施更加全面、严格的预防措施。另外，预防多重耐药人工气道患者感染护理方案的实施也应充分考虑护理单元 MDR 发生严重程度、本地区的医疗卫生相关政策及人力、设备等资源配置情况，采取适当的预防措施，将 MDR 发生率有效控制在合理化区间。

四、临床推广的意义与不足

（一）意义

多重耐药人工气道患者感染是应用机械通气的严重不良事件,具有极高的致死率,占用巨额的医疗资源,预防重于治疗。护理策略的制定顺应了当前医药卫生健康事业多学科的发展模式,为指导医务人员开展多重耐药人工气道患者感染的预防提供了依据,便于将预防措施融入日常工作流程,有利于提高护理质量。

（二）不足

此护理方案的制订仍然受研究的样本量及研究方法的局限。另外,条目式的护理措施容易诱导机械性的操作方式,因此护士在执行此方案时仍然需要审慎的批判性思考。

（王宇娇）

第四节　呼吸机外管路冷凝水处理的方法

一、处理依据

神经内科 ICU 患者经常伴有意识障碍、吞咽障碍,且基础疾病多,多数有呼吸、循环衰竭,需要使用呼吸机支持呼吸。在其临床应用过程中,经呼吸机加湿加热后的气体及患者呼出的气体在管路中会产生大量的冷凝水,通过 30 例神经内科 ICU 应用呼吸机的患者监测研究发现,呼吸机使用过程中的冷凝水是细菌繁殖的主要场所(表 3-4-1、表 3-4-2),与呼吸机相关性肺炎的发生密切相关;此外,冷凝水管理不当还容易增加患者生理负担、加重感染。因此,呼吸机外管路冷凝水的处理与管理应引起重视和关注。

表 3-4-1　呼吸机外管路各部位病原菌检测结果　　　　　　　　　　单位 cfu/ml

	细菌种类	Y型管吸入段内壁	吸气段冷凝水罐	吸气段冷凝水	Y型管呼出段内壁	呼气段冷凝水罐	呼气段冷凝水	湿化罐内壁	湿化液	细菌株数合计
G⁻性杆菌	鲍曼不动杆菌	6	4	5	7	4	7	2	3	38
	鲁氏不动杆菌	2	3	4	3	2	2	8	9	33
	铜绿假单胞菌	2	4	6	3	4	3	3	3	28
	肺炎克雷伯菌	5	1	3	6	6	5	1	1	28
	阴沟肠杆菌	2	1	2	3	0	3	0	1	12
其他	细菌(真菌)	14	3	7	14	7	7	14	10	76
	细菌株数合计	31	16	27	36	23	27	28	27	215

表 3-4-2　呼吸机外管路不同部位及时段的菌落计数结果　　　　单位 cfu/cm²

	24 小时	48 小时	72 小时
Y 型管吸入段内壁	0.4	2.6	75.2
吸气段冷凝水罐内壁	0.5	7.2	5.2
吸气段冷凝水	2.0	>10 000	>10 000
Y 型管呼出段内壁	2.0	6.0	1200
呼气段冷凝水罐内壁	0.1	30	56
呼气段冷凝水	5.0	>10 000	>10 000
呼吸机湿化罐内壁	1.5	3.2	20
呼吸机湿化液	7.2	1600	0

8 处不同部位的染菌监测结果显示为 24h 有 1 处超标,48h 有 6 处超标,72h 有 7 处超标

二、处理方法

(一)冷凝水的收集

要保证呼吸机管路的正确安装,呼吸机回路保持通畅、密闭性。呼吸机管路放置低于人工气道开口平面和湿化罐,避免管路内积水反流入患者气道和湿化罐内。集水罐位置处于管路位置最低点,要求低于湿化器和患者气道口水平,故应注意调节呼吸机管路并使接水瓶处于垂直状态,管路与集水器内的冷凝水及时清除,严防机械通气双路中冷凝水的吸入。

(二)冷凝水的处理

在进行翻身时,护士应该站在呼吸机一侧,翻身前做好管道的处理,防止牵拉管路,引起脱管或移位。翻身前倾倒冷凝水,以防止冷凝水的反流,引起误吸。呼吸机冷凝水应倾倒在处置室的污水池内,但处置室距离病床较远,可行性差,因此,可以倾倒在 2000mg/L 含氯消毒液的带盖小桶内,每日更换一次,使其溶液 24h 保证在有效浓度(1000mg/L)之内,防止因就近倒在床旁纸篓内而造成室内挥发,减少了空气的污染。

三、注意事项

(一)翻身时,护士应站在呼吸机一侧,做好翻身前管道的处理,防止牵拉管路,引起脱管或移位。其次是翻身前倾倒冷凝水,以防止冷凝水的反流,引起误吸。

(二)冷凝水与集水瓶内壁无论是病原菌的种类还是数量均严重超标,为此给予呼吸机外管路的规范放置与冷凝水及时倾倒,显得非常重要。

(三)可以给予集中院内管理,同时呼吸机外管路给予高压灭菌消毒。

(四)呼吸机外管路通过研究显示,可以每 24h 进行消毒一次,给予高压灭菌后,可按照指南给予每周一次消毒,多重耐药患者每 3 日进行消毒一次。

(五)神经重症患者的分泌物较多,呼吸机外管路痰液附壁较多时,需要随时更换。

四、临床推广的意义与不足

(一)意义

冷凝水易引起机械通气患者呼吸道内细菌感染与定植,呼吸回路中水汽凝集是细菌生

存的场所。冷凝水中细菌浓度高,体位改变时含菌水有可能直接流入下呼吸道,成为呼吸机相关性肺炎的感染源。所以,医护人员应重视呼吸机管路系统的管理,做到冷凝水的正确收集及处理,从而降低呼吸道外源性感染的风险,为此给予带盖小桶进行冷凝水的处理,每24h更换2000mg/L含氯消毒液,防止交叉感染以及安全处置冷凝水起到安全作用。

(二)不足

应将呼吸机冷凝水的处理与质量控制管理相结合,同时需要给予调查与研究。

五、论文刊出

刘芳,张京利.神经内科 ICU 呼吸机外管路系统管理措施探讨.中国实用护理杂志,2006,22(12):10-12.

(李 苗)

第五节 机械通气患者撤机后两种湿化方法对气道湿化的影响

一、护理依据

气道湿化是人工气道管理中极其重要的护理环节。气道的建立是急救的关键,有效的湿化与氧疗是疾病恢复的前提。对于持续机械通气患者,呼吸机的应用即可达到满意的氧疗与湿化效果,但对于撤离呼吸机未给予导管拔除的重症脑损伤患者,保证有效的湿化与氧疗,让患者安全度过危险期,显得更为重要。为此,有很多的文献报道了采取有效的护理方案与措施,保证机械通气撤机患者气道湿化与氧疗安全。那么对于神经重症患者可以采用氧气驱动装置进行吸氧与雾化吸入,促进患者有效湿化。

二、护理方法

(一)两组雾化方式一般资料的比较(表 3-5-1)

氧气驱动雾化(A 组)与超声雾化吸入(B 组),两组患者一般资料从性别、年龄、呼吸机应用时间上无统计学意义 P 值>0.05。

表 3-5-1 两组雾化方式一般资料的比较

组别	A 组	B 组	统计值	P 值
例数	30	30		
性别 (男)	18	16	$\chi^2 = 0.271$	>0.05(0.625)
(女)	12	14		
年龄	48.37±17.53	57.70±23.38	$t = -1.749$	>0.05(0.86)
呼吸机应用时间	26.7±10.77	24.7±8.23	$t = -0.808$	>0.05(0.423)

(二)湿化效果的比较

A 组(1.00)与 B 组(2.00)通过痰液分级指标,对患者撤离呼吸机后 7 天的湿化效果进行观察及分析(图 3-5-1)。从图中可看出 A 组(1.00)的痰液分度为 I 度(27 例)、II 度

（3例），且Ⅰ度的病例数量明显多于Ⅱ度；B组（2.00）的痰液分度为Ⅰ度（1例）、Ⅱ度（12例）、Ⅲ度（17例），Ⅰ度、Ⅱ度的病例数量较少，而Ⅲ度的病例数量较多。通过痰液分度的观察得出结果：氧气驱动雾化的湿化效果好于超声雾化的湿化效果。

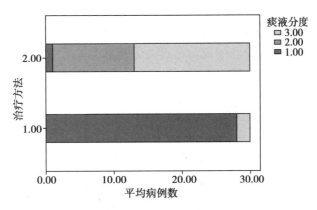

图 3-5-1　患者撤离呼吸机后 7 天内的痰液分度

（三）氧疗效果的比较

A组与B组通过监测 SpO_2、SaO_2、PaO_2 及 $PaCO_2$ 四项指标，对患者撤离呼吸机后第 1、2、3、7 天的氧疗效果结果进行分析（表 3-5-2）：

第 1 天：SpO_2、PaO_2，$P<0.05$，有统计学差异；第 2 天：SaO_2、PaO_2，$P<0.05$ 有统计学差异；

第 3 天：SaO_2、PaO_2，$P<0.05$ 有统计学差异；第 7 天：SaO_2、PaO_2、SpO_2，$P<0.05$ 有统计学差异；

表 3-5-2　A 组与 B 组第 1、2、3、7 天的氧疗效果

		A 组	B 组	t 值	P 值	均数差值
第 1 天	SpO_2（%）	98.3±2.3	99.4±0.9	−2.36	0.024	−1.07
	SaO_2（%）	98.2±2.0	97.6±0.7	1.43	0.162	0.55
	PaO_2 mmHg	125.3±42.9	105.9±11.3	2.41	0.022	19.53
	$PaCO_2$ mmHg	39.6±6.4	39.7±2.1	−0.05	0.959	−0.06
第 2 天	SpO_2（%）	98.7±2.2	98.6±1.4	0.28	0.782	0.13
	SaO_2（%）	98.2±2.9	97.1±0.9	2.07	0.042	1.15
	PaO_2 mmHg	122.8±36.1	102.6±14.1	2.85	0.007	20.2
	$PaCO_2$ mmHg	41.3±6.4	39.8±2.4	1.15	0.256	1.43
第 3 天	SpO_2（%）	98.9±2.1	98.1±1.6	1.76	0.084	0.87
	SaO_2（%）	98.5±2.2	96.6±1.2	3.99	<0.001	1.85
	PaO_2 mmHg	120.2±26.9	102.7±18.7	2.88	0.006	17.43
	$PaCO_2$ mmHg	41.8±5.2	39.8±2.1	1.96	0.057	2
第 7 天	SpO_2（%）	99.2±1.3	97.8±1.8	3.42	0.001	1.43
	SaO_2（%）	98.5±1.4	96.3±1.2	6.53	<0.001	2.2
	PaO_2 mmHg	112.5±22.4	98.0±3.6	3.31	0.003	14.45
	$PaCO_2$ mmHg	40.2±4.8	40.6±1.8	−0.39	0.701	−0.38

（四）应用建议

1. 机械通气患者呼吸机刚刚撤离 48h 内,根据神经疾病患者的病情,给予氧气驱动雾化与超声雾化方式交替使用,防止患者出现二氧化碳潴留,导致再次给予呼吸机的应用,尤其是呼吸泵衰竭的患者,容易出现呼吸肌肉疲劳,导致脱机失败。

2. 使用氧气驱动雾化方法进行湿化,效果明显优于超声雾化。主要原因是氧气驱动雾化为持续性给予雾化,可最大程度的模拟呼吸道加湿的生理功能,有效稀释气道分泌物,利于分泌物的引流及排出,而超声雾化使用多为间断性给予,这样就人为地中断了气道湿化的持续性,从而易引起气道湿化不足。

三、注意事项

（一）当患者出现不耐受指征后,立即将氧气驱动雾化方式改为超声雾化与氧气驱动雾化相交替的方式,患者的不耐受情况很快得到了改善。在神经系统疾病中,由于呼吸机泵衰竭而导致机械通气患者,给予撤机前一定要做好心理支持,并在撤机 48 小时后使用氧气驱动雾化进行氧疗的湿化效果比较好。

（二）患者刚刚撤离呼吸机时,需要责任护士密切观察患者的氧疗与湿化的情况,同时观察患者的血氧饱和度。湿化、氧疗的时间既要适时又要适度。

四、临床推广的意义与不足

（一）意义

对于机械通气患者撤离呼吸机后,给予较好的方式进行湿化是目前护士急需要解决的问题,如果湿化效果差,患者易出现痰液集聚,形成痰痂,有堵塞气道的危险,为此早期给予氧气驱动雾化吸入进行气道湿化。而对于呼吸肌肉泵衰竭的患者,可早期给予超声雾化吸入,48h 后再持续给予氧气驱动,雾化效果较好。因此,值得在临床上实施与推广,让更多的机械通气患者早期撤离呼吸机的应用。

（二）不足

本研究内容未将给予振动排痰作为一项辅助护理方案进行干预,如果增加振动排痰,给予氧气驱动雾化的效果可能会更佳。

五、论文的刊出

刘欣悦,刘芳,魏娜.两种雾化方式对呼吸机撤离早期神经内科 ICU 患者气道湿化的影响.中华现代护理杂志,2010,16(25):3078-3030.

（刘　芳）

第六节　机械通气患者翻身手法经验介绍

一、护理依据

机械通气是 ICU 常见的救治策略,神经重症患者机械通气的频次高、时间长,易出现呼吸机相关性肺炎(ventilator associated pneumonia,VAP),导管牵拉导致管路脱出。因此,人工气道建立后,患者的口咽部分泌物不能正常吞咽与排除,常常聚集在气囊上方口咽部,同时呼吸机外管路内有大量分泌物或冷凝水,如若冷凝水瓶放置不正确,会积聚在管路中,一旦给予患者翻身,口咽分泌物会从口角流出,呼吸机外管路中的冷凝水会逆流入患者的气道中。文献报道,机械通气患者冷凝水所含的菌落数是非常高的,不仅可以造成患者误吸的发生,同时会加重患者 VAP 发生。为此,在患者翻身前,给予口咽部吸引以及翻身过程中机械通气外管路的手法固定,显得非常重要,不仅可降低患者的导管牵拉,同时会降低患者的 VAP 发生。

二、护理方法

(一)护理步骤

1. 第一步　翻身前进行气道、口鼻咽部的吸引。

2. 第二步　倾倒呼吸机冷凝水,将冷凝水倾倒入 2000mg/L 含氯消毒液的带盖小桶中(24h 更换一次)。

3. 第三步　责任护士(呼吸机侧)将管路从呼吸机支架上取下,绕过患者胸前,置于头顶上方,交给对侧护士,护士一手固定呼吸机管路一手固定患者肢体(图 3-6-1、3-6-2)。

4. 第四步　将患者平移至一侧,完成翻身、叩背、体位固定,查看皮肤后放置楔形垫,观察血氧饱和度(图 3-6-3)。

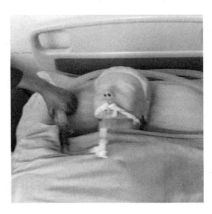

图 3-6-1　固定管路手法

5. 第五步　对侧护士将呼吸机管路绕回患者胸前,并进行固定气管插管与管路,床头抬高、约束患者。

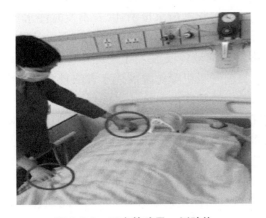

图 3-6-2　固定管路及一侧肢体

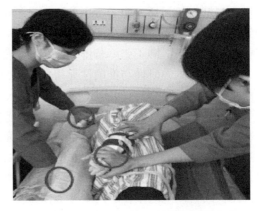

图 3-6-3　翻身时患者手、管路的固定方法

(二)操作原则

1. 给予机械通气患者翻身前,给予患者气道、口鼻咽部的吸引;2 分钟纯氧吸入。

2. 评估患者的病情、体征、合作程度、皮肤情况、自理能力。

3. 评估管路　呼吸机管路及其他管路位置、固定情况、通畅程度。

4. 关闭持续泵入的肠内营养。

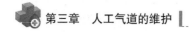
5. 需要 2 名以上的护士进行参与。

三、注意事项

（一）翻身全过程呼吸机管路做到"全程管路不离手"；对于依从性较差的患者,一旦解开约束带后,注意做到"护患全程手拉手"。

（二）翻身过程中保护人工气道,避免牵拉,防止管路脱出。

（三）翻身前后将呼吸机外管路放置合理,其余管路放置安全。

四、推广的意义与不足

（一）意义

给予患者翻身,是神经重症护理人员的体力消耗较大的工作,在操作过程中,护士可能会由于患者的体重、机械通气、护士自身身体的疲劳导致为患者翻身不到位,为此规范翻身流程与步骤,不仅会保护患者,预防 VAP 的发生,同时可大幅度降低患者由于翻身而造成的患者人工气道的脱出与移位的发生,促进了临床护理的安全,值得推广与实施。

（二）不足

本流程的实施还没有在住院患者中大范围持续推广,在此流程实施过程中需要建立一个质量控制方案,落实使用过程中的持续督查。

（张　鑫）

第七节　重型脑损伤机械通气患者加温加湿器水位监测与控制

一、监测依据

重型脑损伤机械通气患者的气道湿化主要采用主动加温加湿装置来控制加热罐内气体温度和湿度。机械通气患者应用加温加湿器时会造成湿化罐内水量消耗,若不及时注水,将导致罐内液体耗干造成气道湿化不足,引起气道纤毛和黏液腺等破坏,导致黏膜纤毛清除功能受损、气道损伤、肺不张。若湿化罐内水量过多易造成液体反流入呼吸机外管路,引起误吸,因此,注水的及时性与准确性显得非常重要。目前呼吸机湿化罐内注水方法较多的是人工添加,添加方式主要有间断注水和持续注水法,其中持续注水法从注水前后湿化液温度变化、痰液黏稠度变化、血氧饱和度、病人不适感、气管痉挛、痰痂、肺不张、气道黏膜损伤、呼吸机相关性肺炎、机械通气并发症等的发生方面都明显优于间断注水法。间断注水法一般是在湿化罐内水量减少或者罐内无水的状态下,护士发现后才会给予立即滴入,因注入的水量多,需要一定的时间才能达到加温程度,此时气道不能被加温加湿,易造成患者痰痂形成。而采用持续自动地向湿化罐内滴注液体,可达到加温加湿罐水位始终保持恒定,既保证了有效的气道加温加湿,又大幅度降低了护士加水的频次。本研究通过探讨影响重型脑损伤并机械通气患者加温加湿器内水位变化的相关因素,建立水位变化回归方程,以期为临床进行呼吸机加温加湿器持续注水速度的设置提供依据。

二、监测方法

（一）水位调节表

自制加温加湿器水量控制观察表,针对神经科重型脑损伤机械通气患者进行资料收集,应用 Spearman 相关分析筛选影响因素,并通过 SPSS19.0 统计,获得影响水位变化多元线性回归方程 Y(0 水位线)= 1.586+0.057×(小壶滴速)-0.077×(气道温度),根据加温加湿罐水位控制方程,制定不同气道温度与呼吸机湿化罐注水速度对应调节表(表 3-7-1),进而设定加湿罐自动、持续注水速度。

表 3-7-1 气道温度与呼吸机湿化罐注水速度对应调节表

气道温度(℃)	呼吸机湿化罐注水速度[滴/分(ml/h)]
30	13(40)
31	14(42)
32	15(46)
33	16(50)
34	17(54)

注:1ml 等于 20 滴

(二)结果

通过临床验证,每 4h 观察记录一次加湿罐水位变化情况,结果发现重症脑损伤机械通气患者的气道温度波动在 30~36℃,按照加温加湿罐水位控制方程将注水滴速设置为 13~21 滴/min。本研究将湿化罐水位的安全范围设定在加温加湿罐标准线的±1cm 之间为合格,水位>标准水位 1cm 和<标准水位 1cm 均为不合格,结果加温加湿罐水位控制合格率 92.8%。重症脑损伤机械通气患者加温加湿罐水位控制方程 Y(0 位线)= 1.586+0.057×(滴速)-0.077×(气道温度),可较好地控制加温加湿罐水位,大幅度降低了重症 ICU 护士的护理工作量。

三、注意事项

本组研究是每 4h 进行临床观察与资料收集,收集过程中仍有 7.2% 的湿化罐水位线不合格,考虑原因可能与患者使用的加温加湿罐入气口与出气口处管路打折、500ml 灭菌注射用水滴尽后未及时更换等因素有关,因此需要护士强化对呼吸机外管路的管理与督查,同时针对差异性较大的患者必须进行特殊关注。虽然有 7.2% 的不合格,但是没有出现一例加温加湿罐内水高于或低于标准线的 2cm 以上或之下的水位,即没有一例出现水位严重不达标现象,说明此方程在临床应用还是十分有效的。但在患者启用机械通气时或刚刚更换呼吸机外管路后(此时湿化罐内的蒸馏水刚刚启动加温),需每 4h 观察一次持续注水的达标情况,以便及时发现问题避免加温加湿罐水位的波动。

四、临床推广的意义与不足

(一)意义

通过对机械通气患者加温加湿罐水位控制方程的临床验证,发现重症脑损伤机械通气患者加温加湿罐注水方式,根据 Y(0 位线)= 1.586+0.057×(滴速)-0.077×(气道温度)进行自动、持续、均匀的注入,同时启用加温加湿输注速度表格,可避免医护人员在急救与忙碌时忽略呼吸机加温加湿罐注水的工作,确保机械通气患者气道的安全。

（二）不足

研究过程中,气道湿度是影响呼吸机耗水量的相关因素,但是国内没有专用精密度高的测量气道温湿度仪器,获得气道温湿度准确度不高。收集资料过程中,通气量是依靠呼吸机瞬时参数中的潮气量和呼吸频率获得,对最终的统计结果可能有影响。

五、论文刊出

1. 刘芳,许亚红,张睦毅,等.重型脑损伤并机械通气病人加温加湿器水位控制的临床研究[J].护理研究,2016(7):815-818.

2. 刘芳,龚立超,阮征,等.重症脑损伤机械通气患者加温加湿罐水位控制的临床验证效果.解放军护理杂志,2017(20):33-35.

（龚立超）

第八节　集束化护理在危重症病人人工气道精细化管理中的应用

一、应用依据

人工气道是指经口鼻或直接经气管置入而形成的呼吸通道,以辅助患者通气及进行肺部治疗。人工气道的建立破坏了呼吸道的屏障功能,使呼吸道感染的发生率明显增加。目前国内尚无统一的人工气道管理的操作规范或行业标准,临床工作中缺少具有循证基础的人工气道的精细化管理。有关人工气道管理的指南或科研证据多是某一环节或某一方面的研究,侧重点较强,并无综合的系统全面的科学研究。如何对人工气道进行全面系统规范的精细化管理,亟待制定临床切实可行的集束化方案。集束化干预(Bundle of care)是集合一系列有循证基础的治疗及护理措施来处理某种难治的临床疾患。本研究以循证医学为基础,查阅了国内外近十年的文献研究,结合人工气道管理相关指南,并对相关研究证据做出正确的分析评价,与临床实际情况及患者的愿望相结合,制定出科学的、切实可行的人工气道精细化管理方案并将其应用于临床。比较实施精细化管理的集束化方案组142例患者及实施常规护理方法的148例患者,比较两组患者人工气道建立后3~5天、6~10天肺部感染的发生率、机械通气患者平均机械通气时间及呼吸机相关性肺炎(VAP)的发生率。

二、研究方法

（一）集束化方案的制定

查阅2005~2014年国内外有关人工气道管理方面的所有文献研究,研究类型不限,证据来源为万方、CNKI、中国生物医学数据库、PubMed、Cochrane library等数据库,结合2012年美国AARC《有创与无创机械通气湿化指南》、2010年美国AARC《机械通气患者气道吸痰的临床实践指南》、2013年《呼吸机相关性肺炎诊断、预防和治疗指南》、2011年《多重耐药菌医院感染预防与控制技术指南》,并运用循证的方法对指南做出正确解读及相关文献评价分析后,针对影响人工气道护理质量的重点环节包括气道湿化、气囊管理、气道吸引、防止误吸及消毒隔离等制定人工气道护理管理现状调查问卷,对2014年中华护理学会危重症专业护士培训班学员发放调查问卷,参与调查学员259人,回收有效问卷219份,调查结果显示来自全国各三甲医院的 209 个重症监护病房对于人工气道管理尚无统一的操作规范或行业标准,缺少具有循证依据的人工气道精细化管理方案。综合文献指南的循证依据并结合调查问卷所反映的临床现状及工作经验制定了切实可行的人工气道精细化管理的集束化方案。

（二）集束化方案护理内容

人工气道精细化管理的集束化方案的内容包括:气道湿化、气囊管理、气道吸引、防止误吸及消毒隔离等。具体内容如下:

1. 气道湿化

（1）依据患者痰液黏稠度及时评价气道湿化效果。

（2）人工气道患者应选择主动加湿装置(HHs)进行湿化。

（3）选择 0.45% 的氯化钠溶液为雾化稀释液。

2. 气囊管理

（1）气管插管及气管切开患者均选择带副腔锥形气囊的导管,经副腔进行间断声门下分泌物的吸引,可减少微量误吸,有效预防肺部感染。

（2）人工气道气囊存在漏气现象,需要定时补气。使用专用气囊测压表监测气囊压力安全、有效,每 4 小时监测气囊压力,使气囊压力在 $25\sim30cmH_2O$,而不应常规放气,以发挥气囊的最佳作用。

3. 气道吸引

（1）建立人工气道的患者选择外径小于气管插管内径 50% 的吸痰管进行按需吸痰,即患者有主诉时、病人频繁咳嗽、在床旁或肺部听诊听到痰鸣音时、呼吸机高压报警、经皮血氧饱和度下降等情况给予吸痰。

（2）机械通气或肺部传染性疾病的患者给予密闭式吸引可防止肺泡塌陷或交叉感染。

（3）评估患者气道保护性反射能力,选择深部吸引或浅部吸引,对于咳嗽反射消失或减弱、深度昏迷患者可给予深部吸引,对于气道高反应性患者应避免深部吸引诱发咳嗽反射使颅内压增高。

（4）根据患者病情选择应用翻身动力床和采用胸部叩拍、振动方法或机械振动排痰松解痰液,促进痰液排出。

4. 防止误吸　规范肠内营养,降低患者反流及误吸的风险,从而降低人工气道患者肺部感染的发生率,具体做法如下:

（1）患者入院后及时进行 GCS 评分及洼田饮水试验评估,GCS≤12 分或洼田饮水试验Ⅱ级以上者尽早给予管饲饮食。

（2）管饲饮食患者首选鼻胃管,鼻胃管的留置深度在常规深度基础上再加 $7\sim10cm$。

（3）对于意识障碍或误吸风险高的患者建议至少每 4 小时监测胃残留,残留量>100ml且给予促胃动力药无效时建议给予暂停鼻饲,若持续时间≥24 小时则考虑给予幽门后喂养。

（4）若患者出现呕吐或腹胀,减慢肠内营养输注速度或减少输注总量,同时寻找原因对症处理,若不缓解,则改为肠外营养。

（5）建立人工气道患者病情允许的情况下需将床头抬高≥30°,并按照统一标准严格执行。

5. 消毒隔离

（1）机械通气患者无需定期更换呼吸回路,当管路破损或污染时及时更换,痰培养检测有耐药菌定植或感染时建议每 48 小时更换。

（2）雾化器用后清水冲净后，75%酒精擦拭，放于无菌盘中备用，每72小时更换。

（3）建立人工气道的患者采用0.12%氯己定为口腔护理液进行口腔护理，至少每日三次或按需擦拭。

（4）气管插管患者严格按照操作标准采用口腔冲洗联合擦洗的方法进行口腔护理。

（5）人工气道建立后需结合患者的临床表现及时为患者进行痰标本的细菌学检测及药敏试验，早期发现或识别人工气道患者耐药菌感染或耐药菌定植情况；患者痰标本检测结果阳性者立即给予床旁隔离，并有醒目的标示及隔离设施，严格手卫生及穿脱隔离衣；连续三次痰标本检测阴性者可给予解除隔离。

三、注意事项

集束化方案的理念在于将分散的治疗护理方法归纳总结、系统化，其中的每项措施都经临床证实能够改善患者结局，各元素的共同实施比单独执行更能提高患者结局，其意义在于要对所选择的病人持续地执行集束化护理中的每项措施，而不是间断地执行或选择其中的某项来执行。这就要求护理人员在实施集束化方案前须经过严格的规范化培训及考核，并在实施干预的过程中对护理人员工作的依从性及执行力进行有效的监督，这样才能保证每项措施持续的、完整的、准确的执行。

四、临床推广的意义与不足

（一）意义

本研究通过对人工气道管理的各个环节和细节进行循证护理研究，对人工气道管理的重点环节如气道湿化、气囊管理、气道吸引、防止误吸及消毒隔离等方面制定临床切实可行的人工气道精细化管理方案。并以循证护理培训的方式对护理人员进行培训及严格的考核，在方案实施过程中注重细节管理并加强质量控制，确保每一个元素的实施，使护理人员在临床工作中能够准确执行每一项护理操作，从而使护理工作有章可循、有据可依，保证临床护理工作规范、有序的开展，保证人工气道患者的护理安全，提高了护理质量。

（二）不足

本研究仅在一家三甲医院进行试验，样本量小且单一，还需要更多样本量、更大范围的取证调研。

五、论文的刊出

邓秋霞，李虹彦，昝涛，等.集束化护理在危重症病人人工气道精细化管理中的应用.护理研究，2017，31（09）：1072-1076.

（邓秋霞）

第九节　开展品管圈活动降低人工气道患者
多重耐药菌感染发生率

一、护理依据

人工气道是指将导管经上呼吸道置入气管或直接置入气管所建立的气体通道，是抢救及治疗危重症患者的重要措施,但人工气道的建立破坏了呼吸道的屏障功能,使呼吸道感染发生率增加。2013年《呼吸机相关肺炎诊断、预防与治疗指南》指出,若人工气道患者为多重耐药菌感染,病死率可增加至76%。神经内科重症病房(NCU)内收治的患者多为严重意识障碍、吞咽功能障碍,必要时需要建立人工气道来维持患者的生命,如何降低其多重耐药菌感染发生率是全体医务人员面临的共同问题。品管圈是由相同、相近或互补之工作场所的人们自动自发组成数人一圈的小圈团体(又称QC小组,一般6人左右),全体合作、集思广益,按照一定的活动程序来解决工作现场、管理等方面所发生的问题及课题,目的在于提高护理质量和提高工作效率。圈成员结合科室工作中存在的问题,通过脑力激荡法,提出需要解决的问题,运用亲和法进行归类,以重要性、紧迫性、圈能力、政策要求为衡量维度,运用5、3、1打分方法进行主题选定,最终将"降低人工气道患者多重耐药菌感染发生率"作为本次活动主题。

二、活动实施

(一) 分析原因

通过现状把握,制定查检表现场查检,总结出可能导致人工气道患者多重耐药菌感染的主要问题为误吸、气道湿化不足、气囊管理不规范。针对现存问题进行原因分析,绘制鱼骨图(图3-9-1~图3-9-3)。

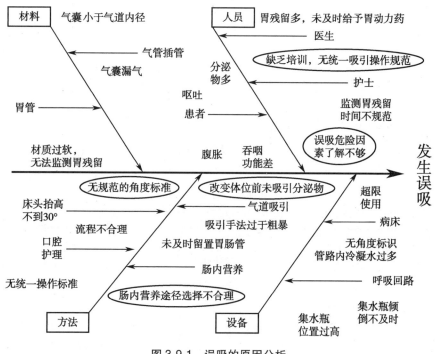

图 3-9-1　误吸的原因分析

(二) 对策拟定

1. 培训人工气道知识及操作

(1)查找文献,结合临床分析误吸危险因素,对全员进行培训及考核。依据《多重耐药

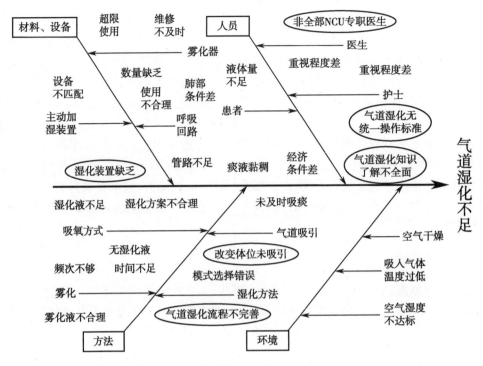

图 3-9-2 气道湿化不足的原因分析

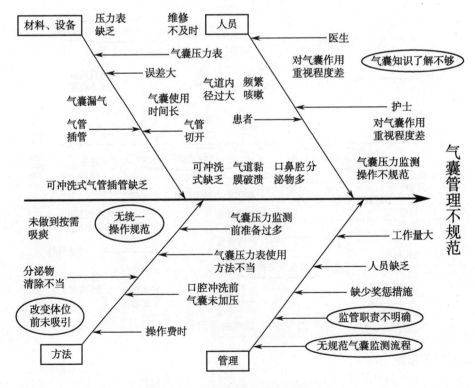

图 3-9-3 气囊管理不规范的原因分析

菌预防与控制指南》《医护人员手卫生规范》《呼吸机相关肺炎诊断、预防与控制指南 2013》等进行培训。

（2）对护理人员培训气囊监测、气囊压力正常值知识，制定气管切开换药、气管插管口护标准。

（3）对非专职 ICU 医生培训气道湿化对患者肺部感染的影响。

（4）制定人工气道管理 check list 表（表 3-9-1）放于患者床头，时刻提醒医生护士。

表 3-9-1　人工气道管理 check list 表

人工气道管理 check list		实施情况	
		是	否
人工气道建立的配合	协助患者平卧位头后垫高		
	给予患者球囊辅助呼吸时要连接过滤器，简易呼吸器用后及时消毒		
	选择型号合适的可冲洗气管插管		
	胃肠减压，防止反流		
	无菌操作（无菌巾、管芯）		
	采用最小闭合技术确认患者最适宜气囊压力		
气道湿化	选择带有加热导丝的 HWH		
	依据痰液黏稠度及时评价痰液湿化效果		
	雾化时选择灭菌注射用水作为稀释液		
气囊管理	选择可冲洗型及高容低压气囊导管		
	气囊测压表正常使用		
	每次吸痰前给予声门下分泌物吸引，清除气囊上滞留物		
气道吸引	按需吸痰：患者有主诉时、病人频繁咳嗽、在床旁或肺部听诊听到痰鸣音时、呼吸机高压报警、经皮血氧饱和度下降等给予吸痰		
	选择外径小于气管插管内径 50% 的密闭式吸痰管		
	根据患者气道保护性反射能力，选择深部吸引或浅部吸引		
	根据患者情况采用适当的物理方法松解痰液，促进排出		
口腔护理	采用 0.12% 氯己定进行口腔护理，至少每日 3 次或按需擦拭		
	口腔冲洗实施及方法正确		
辅助装置管理	无需定期更换呼吸回路，当管路破损或污染时及时更换，痰培养检测有耐药菌定植或感染时应每 48 小时更换		
	机械通气患者常规使用细菌过滤器，且每 24 小时更换		
	密闭式吸痰装置每 24 小时更换		
	雾化器用后清水冲净，75% 酒精擦拭，放于无菌盘中备用		

2. 加强体位管理，防止误吸。

（1）召开会议，强调床头抬高重要性，制作 30° 提醒标识挂于床头，统一床头抬高 30° 标准。

（2）制作及时吸引分泌物标识，贴于电动床遥控器上，翻身前及时给予患者清除口鼻腔、气囊上及气道内的分泌物。所有患者床头悬挂提醒标识。在床单元遥控器旁贴"吸引分泌物"标识。将所有标识列入科室 5S 管理范畴。

3. 合理选择肠内营养支持途径

（1）运用 GCS 评分及洼田饮水实验评估患者意识状态及吞咽功能。

（2）洼田饮水实验二级以上、GCS<12 分者给予留置胃管。

（3）24h 胃残留量大于 100ml 者给予留置鼻肠管或经皮胃十二指肠造瘘。

4. 成立专科小组，专人负责，制定奖惩制度

（1）根据科室成员兴趣，自愿申报成立人工气道精细化管理小组及仪器设备小组，将组员分配到各大组分别负责监管气囊管理及气道湿化情况。

（2）对于气囊压力监测时间及气囊压力不合格者给予每次罚款 50 元；对于建立人工气道 3 天以上、痰液仍为 Ⅱ 度以上者，责任护士及组长、监管人员各罚款 50 元。各组表现最优者奖励 100 元。

5. 完善气囊监测、气道湿化流程

（1）制定气囊压力监测流程（图 3-9-4），放置于指定地方。

（2）结合指南及工作实际制定气道湿化流程（图 3-9-5）。

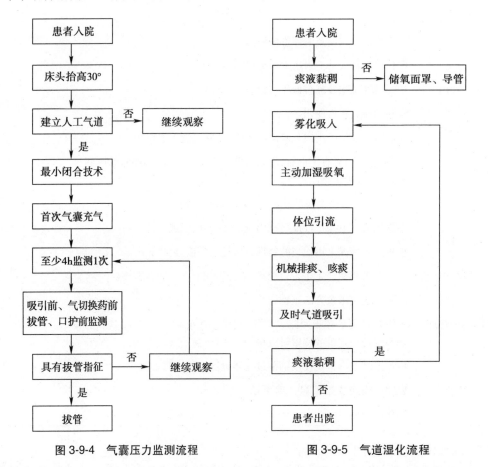

图 3-9-4　气囊压力监测流程　　　　图 3-9-5　气道湿化流程

6. 每床配备数量足够的仪器,损坏后及时维修。

(1)将主动湿化装置安置于每床床头,制定编号,固定使用。

(2)患者痰液大于Ⅱ度时或建立人工气道时,及时与家属沟通,给予使用主动加湿装置。

三、临床推广的意义与不足

(一)意义

质量改进实施后,不仅人工气道感染率下降,缩短了平均住院时间,节省了住院费用,医护人员感控意识也不断增强。在对策实施过程中形成的流程、制度,制定的标准化作业书,在重症监护病房也得到了广泛的应用。通过品管圈活动的开展,圈成员的责任心、品管手法等也得到了显著的提升(图 3-9-6)。

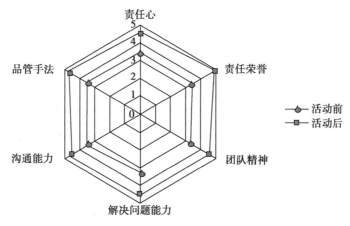

图 3-9-6　活动前后圈员能力比较雷达图

(二)不足

针对品管圈实施过程中各步骤存在的问题和未能解决的问题进行检讨与改进,发现床头抬高 30°的标记不够直观,对此进行改良与完善,使护理人员能够一目了然地看到 30°标记和位置。

四、论文刊出

王宇娇,高岚,邓秋霞,等.降低人工气道患者多重耐药菌感染发生率,中国卫生质量管理,2015,22(专刊):29-33.

(王宇娇)

第四章 肠内营养的实践

第一节 依据循证护理培训实施肠内营养支持

一、培训依据

神经重症患者早期给予肠内营养支持可降低病死率,改善患者预后。但在营养支持过程中能否达到良好效果,实现营养目标,是一个系统的工程。在这个系统的营养支持管理过程中,护士对营养支持的态度以及规范性护理操作发挥着重要的作用。但临床护士对营养筛查存在着认识不足,对营养支持有效性的理解存在着偏差,需要对营养支持的相关知识进行培训。为此,通过循证护理的培训,发现护士规范性的护理操作行为非常重要,同时会影响患者胃肠道并发症,推广营养指南与营养支持操作规范,更新临床护士营养支持的思维与意识。

二、培训实施的方案

(一)培训方式方法

由神经内科肠内营养护理团队的组长通过解读神经疾病肠内营养支持操作规范共识、病例分析、肠内营养讲课、护士长晨交班提问等方式进行培训。

(二)培训主要内容

1. 理论方面　护士必须了解并掌握肠内营养指南、级别推荐以及肠内营养支持依据等知识。

2. 技能方面　根据指南与共识列出具有神经疾病特点的营养支持护理。

(三)培训效果(表4-1-1)

1. 对护士的影响　通过给予规范性培训,护士对营养知识的认知程度、自身行为规范性有了较大提高。

2. 对患者的影响　脑卒中患者在给予肠内营养过程中,胃肠道并发症并不少见,尤其累及到延髓、迷走神经、下丘脑胃肠神经调控中枢时,可引起胃肠动力障碍,常见的症状为呕吐、腹胀、腹泻或便秘。因此通过给予规范性操作培训后发现,患者腹泻、呕吐、腹胀在培训前后差异性较大,$P<0.01$,分析原因可能与危重症患者病情较重,胃肠功能障碍增多有关。但是通过培训后,呕吐/腹胀患者发生率可从40.8%下降到9.1%,腹泻发生率从53.1%下降到25%,消化道出血发生率从28.6%下降到9.1%,均有显著性差异($P<0.05$)。因此,肠内营养循证护理培训对重症脑卒中患者胃肠道并发症的影响,它不仅降低了患者呕吐、腹胀、腹泻、消化道出血等并发症的发生,还进一步显示出规范护理行为是避免发生胃肠道并发症的重要护理策略。

表 4-1-1 护理操作规范性实施效果比较

项目 n(%)		培训前(n=49)	培训(n=44)	统计值	P值
	营养筛查	16(34)	36(82)	$\chi^2=34.729$	<0.001
	途径选择	49(100)	44(100)		
	开始时间	43(88)	39(90)	$\chi^2=0.204$	>0.05
	管道选择	100%	100%		
输注方式	鼻饲管深度(cm)	54.9±0.33	56.55±0.27	$t=-3.86$	<0.01
	床头抬高≥30°	10(22.4)	44(100)	$\chi^2=57.698$	<0.001
	容量从少到多	40(81.6)	39(88.6)	$\chi^2=0.889$	>0.05
	速度从慢到快	34(69.4)	37(84.1)	$\chi^2=2.775$	>0.05
	4h 冲洗管道	0	18(40.9)	$\chi^2=24.856$	<0.001
	4h 监测胃残留	0	39(90)	$\chi^2=74.799$	<0.001
评估后停止鼻饲		13(28)	11(26)	$\chi^2=0.028$	>0.05
胃肠并发症	消化道出血	14(28.6)	4(9.1)	$\chi^2=5.636$	<0.05
	腹泻	26(53.1)	11(25)	$\chi^2=7.62$	<0.01
	腹胀、呕吐	20(40.8)	4(9.1)	$\chi^2=12.187$	<0.001
	胃潴留>100ml	19(38.8)	17(38.6)	$\chi^2=0$	>0.05
	便秘	29(59.2)	20(47.7)	$\chi^2=1.224$	>0.05

三、注意事项

（一）护士进行肠内营养支持过程中，必须建立肠内营养护理常规，方便护士以及新轮转护士进行常规进行护理措施的实施。

（二）护士长应安排负责营养的团队进行定期的培训以及考核，便于规范护士的行为，预防患者的并发症的发生。

四、临床推广的意义与不足

（一）意义

经过肠内营养循证护理内容的培训与前后收集的急性脑卒中患者给予的护理操作实施效果对比，可以发现遵循营养指南与护理共识，不仅规范了营养支持护理操作的护理行为，还可明显降低急危重症患者胃肠道并发症的发生，值得临床护理推广与应用。尤其是护理管理者可通过强有力管理策略，改变陈旧的护理模式与护理行为，按照护理规范或指南给予严谨、正确的培训、引导与实施，提高护理者的认知程度，规范护理者的行为，保证患者住院期间营养支持的安全。

（二）不足

本文在进行论文研究时，应该将其梳理为流程图，更为方便临床护理同仁的评估与使用。

五、论文刊出

刘芳,魏娜,孙蕊.肠内营养循证护理培训实施效果分析.中国护理管理杂志,2012,12
(5):73-74

(李　苗)

第二节　神经疾病患者营养不足的评估

一、评估依据

神经系统疾病患者易出现意识障碍、精神障碍、认知障碍、神经源性吞咽障碍、神经源性
呕吐、神经源性胃肠功能障碍、神经源性呼吸衰竭以及严重并发症等均可致患者营养不足。
营养不足还与患者住院时间长短、再入院、住院费用以及死亡率密切相关,营养不足被确定
为影响危重症患者预后的一个重要的独立危险因素,对死亡率的预测也十分重要,成为临床
需要注意的问题。利用有效的评估方法及工具对患者进行"快速、客观、全面、准确"的评估
能早期发现营养不足风险,针对营养不足的患者及时、合理地进行营养干预,可以改善其
预后。

二、评估工具和方法

目前,临床工作中应用的营养评定工具有单一指标和复合指标两类。

(一)单一评估指标

1. 人体学测量指标　人体学测量指标主要包括:体质指数(BMI),手臂测量和人体成分
分析法。

(1)体质指数:包括身高和体重。体重的测量是人体学测量中最常用的,体重下降一个
月内超过住院前体重的5%或六个月内超过10%,对临床营养评估具有非常重要的意义。
BMI是与体内脂肪总量密切相关的指标,该指标考虑了体重和身高两个因素,其灵敏度和特
异性较好,用于急性脑卒中病人的营养评定可靠,但BMI指标易受到病人年龄、水肿、疾病严
重程度等因素影响,且难以反映机体近期营养状况变化。

(2)手臂测量:包括肱三头肌皮皱厚度(TSF)、上臂围(AC)和上臂肌围(MAC)。肱三头
肌皮褶厚度(TSF)是用于测定机体内脂肪贮备情况的指标,反映皮下脂肪厚度,多用肱三头
肌皮褶厚度百分比来表示。上臂围(AC)和上臂肌围(MAC)是反映骨骼肌储备情况的指标,
也能够较好地反映机体内蛋白质含量及贮存变化。

(3)人体成分分析法:包括生物电阻抗法和双重能量X射线吸收法、计算机轴向断层扫
描及磁共振成像等。人体成分分析法也逐渐运用于临床,其特点是无创、操作简单和功能信
息丰富,医生和病人易于接受。

2. 实验室生化指标　临床常用实验室生化指标包括血浆蛋白、代谢产物测定、免疫功
能评定等。

(1)血浆蛋白测定:包括白蛋白、前白蛋白、转铁蛋白和视黄醇结合蛋白等,其中前白蛋
白和视黄醇结合蛋白为急性营养不足早期诊断的敏感指标。目前临床最常用的是测定患者

血浆白蛋白水平,该指标对于预后(如:死亡率、并发症发生率等)风险的评价非常重要,但因其半衰期较长(20 天),对营养不良的诊断具有非特异性,故其临床应用范围有限。

(2)代谢产物测定指标:包括 CHI(肌酐身高指数)、氮平衡、3-甲基组氨酸、尿羟脯氨酸、血及尿肌酐等。CHI 是观察肌蛋白消耗的一项指标,也是衡量机体蛋白质水平的一项灵敏指标。但易受多种因素影响,如:患者高龄,肌营养不良,肾功能不全,长期卧床,分解代谢状态和高动物蛋白质饮食等。氮平衡可反映蛋白质摄入是否满足机体的需要,及机体内蛋白质合成和分解代谢的情况,是评价蛋白质营养状况最常用指标。

(3)免疫功能评定:通常使用总淋巴计数及迟发性皮肤超敏反应强烈程度来进行评价,但应用受限较多且结果易受影响,如化疗患者、肝硬化等均不适用,故临床应用价值较小。

(二)复合性营养评估工具和方法

1. 营养风险筛查-2002(nutritional risk screening 2002,NRS 2002) NRS 2002 包括人体学测量、近期体重变化、膳食摄入情况和疾病的严重程度 4 个方面。NRS 2002 具有简单、无创、操作性强等特点,不但可以了解患者当前是否存在营养不足,更能评估患者是否存在营养风险并依此决定是否予以营养支持。值得注意的是,NRS 2002 方法不适用于高龄(>90岁)、神志不清(如卒中、急性脑损伤等)、无法站立或存在严重胸腹水病人,并且受访者在判断饮食量减少、体重降低程度方面也受主观性因素的影响,可能会降低筛查结论的准确性。

2. 通用型营养不良筛查工具(malnutrition universal screening tool,MUST) MUST 包括三方面评估内容:①BMI;②体重减轻;③疾病影响评分。该工具的优点在于容易使用和快速,一般可在 5min 内完成。研究发现 MUST 与其他工具(MNA、NRS、SGA 等)所得到的评估结果具有良好的一致性(kappa 值范围 0.551~0.893)。在神经科,该工具广泛应用于脑卒中和脊髓损伤患者的营养风险筛查。其中对于脊髓损伤的患者,现已推出脊髓营养筛查工具(SNST),且为脊髓损伤中心(SCIC)广泛使用,其内容包括 8 个方面:BMI、年龄、脊髓损伤的水平、是否存在合并症、皮肤情况、饮食情况、食欲及进食能力,该工具有效性也得以进一步证实,但其预测效度仍需进一步调查研究。

3. 微型营养评估法(mini nutritional assessment,MNA) MNA 是一种专门评价老年人营养状况的方法。MNA 既适用于营养筛查,也可用于营养评估,包括人体学测量、整体评定、膳食问卷及主观评定 4 个维度 18 项内容。2001 年,在此基础上提出了更加简便的微型营养评价精法(The Short Form of Mini Nutritional Assessment,MNA-SF)。MNA-SF 已在瑞士各社区及住院老年患者中得到验证。最近的一项系统评价研究也指出,对老年患者群体进行营养评估,最合适的工具是 MNA-SF。MNA-SF 的实用性、有效性强,快速(3min 内可完成)、无创、简便且能反复进行测量,可用来动态评价病人的营养状况变化。但对神经科长期卧床、无法有效获得 BMI 的患者,则可用测小腿围或上臂围来替代。Jamie M. Sheard 等研究指出,MNA-SF 对帕金森患者营养不良的筛查是一个非常好的工具。因此,MNA 及 MNA-SF 对神经科住院患者营养筛查是有效、可靠的。

4. 主观全面营养评价法(patient-generated subjective global assessment,PG-SGA) PG-SGA 包括 2 个方面,共 8 项内容,病史方面包括体重改变、饮食状况、胃肠道症状、活动能力、应激反应;体格检查方面包括皮下脂肪厚度和肌肉的测量、水肿情况的检查。PG-SGA 的主要优点是重复性好,操作简易,无需任何生化分析,而缺点是其重点在于营养物质的摄入和人体组成的评估,没有考虑内在蛋白质水平,因此导致 PG-SGA 结果与血清 ALB 水平的相关性较低。为了提高其精确度和可靠性以及增强预测患者临床不良结局的能力,Mariana Raslan 等研究指出 PG-SGA 和 NRS 2002 可以联合使用,NRS 2002 要求在患者入院 48 小时内完成,当筛查出患者有营养风险后加用 PG-SGA,这使得二者具有极好的互补效应。PG-SGA 在脑卒中患者营养不良的筛查中应用广泛,该工具能在短时间内判断出卒中患者的营养状况,其也可用于帕金森患者营养支持的监测。

三、注意事项

单一指标只能从一个侧面反映病人过去或现在某一段时间的营养状况,有一定局限性。所有内脏蛋白测定其可靠性都应被质疑,因此不可用单一内脏蛋白测定指标来作为患者的营养不良评估。复合指标的筛查工具,可以提高筛查的敏感性和特异性。对不同患者应选择特异性高的评估工具。

四、临床推广的意义与不足

(一) 意义

利用有效的评估工具,综合客观指标进行营养评估,可以准确全面获得营养信息,评估营养支持治疗方案和护理行为的有效性,动态监测营养支持效果,及时发现病人并发症,为病人安全管理提供依据。

(二) 不足

所有人体学测量指标、实验室生化检查对病人营养不足的诊断均是非特异性的,均应结合病史及临床资料进行营养状况评估。卧床病人的体重连续监测受到临床条件的限制。

五、论文刊出

Feng Li, Yao-wen Liu, Xue-feng Wang, Guang-wei Liu. Evaluation of malnutrition in patients with nervous system disease. Expert Review of Neurotherapeutics. 2014.14(10).1229-1237.

(刘光维)

第三节 应激性溃疡出血患者给予肠内营养实施的方案

一、实施依据

应激性溃疡(stress ulcer,SU)出血是重症脑功能损伤患者常见的并发症,也是主要的致死原因之一。传统的治疗是当患者出现 SU 时,常采用禁食禁水进行对症治疗,但易导致营养失调、诱发出血等严重并发症,加重患者的病情,增加病死率。近年来,肠内营养(enteral-nutrition,EN)的优点逐渐得到人们的认识,并且 48~72h 内给予 EN 已经成为治疗严重创伤的一种重要手段。据文献报道,早期给予 EN 支持,上消化道出血发生率可明显减少,但目前针对如何具体实施 EN 方案的报道尚缺乏。故本研究选取 80 例脑功能损伤并发 SU 出血的患者,分别采取传统方法与依据胃液残留量而给予不同营养支持方案进行研究,以便探讨出更安全、更有效的营养支持方案。

二、实施监测

(一)监测指标

1. 生命体征的监测 密切监测心率、血压、呼吸、尿量及意识障碍程度,预防患者发生 SUB 的早期表现,如面色、呃逆频繁、烦躁不安、突然呕血、胃管内抽出大量咖啡样液体、柏油样便等症状。

2. 症状的监测 若患者出现腹痛、腹胀、面色苍白、昏迷患者需观察腹部膨隆、胀气、肠鸣音的次数,若出现心率快、脉搏细速、血压下降、尿量减少、皮肤湿冷、肠鸣音强而多、面色口唇苍白、血尿素氮高、血红蛋白低等症状应给予对症处理。

3. 出血量的监测 针对大量出血患者应立即停止肠内营养输注,并进行出血量的监测。出血量的估计与判读主要以排便、呕血、周围循环的状态为依据。

(二)监测方法

1. 分组情况

(1)实验组:入选患者均在 24~48h 内放置聚氨酯材质的鼻胃管,根据疾病状态使用 EN 液。无胃肠道不耐受现象即开始 EN,总热量为 30~40kcal/(kg·d),喂养速度 50~100ml/h,日间持续 12h 泵入,夜间禁食。按所抽出胃液量分为 3 个方案进行持续喂养(<50ml)、间隔 2~4h (50~100ml)待胃液量<50ml 后再继续喂养、暂停 4~8h(>100ml)待胃液量<50ml 后再给予减速鼻饲泵入的方案进行营养支持,并根据病情给予 H_2 受体拮抗剂,同时详细记录胃液量性质,并留取标本做胃液潜血+pH 值分析。以上给予方法均在保障患者生命体征平稳状态下进行。

(2)对照组:采取传统的禁食、禁水,给予抑酸剂或冰盐水洗胃的方法,针对入选患者给予早期鼻胃管放置,EN 液为 200ml,每日 4 次,当患者出现胃肠道 SU 出血可采取传统方法进行救治。

2. 消化道出血判断标准

(1)呕血或黑便。

(2)胃管中抽出咖啡色胃液。

(3)胃液潜血(+)。

3. 疗效判断指标

(1)每 4h 监测一次胃内残留;连续 3 次胃液潜血试验阴性,为无活动性指标;监测胃肠道无呕吐、无腹胀、无腹泻为耐受良好。

(2)出血控制标准:胃管中无咖啡样液体、无黑便且胃液潜血试验阴性。

(三)结果

1. 一般情况比较 80 例 SU 出血患者中,实验组与对照组各 40 例,一般资料无统计学差异,见表 4-3-1。

表 4-3-1 两组一般资料

组别	年龄	性别 (男/女)	GCS 评分	住院后发现 出血时间(d)	胃液 pH
实验组	58.32±1.24	29/13	5.97±1.21	6.80±1.19	4.13±0.40
对照组	57.83±1.78	27/11	6.03±0.78	6.78±1.21	4.20±0.31
统计值	$t=1.367$	$\chi^2=2.66$	$t=1.257$	$t=1.274$	$t=1.568$
P 值	0.876	0.756	0.568	0.687	0.874

2. SU 出血效果影响　通过实验组按照持续喂养(<50ml),即在不给予禁食、禁水、洗胃等措施干预下,继续原速度、原浓度、原剂量 EN 泵入,纠正了出血且未发生 1 例大出血。对于间隔 2~4h(50~100ml)待胃液量<50ml 后再继续喂养的患者中,有 3 例出现腹泻,考虑与 EN 速度过快有关,导致胃肠道吸收不良,因此减慢泵入速度后,腹泻消失;1 例因病情加重出现焦虑,3 日连续胃液潜血(+),首次残留量为 60ml 推迟 2h 后泵入,出血消失,12h 后再次出现<50ml 残留液,潜血(+),仍维持原速度泵入并应用胃黏膜保护剂,第 4 日出血消失;对于暂停 4~8h(>100ml)待胃液量<50ml 后再给予减速鼻饲泵入 EN 的患者中,有 2 例 24h 内得到控制,1 例患者由于原发病加重导致死亡;1 例推迟 4h 后减速泵入 EN,出现胃残留,但胃液潜血阴性,暂停鼻饲并给予胃动力药,12h 后胃内残留消失。不同的 EN 支持方案后,实验组 40 例患者中发生胃内残留共 42 次,其中胃残留<50ml 为 21 次、50~100ml 为 17次、>100ml 为 4 次,但 24~48h 有 36 例(38 次)出血被控制,控制率为 90%,未出现大出血。对照组共发生 45 次,仅 8 例(9 次)被控制,控制率为 20%,其中上消化道大出血者 13例,柏油便者 6 例,病情好转 22 例,死亡 18 例。两组间 $P<0.05$,有显著性差异对照组观察的患者中持续 SU 出血的时间较长,在 5~14d,病死率较高(表 4-3-2)。结果提示实验组患者不仅降低了死亡率,改善了预后,而且在早期能够及时纠正与减轻 SU 出血的发生,为缩短患者的住院时间打下了坚实的基础。

表 4-3-2　两组控制 SU 出血效果的比较

组别	24~48h 出血		胃肠道		转归	
	控制例数 (例)(%)	未控制例数 (例)(%)	耐受人数 (例)(%)	不耐受人数 (例)(%)	好转(例)	死亡(例)
实验组	36(90)	4(10)	29(72.5)	11(27.5)	39	1
对照组	8(20)	32(80)	18(45)	22(55)	22	18
χ^2	39.596		19.984		4.065	
P 值	0.000		0.000		0.044	

三、注意事项

动态观察胃液的 pH 和潜血试验,可早期发现 SU 出血。预防与控制 SU 出血的关键在于减少胃内 H^+ 浓度,保持胃液 pH 控制在 5.0 以上,则可有效降低甚至避免上消化道出血的发生。对 SU 出血患者胃液量、pH、潜血的监测发现 SU 出血的高峰期两组均在脑功能损伤后一周左右出现,无明显差异。所以,当患者入院一周内需要早期给予肠内营养支持,避免患者出现消化道出血的发生。pH 均<0.05,说明胃液 H^+ 浓度过高易引起 SU 出血。因此早期监测起到了很好的预防作用,尤其在 SU 出血高峰期时更要严密监测。

四、临床推广的意义与不足

(一)意义

重型脑损伤患者 GCS 评分越低,SU 发生率越高,急性脑功能损伤后可引起"脑—胃肠应激反应",易导致 SU 出血。因此 SU 的发生、血糖持续升高可提示病情有加重趋势。重症脑功能损伤并发 SU 出血,可根据 SU 出血后胃液残留量的多少,给予不同 EN 方案进行营养支持,可预防再出血、大出血及胃肠道并发症的发生,为患者提供了更安全、有效的营养支持方案。

(二)不足

由于疾病与病例数较局限,获取更为可靠的结论还需更多的临床研究。

五、论文刊出

刘芳,鲍秋媛,牛蕾蕾,等.重症脑损伤并发应激性溃疡出血患者肠内营养支持研究.现代护理杂志,2007,13(31):2003-2005.

(刘　芳)

第四节　室温下恒温输注营养制剂可避免患者腹泻发生

一、预防依据

肠内营养(enteral nutrition,EN)支持是重症脑损伤患者营养治疗的首选,但在 EN 过程中可能出现胃潴留、腹泻、腹胀、呕吐和消化道出血等胃肠道并发症。有研究报道,胃肠道反应与营养液温度有关,使用加温器调节营养液温度,保持温度在 38℃是防止腹泻的护理要点,尤其对于老年管饲患者,营养液温度保持在 39℃能够减少患者的胃肠道反应的发生。故本研究通过对全国不同地域(东北、华北、华南)的 5 家三级甲等综合医院的重症脑损伤患者早期 EN 过程中进行营养制剂加温 37~40℃与恒温(24±1.5)℃进行对比,观察重症患者胃肠道并发症的发生情况,为临床营养支持给予过程提供更好的依据。

二、研究方法

(一)研究小组的设立

本研究采用前瞻性、随机对照研究设计,为了防止区域性的差异,故选择华北、东北、华南的 5 家三级甲等综合医院的神经内科监护室,监护室床位均>10 张床,均为独立医疗护理团队,ICU 护士长均为主管护师以上。在进行本研究前,宣武医院神经内科重症病房作为神经疾病肠内营养培训基地总部,曾针对各家医院进行过神经疾病肠内营养基地的培训与审核,将以上 5 家从人力资源、护理水平以及对肠内营养高度重视的医院神经内科 ICU 纳入本组的研究中。

(二)质量控制

1. 调查工具　结合文献报道制定出研究中所涉及的病例收集调查表,内容包括患者的年龄、性别、GCS、糖尿病史、营养开始时间、能量供给、首日给予的速度与容量、蛋白质情况等基本资料。

2. 培训方式及内容　在指定的时间内(资料收集前、收集过程中)集中培训三次。内容包括在肠内营养的过程中所使用的的鼻胃管材质、加温方式、营养制剂的要求以及与肠内营养并发症相关的收集内容。其他两次培训均通过视频进行,主要是对收入病例资料时遇到的问题进行培训。来进一步保证 5 家医院收集资料的准确性。以下为具体培训的内容:

（1）鼻胃管留置：材质选为聚氨酯导管，留置深度按照从发际到患者脐部的距离。

（2）加热装置：采用带有加热功能的肠内营养泵及标配的肠内营养泵管进行持续输注。恒温组室温控制在 24±1.5℃；加温组需要开启加温功能，保证肠内营养制剂在入鼻时温度达到 37~40℃。

（3）肠内营养制剂：所有患者均使用整蛋白含有膳食纤维的营养制剂。营养制剂均为前一日从药房取回，放置在室温 24±1.5℃的治疗室>12h，次日应用。

（4）肠内营养制剂的泵入方式：患者收入 NCU 24~48 小时内留置胃管，给予无菌瓶装肠内营养制剂泵入，遵循容量由少至多，首日 500ml，2~5 天达到全量（1000~2000ml），速度由慢至快，首日 20~50ml/h，次日起逐渐加至 80~100ml/h，约 12~16h 泵入完毕。

（5）监测胃肠道并发症指标：此指标全部由 ICU 护士 24h 进行动态观察并记录。

1）便秘：大便性状改变，频次少于 3 次/周、性状呈块状或硬结、排便时费力及不尽感，此三项中至少出现一项。

2）胃潴留：每 4 小时进行胃管内抽吸，当胃内残留≥100ml 时视为胃潴留，需暂停泵入 2h 后再次评估胃内残留量，<100ml 时给予缓慢输注或减量给予。监测期间床头抬高 30°~45°。

3）腹泻：排便次数明显超过平日习惯的频率，粪质稀薄，水分增加，每日排便量超过 200g。

4）呕吐：是指胃内容物或部分小肠内容物，通过胃强力收缩使之经口排出的病理生理反射。

5）腹胀：腹胀患者表现为腹部膨隆，叩诊鼓音，听诊肠鸣音减弱和（或）消失。

6）消化道出血：因严重脑损伤或严重感染导致的急性胃黏膜病变所致，临床表现为呕血和（或）便血，严重者发生出血性休克和失血性贫血。

（三）结果

1. 两组基线情况　234 例患者经鼻胃管进行肠内营养 7 日内，恒温组与加温组年龄、性别、GCS 评分、糖尿病史以及营养制剂泵入的总量、泵入速度与低蛋白血症发生的情况均无统计学差异，P 值>0.05（表 4-4-1）。

表 4-4-1　两组患者基线资料比较（$n=234$ 例）

项目	恒温组（117）	加温组（117）	χ^2/T 值	P 值
性别				
男/女	74/43	68/49	0.65	0.422
年龄	60.50±17.75	58.85±19.10	0.42	0.634
入组时 GCS	7.90±4.56	8.32±4.31	−0.89	0.397
糖尿病史	19	21	0.121	0.728
制剂泵入总量	1039±222	1005±228	1.18	0.246
制剂泵入速度	59±14	62±12	−1.81	0.093
低蛋白血症	7	11	0.963	0.326

2. 两组患者发生胃肠道并发症情况　两组患者共 234 例,分别为 117 例,在给予肠内营养 7 日内,共计发生便秘 62 例(26.5%),胃潴留 51 例次(21.8%),腹泻 50 例次(21.4%),腹胀 6 例次(2.6%),呕吐 2 例次(0.85%),消化道出血 0 例次;两组患者胃肠道并发症中便秘发生 62 例次(26.5%),加温组 21 例次(19.9%),恒温组 41 例次(35%),两组比较差异具有统计学意义;两组患者中胃潴留共发生为 51 例次(21.8%),加温组发生 19 例次(16.2%),恒温组 32 例次(27.4%),差异具有统计学意义,恒温组较加温组胃潴留发生率高;腹泻共发生 50 例次(21.4%),其中加温组 41 例次(35%),恒温组 9 例(7.7%),加温组腹泻发生明显高于恒温组,差异具有统计学意义。研究结果显示:两组胃潴留发生率、便秘发生率比较均有统计学差异($P<0.05$),恒温组胃潴留与便秘发生率较高,可能与加温的确缓解了重症患者胃肠道的刺激,减轻了胃痉挛,改善了胃潴留与便秘等因素有关。而恒温组腹泻的发生率明显低于加温组($P<0.05$),加温输注营养制剂提高了患者腹泻的发生率(表 4-4-2)。

表 4-4-2　两组患者发生胃肠道并发症情况(例次,%)

项目	恒温组($n=117$)	加温组($n=117$)	χ^2 值	P 值
便秘	41(35.0)	21(17.9)	8.777	0.003[*]
胃潴留	32(27.4)	19(16.2)	4.237	0.040[*]
腹泻	9(7.7)	41(35.0)	26.045	<0.01[*]
腹胀	5(4.3)	1(0.9)	2.737	0.213
呕吐	1(0.9)	1(0.9)	0	1.000

[*] :$P<0.05$

三、注意事项

神经重症病房室内的温度应维持在(24 ± 1.5)℃左右,营养制剂应前一日从药房取回,放置在治疗室>12 小时,使其维持在室温的温度。在配制、使用肠内营养过程中,注意无菌操作,营养制剂应现配现用,已开启的营养液放置时间不宜超过 24 小时,推荐使用含膳食纤维及益生菌的肠内营养制剂。经肠内营养治疗时应给予床头抬高 30°的体位,降低反流误吸的发生率。在输注过程中,定时监测胃内残留,必要时可使用促胃肠道动力药物或减慢输注速度。在使用肠内营养过程中,应注意监测有无并发症的发生,根据不同并发症,给予相应的护理措施。

四、临床推广的意义及不足

(一) 意义

肠内营养过程中由于营养不耐受、疾病、感染及药物等原因造成的并发症非常多见,而不同鼻饲营养液的温度会产生对肠道不同的刺激,使 EN 不耐受,出现多种并发症,而本研究明确了恒温输注营养制剂可减少腹泻的发生率,在护理工作中减少肛周皮肤的护理工作量,减少失禁性皮炎的发生,腹泻发生时应早期加强皮肤管理。而加温输注改善了胃潴留的发生,可能加温缓解了胃肠道的刺激,减轻了胃痉挛,可针对不同并发症的患者予不同的输注温度,减少胃肠道并发症的发生。

(二) 不足

本研究中研究对象均为神经内科重症脑损伤患者,其中肠内营养并发症可能与原发病、休克、肠鸣音减低、电解质紊乱以及机械通气等因素有关,对于腹泻患者未将抗生素相关性腹泻的患者进行排除,为此存在一定的差异及局限性。

五、论文刊出

刘芳,杨倩倩,孙蕊,等.肠内营养制剂恒温与加温输注对重症脑损伤患者胃肠道并发症的影响.中国护理管理,2017,17(07):971-975.

(魏京旭)

第五节　集束化管理预防肠内营养并发症的发生

一、护理依据

神经内科患者因吞咽功能异常、意识障碍,不能正常进食,必须放置鼻饲管给予肠内营养。但由于神经重症患者疾病的特点,吞咽反射消失、咳嗽反射减弱、年老体弱、失语等症状的发生,极易导致堵管、脱管、误吸,甚至窒息等危险。因此,加强对鼻饲患者安全防范意识、做好胃肠营养集束化管理非常重要。

二、胃肠营养集束化管理

(一)常规护理与胃肠营养集束化管理结果比较

通过研究发现胃肠营养集束化管理能够明显减少相关并发症及不良事件的发生,是保证临床鼻饲患者安全有效实施的方法,应进行临床推广与应用(表4-5-1)。

表4-5-1　两组患者各项观察指标发生率比较(%)

组别	例数	鼻饲管不在胃内	反流	误吸	堵塞	鼻黏膜损伤	鼻饲管胃内打折	营养液恒温加热器烫伤或触电	肠营养与静脉输液混淆
观察组	95	1.1	0	0	2.8	1.1	0	0	0
对照组	90	7.8	5.6	5.6	8.8	6.7	1.1	3.4	3.4
χ^2 值		6.098	3.549	3.549	2.456	5.118	2.549	2.336	2.336
P 值		0.028	0.035	0.035	0.042	0.034	0.018	0.02	0.02

(二)胃肠营养集束化管理

1. 胃肠营养集束化管理方法

(1)严格执行鼻饲规范:组织护士学习,加强责任心教育,通过督查、交接班等环节,确保措施落实,早期发现安全隐患;加强患者及陪护人员的健康教育,禁止擅自插送鼻饲管;脑卒中伴吞咽障碍患者尽早(7d内)给予肠内营养,如果肠内喂养需要持续2~3周,首选鼻胃管途径,超过4周建议给予经皮内镜引导下胃造口置入。

(2)正确判断鼻饲管位置:鼻饲管不在胃内的原因主要包括鼻饲管插入时操作欠准确,管道盘旋在咽喉部或弯曲在食管上端、口腔内不易发现;判断是否听到气过水声时,易造成错误判断;患者呃逆、呕吐,易造成胃管滑脱至咽喉壁盘曲或者移位,但鼻部胶布固定处完好,管道标识不变;胃管不完全滑脱,陪护认知不足;胃管部分脱出后,自行将胃管从鼻腔往内送入并固定;医护人员责任心不强,将胃管送入胃内,刻度未送到位或刻度虽到位但弯曲盘旋在咽后壁等。因此,在留置鼻胃管时、管饲食物或药物前以及持续的管饲过程中都必须对鼻胃管的位置进行验证。鼻饲管位置的验证方法包括:X线验证法、酶学检测、胆红素分析、观察抽取的液体、测试抽取液的pH值、听诊器听气过水声、观察误入气道的表现和测试说话的能力、观察呼出的气泡、测量并标记置管的长度。目前临床简便、有效的方法是抽取胃液,仔细观察抽出液体;其次,通过听诊器听气过水声判断,但应注意听诊位置与声音强弱。妥善固定鼻饲管,每班护士要加强鼻饲患者巡视,检查管道固定情况,如有松脱现象应及时更换胶布,每班交班记录;金标准还是要进行X线的确认。

(3)防止反流、误吸:脑血管意外,特别是意识不清的患者有鼻饲误吸的危险,咳嗽、呕吐有可能使胃管变更位置,增加误吸的可能性;昏迷患者胃肠功能低下,蠕动缓慢造成胃潴留或突然增加输注速度而引起腹胀,发生呕吐造成误吸。患者体位不当也易造成反流、误吸,对于不能保持头偏向一侧卧位患者,可使用小R型枕协助保持体位,使口腔分泌物或反流胃内容物自口角流出,防止误吸。注入食物前应注意观察胃内容物残留情况,如残留胃内容物超出100ml应适当延长喂食间隔时间;先吸净气管内痰液,以防鼻饲后吸痰引起咳嗽、憋气,使腹压升高引起反流;鼻饲时摇高床头45°;鼻饲后保持该体位30~60min,30min内避免吸痰、翻身叩背,以免引起咳嗽及胃内容物反流;一次鼻饲量不宜过多,以不超过200ml为宜,输注速度尽可能缓慢,有条件者使用输注泵,以免胃急剧扩张或胃内压突然升高而增加食管反流和误吸;严密观察,若患者突然出现呼吸道分泌物增多,应警惕有无胃内容物反流误吸,出现误吸立即停止鼻饲,取右侧卧位,头部放低,尽快吸出呼吸道分泌物并抽出胃内容物,防止进一步反流并做相应处理,以防造成严重后果。观察胃内容物颜色、量,判断有无出血现象,有咖啡色液时立即留标本查隐血,阳性者暂停鼻饲并汇报医生。鼻饲患者保持头高位30°。

(4)防止鼻饲管堵塞:食物或药物未充分磨碎或药物磨碎混合后因配伍禁忌易产生凝块致堵管,或因营养液流速过缓造成鼻胃管堵塞;高热量、高蛋白营养素膳食不易溶解而凝聚成颗粒状造成鼻饲管堵塞。所以鼻饲前后用20ml温开水冲洗胃管;鼻饲液保证无渣,温度适宜,以防堵管及腹泻;鼻饲用具沸水消毒,防污染;每4h用温水冲管一次;管饲药物时注意药物之间化学反应及配伍禁忌,几种药不能放在一起研碎,缓释剂与肠衣片不可研碎注入。一旦发生堵管,可试用大号注射器抽温水后连接胃管反复做推、吸动作,禁用探针疏通堵塞的胃管,以免刺穿胃管甚至损伤消化道。

(5)预防鼻黏膜损伤:患者留置胃管期间,由于鼻胃管长期压迫、牵拉、摩擦刺激鼻黏膜,胶布长期固定,导致鼻黏膜或皮肤糜烂、压疮。每日晨间护理时,测量胃管长度,用生理盐水棉签清理鼻腔,温毛巾擦净鼻翼、脸部后更换胶带;对长期鼻饲者,根据患者情况适当使用1%薄荷油和呋麻液交替滴鼻,每日2次,以收缩黏膜血管,防止黏膜充血水肿,减轻胃管对鼻咽部黏膜的刺激;及时清除鼻腔分泌物;胃管固定良好,防止过度牵拉,定时更换鼻饲管位置,防止鼻黏膜局部长期受压;天气干燥时,可在鼻腔点滴液体石蜡油润滑,以减轻胃管对鼻腔黏膜的摩擦;每日观察患者鼻腔情况,如脓性分泌物过多或局部红肿疼痛较明显时,立即更换胃管至对侧或拔出胃管;正确使用黏膜保护剂和抗生素。

(6)加强静脉输液与肠内营养液的管理:神经内科危重患者多,管道护理较多,医护人员工作压力大,个别护士责任心欠强,易造成胃肠营养与静脉输液混淆,误将胃肠营养接到静脉内,造成护理差错。所以在肠内营养液的瓶盖上,必须标明用法,标识清晰、易见;加强查对,肠内营养液与静脉输液分开放置,肠内营养液处挂上标识,并与护士视线平行;操作时,仔细查看各管道(各管道标识明确),明确输入部位;加强培训,提高轮转护士及实习生的安全防患意识。

(7)鼻饲管胃内打结处理:鼻饲管插入长度以患者上额的发际至剑突下为准,过长导致胃管顶端压迫胃黏膜,甚至在胃内打结。当营养液不能注入或胃管不能拔出时,应该警惕鼻饲管打结。此时暂停拔管,请耳鼻喉医生协助在鼻镜下拔出胃管。

(8)加热器管理:营养液恒温加热器置于患者能触及的较低处,或者营养液恒温加热器未夹紧,造成滑脱;有些患者感觉、反应迟钝,容易造成烫伤;患者以及陪护人员缺乏防范意识,用潮湿的手等接触加温器,易造成触电等。加热器位置应置于输注管上端 1/3 处,为此,不推荐常规给予加温器使用。

2. 经鼻饲管肠内营养的步骤

(1)评估与解释:核对评估:胃管是否在胃内,有无胃潴留(胃残余量≥100ml)或消化道出血。

(2)操作前:鼻饲前清理呼吸道;抬高床头 30°~45°,头偏向一侧,检查胃肠营养泵,使用专用输注器、标识。

(3)操作中:鼻饲管内注入 30ml 温水;将肠内营养制剂与胃肠营养泵管连接,安装胃肠营养泵;调节速度、温度及总量(输注速度≤100ml/h);观察肠内营养制剂输注过程中患者反应及营养泵运行情况。

(4)输注结束:关闭输注泵;分离喂养管;温开水 20ml 冲洗鼻胃管;关闭鼻胃管口;妥善放置鼻胃管。

三、注意事项

(一)加强进食指导,告知患者留置胃管的重要性。

(二)鼻饲饮食前检查胃管在胃内。

(三)体位:鼻饲及鼻饲后半小时抬高床头 30°或更高。

(四)鼻饲速度不宜过快,患者及家属勿自行调节鼻饲液滴速。

(五)如在鼻饲过程中患者出现频繁咳嗽、呃逆,及时汇报医生。

(六)如患者出现呕吐,呕吐时头偏向一侧,呕吐后须再次判断胃管是否在胃内。

(七)输注肠内营养制剂应观察有无胃潴留、腹泻等并发症。

四、临床推广的意义与不足

(一)意义

近年来鼻饲营养液护理中营养液误输入静脉内导致患者死亡、鼻饲管不在胃内导致误吸、甚至窒息死亡的报道屡见不鲜,胃肠营养集束化管理为临床提供了规范的操作流程,能很好地指导临床护理工作,避免因操作不当引发的不良事件及相关并发症的发生。

(二)不足

本方案仅针对神经内科住院患者,存在一定局限性。建议临床应根据不同疾病患者的营养状况,在遵循安全原则基础上,设计针对科室特点的一套更适合、更便于实施的肠内营养管理方案。

五、论文刊出

沈小芳,陈璐.安全防范措施在神经内科鼻饲患者中的应用.护士进修杂志,2010,25（13）:1216-1218.

（沈小芳）

第六节　鼻肠管在胃潴留患者中的置入方法

一、置入依据

鼻胃管应用是神经重症脑损伤患者最常用的营养支持途径,当患者出现意识障碍、吞咽障碍同时伴有大量镇静药物应用,或强烈的交感神经兴奋阻断胃肠推动食物的动力,引起胃排空障碍出现胃潴留时,尤其在后循环脑卒中患者中,易造成误吸、吸入性肺炎,加重 NCU 患者的并发症,甚至导致患者死亡。因此,对于存在不同程度胃动力紊乱的危重症患者,在应用鼻胃管喂养不能保证患者安全的营养供给时,可通过留置鼻肠管将导管送入幽门后或十二指肠进行营养支持。这样,既减少了误吸高风险重症脑损伤患者的并发症,又保证了胃排空障碍患者的营养供给。

二、置入方法

（一）置入方法

目前常用的鼻肠管置入的方法有多种,对于神经重症患者床旁侧卧位盲插鼻肠管法简便、刺激性小,重症患者较容易接受。其次是胃镜引导法,其成功率可达到100%,但需胃镜室医生配合且患者的耐受性差,同时要将患者送往胃镜室进行放置鼻肠管。再有为 X 线引导法,其方法耐受较好,成功率100%,但是重症患者不能够在病房进行操作。因此,在临床中,侧卧位盲插鼻肠管置入法是重症脑损伤胃排空障碍患者的首选。

（二）置入步骤

1. 向患者或家属做好解释,给予患者禁食>6h。可通过鼻胃管将胃内容物抽吸干净,同时给予放置鼻肠管物品准备,用生理盐水润滑鼻肠管及管腔（图 4-6-1、图 4-6-2）。

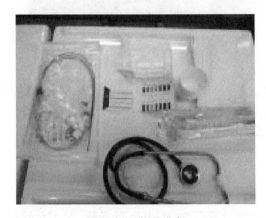

图 4-6-1　物品准备

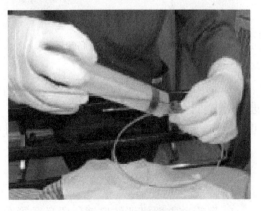

图 4-6-2　润滑管腔

2. 清洁鼻腔,经一侧鼻孔,将鼻肠管沿鼻腔壁慢慢插入到胃内,并由双人用两种以上方法证实鼻肠管在胃内,用 pH 试纸进行鉴定,试纸应显示 pH 为 2~3,尽量抽空胃内容物(图 4-6-3、图 4-6-4)。

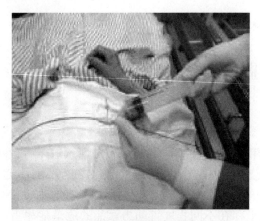

图 4-6-3 抽吸胃内残留液

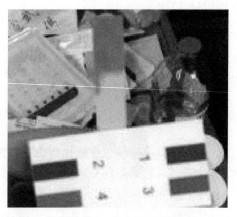

图 4-6-4 进行胃内 pH 鉴定

3. 协助患者取右侧卧位,翻转 45°~90°,同时将患者的床头降低为 0°,此时通过鼻肠管给予胃内注气,注气量 10ml/kg,最多不超过 500ml。当到达预测深度时,抽吸小肠液(图 4-6-5、图 4-6-6)。

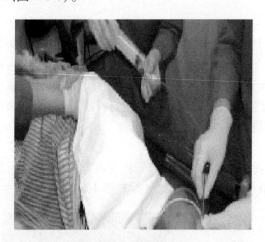

图 4-6-5 放置鼻肠管

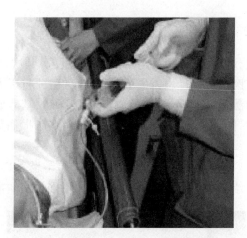

图 4-6-6 抽吸小肠液

4. 抽出的颜色为金黄色小肠液时,并用 pH 试纸进行测试,显示为 pH>7 时,说明鼻肠管进入肠道可能性大。此时导管内导丝勿拔除,进行床旁 X 线摄片,确认导管在幽门后,此时可拔掉导丝,经鼻肠管进行肠内营养支持(图 4-6-7、图 4-6-8)。

三、注意事项

(一) 置管前评估

1. 置管前需严格评估患者留置鼻肠管的必要性与可行性,不可盲目置管,对于食管损

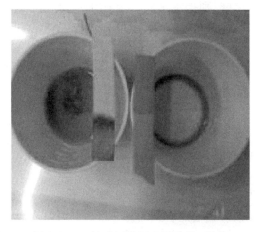

图 4-6-7 pH 试纸鉴别小肠液的 pH 值

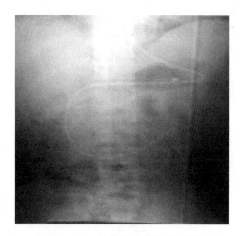

图 4-6-8 射片显示鼻肠管位置

伤、上消化道大出血、肠道吸收障碍、麻痹性肠梗阻、机械性肠梗阻、急腹症患者等,均不宜留置鼻肠管。

2. 需要进行胃动力的评估,患者存在明显胃动力紊乱,会导致置管难度增加,鼻肠管端通过幽门进入十二指肠时间会明显延长,可在置管前给予促胃动力药,以提高幽门后置管的成功率。

3. 低温患者可在进行低温治疗前进行鼻肠管置入,防止低温治疗为了预防寒战的发生给予大量镇静药物,影响了患者胃动力。

（二）置管手法

应随着患者呼吸运动缓慢"送"管,而不是主动用力"插"管。插管时如遇阻力明显增加,不应盲目用力进管,如果阻力突然消失或送管时发现导管随患者呼吸运动回弹,则提示鼻肠管前端有可能在胃腔内返折,此时需要重新置入导管。

（三）鼻肠管位置的判定

1. 按照置入导管的步骤进行听诊 听诊法虽然在操作过程中可以使用,但是文献报道听诊法的成功率仅为 34.3%。具体听诊的位置见下表 4-6-1。

表 4-6-1 置入鼻肠管深度与听诊位置的确认

步骤	置管深度	听诊位置
1	耳垂至鼻尖再到胸骨剑突的距离（贲门）	左上腹气过水声明显
2	再插入 25cm（幽门）	右肋腹（脐右侧）气过水声明显
3	再插入 25cm（十二指肠空肠曲）	左肋腹（脐左侧）气过水声明显

2. pH 判定 正常情况下,成人胃液 pH 为 0.9~1.8,小肠液 pH8~9,但部分胆汁反流或胰腺炎患者,胃内容物 pH≥7。pH 法的准确率虽然高于听诊法,但具有一定的局限性,如在应用 H_2 受体拮抗剂或抑酸剂的患者,pH 受到干扰。另外,对 pH 试纸颜色的判断也存在个体差异性。

3. X 线腹平片 X 线腹平片为判定鼻肠管位置的金标准,可通过第二腰椎判定鼻肠管位置,若 X 线腹平片显示鼻肠管位置已过第二腰椎,则提示鼻肠管已达十二指肠空肠曲部(排除特殊解剖结构)。因十二指肠悬韧带(又称 Treitz 韧带)解剖位置在十二指肠空肠曲部,其平第二腰椎,位于第二腰椎左侧,是确定空肠起始部的重要标志。

(四)使用及维护

1. 妥善固定防止牵拉脱位 可选择黏性较大、粘贴牢固的 3M 固定带进行鼻肠管的固定。

2. 防止堵管

(1)不能通过鼻肠管喂药,防止因药物颗粒过大而导致堵管,留置单腔鼻肠管时建议同时在另一侧鼻孔留置鼻胃管,此时可用鼻胃管进行抽吸胃残留、减压、给水给药等。

(2)宜使用营养泵匀速泵入营养液。

(3)每 2h 使用 10ml 或 20ml 注射器抽吸 20~30ml 温开水进行脉冲式冲管。

(4)营养液不宜过于黏稠,若为浓缩型营养液可在输注管路的另一开口同时泵入温水将营养液稀释后再泵入鼻肠管。

(5)发生堵管时可用碳酸氢钠溶液或可乐注入管腔,对管腔内凝固的物质或纤维进行溶解。

3. 鼻肠管留置时限 可根据置管说明书期限保留鼻肠管,但应做好鼻肠管拔除的动态评估。当患者的病情逐渐好转,胃肠动力、肠鸣音趋于正常时,可通过鼻胃管进行喂养,一周内未发现患者出现胃潴留现象,考虑拔除鼻肠管,采用鼻胃管进行营养支持。拔除鼻肠管时应注意:

(1)向患者做好解释说明,协助患者半坐位或床头抬高≥30°卧位。

(2)解除外固定,将管道外露端用一手轻轻缠绕,并缓慢向外提拉,直至管道全部撤出(若遇阻力较大,切忌使用暴力向外拽管,避免损伤肠道黏膜,需立即告知医生,必要时请镜检科会诊。

(3)鼻肠管拔除后,需重新判定鼻胃管位置,并由双人用多种方法进行确认,必要时给予 X 线确认位置,再进行肠内营养支持。

四、临床推广的意义与不足

(一)意义

在 pH 引导下,采用侧卧位胃内空气注入盲插鼻肠管成功率比幽门自然通过率高,可达到 90% 以上,此方法不借助任何辅助工具,手工操作,操作侵袭性小,经济,且无需转移患者到胃镜室和其他设备协助,操作结束后可立即行床边 X 线摄片确认,改善了胃潴留的情况,保证了患者肠内营养的安全,值得推广。

(二)不足

盲插鼻肠管虽然成功率较高,但因操作过程中不能直视导管的位置,完全凭借操作者的经验和感受,往往需要反复插管,导致插管的时限较长,增加了患者置管过程中的风险,因此临床上需要寻找可以直视的方式,配合盲插鼻肠管,从而缩短置管时间,最终使患者受益。

五、论文刊出

刘芳,魏娜,阮征.小肠喂养管在重症脑损伤合并胃潴留患者中的应用效果.解放军护理杂志,2013,30(23):72-74.

(王 冉)

第七节 腹内压监测在神经重症患者肠内营养过程中的应用

一、监测依据

腹腔内压力（intra-abdominal pressure，IAP）是临床诊断和治疗疾病的重要参数之一。各种因素引起腹内压持续升高可导致腹腔高压（intra-abdomina hypertension，IAH），进而发展为腹腔间隔室综合征（abdominal compartment syndrome，ACS），危及患者生命。重症脑卒中患者由于意识障碍、吞咽障碍、咳嗽反射减弱或消失等症状，需要早期安全地给予肠内营养支持，以利于患者病情的恢复。同时，胃肠道对腹内压升高的反应是最敏感、最早受到影响的器官，因此在急性反应期给予患者肠内营养时必须遵循的原则之一是确保没有腹内高压。临床可通过膀胱压力监测来间接反映患者的腹内压力，在没有医嘱与侵入性监护设备下，护士可独立完成此项操作。

二、监测方法

（一）经膀胱内途径间接测定 IAP 膀胱压简便易行，能准确反映腹内压，被认为是早期发现 ACS 的金标准。

（二）测量步骤

1. 准备用物 标尺、尿管、100ml 盐水、带针输液器、一次性三通、20ml 注射器，标尺"0"点平患者腋中线（图 4-7-1）。

2. 连接管路 床头摇平，夹闭尿管，连接输液器及尿管，通过三通注入 25ml 生理盐水（图 4-7-2、图 4-7-3）。

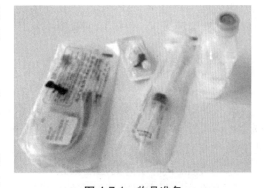

图 4-7-1 物品准备

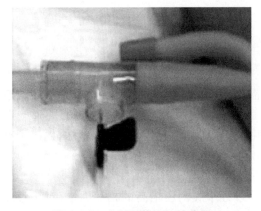

图 4-7-2 夹闭尿管连接输液器

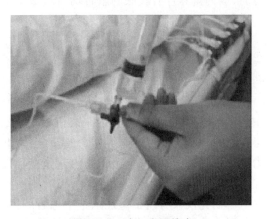

图 4-7-3 注入生理盐水

3. 输液器接通大气，观察输液器的液面下降情况，通过标尺测定腹内压（图 4-7-4、图 4-7-5）。

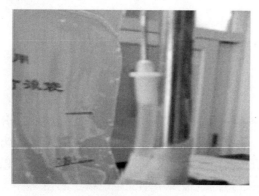

图 4-7-4　通大气

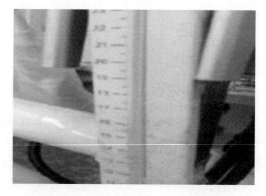

图 4-7-5　通过标尺进行腹内压测定

（三）IAP 判断标准

腹内压正常值:0~0.665kPa(0~6.76cmH$_2$O)。IAP 增高分为 4 级,Ⅰ级:10~14cmH$_2$O,Ⅱ级:15~24cmH$_2$O,Ⅲ级 25~34cmH$_2$O,Ⅳ级:≥35cmH$_2$O。

（四）评估频次

重症脑卒中患者 IAP 增高一般发生在发病一周内,因此患者进入 NCU 后当天即进行 IAP 监测直到第 7 天,每 8 小时测量一次。

三、注意事项

（一）准确测量

在检测过程中应避免干扰因素,包括患者烦躁不安、频繁咳嗽、咳痰、呼吸困难、屏气等都会不同程度影响 IAP 监测。当患者使用胸腹带、棉被过重压迫腹部、未采取平卧位同样可使 IAP 增高,影响病情判断。

（二）评估 IAP 增高的危险因素

肠内营养过程中腹内压增高的危险因素包括机械通气,严重意识障碍尤其 GCS 评分≤8分时,肠内营养伴有腹胀的患者均可造成 IAP 增高。因此当患者同时出现以上情况时应立即进行腹内压的监测,保证患者安全。

四、临床的推广与不足

（一）意义

重症脑卒中患者肠内营养支持过程中护士需要建立 IAP 监测的常规,尤其是重症脑卒中患者同时存在 GCS 评分≤8 分、机械通气、腹胀等情况时,须立即行 IAP 监测,并通知医生,给予早期干预,保障患者生命的安全,为重症脑卒中患者安全监测指标的增加,提供了有力的依据,同时也对安全给予肠内营养支持有一定的指导意义。

（二）不足

本研究仅仅分析了重症脑卒中患者肠内营养过程中腹内压增高的相关因素,对于腹内压与肠内营养的量和速度是否存在关系,还有待进行进一步的大样本研究。

五、论文刊出

刘芳,朱丛丛,王冉,等.重症脑卒中患者肠内营养过程中腹内压增高的影响因素分析.

中国护理管理,2015,15(10):1160-1162.

（王　冉）

第八节　重症脑损伤患者鼻胃管拔除时机的判定

一、判定依据

脑卒中患者常伴有意识障碍、感觉障碍、认知障碍、肌力减退、吞咽障碍等,早期给予患者鼻胃管的置入与肠内营养支持的实施,是目前进行救治重症患者基础方案。但是在神经重症患者中,鼻胃管的持续放置与应用已经是医护人员的习惯。有文献报道,86%的脑卒中患者吞咽障碍是暂时而可逆的,急性卒中所致的吞咽困难90%可自行恢复。为此何时给予患者进行拔除鼻胃管,让患者能够自行进食,同时让患者能够感受到自己的疾病在逐步好转,树立战胜疾病的信心对神经重症患者显得尤为重要。因此,通过对200例脑卒中伴有意识障碍的留置鼻胃管患者进行研究,并用格拉斯哥昏迷评分量表(Glasgow Coma Scale,GCS)与洼田饮水试验来进行动态评价,梳理出拔除鼻胃管的标准,缩短了患者留置鼻胃管的时间。

二、判定方法

（一）GCS 评估

1. 评估时间　根据昏迷程度每班评估 1 次,昏迷程度改变(加重或减轻)随时评估。

2. 评估方法　根据 GCS 昏迷评分量表的内容逐项评估,分别计分并累加。对于特殊情况需注明(如:气管插管、失语等)。

3. GCS 评估量表(表 4-8-1)　GCS 评估量表共计 15 分,12～15 分为轻度昏迷,9～11 分为中度昏迷,3～8 分为重度昏迷,分值越低,昏迷的程度越重。昏迷程度为轻度时,多为嗜睡、清醒状态,此时患者可以配合吞咽检查;昏迷程度为中、重度时,意识水平多为昏睡或昏迷,很难配合吞咽,同时也易误吸。因此,选择昏迷程度为轻度时,GCS 评分为≥12 分时,给予患者洼田饮水试验。

表 4-8-1　GCS 评估量表

检查项目	临床表现	评分
A 睁眼反应（E）	自动睁眼	4
	呼之睁眼	3
	疼痛引起睁眼	2
	不睁眼	1
B 言语反应（V）	定向正常	5
	应答错误	4
	言语错乱	3
	言语难辨	2

续表

检查项目	临床表现	评分
	不语	1
C 运动反应(M)	能按指令发出动作	6
	对刺激能定位	5
	对刺激能躲避	4
	刺痛肢体屈曲反应	3
	刺痛肢体过伸反应	2
	无动作	1

（二）洼田饮水试验

1. 评估条件　病情趋于稳定且生命体征平稳,GCS 评分≥12 分。

2. 评估方法

（1）1~2 级:吞咽障碍消失或明显改善,可经口进食,拔除管路。

（2）3~5 级:存在吞咽障碍,继续留置管路,每间隔 3 日重新评估。

3. 操作方法　患者取坐位,以水杯盛温水 30ml 递给患者,嘱其如日常一样将水饮下,注意观察患者饮水经过,并记录所需时间。一般 5 种情况:1 级(优):能顺利的一次将水饮下;2 级(良):分两次以上,能不呛咳的咽下;3 级(中):能一次咽下,但有呛咳;4 级(可):分两次以上咽下,但有呛咳;5 级(差):频繁呛咳,不能全部咽下。

4. 疗效判断标准　治愈:吞咽障碍消失,饮水试验评定 1 级;有效:吞咽障碍明显改善,饮水试验评定 2 级;无效:吞咽障碍改善不显著,饮水试验评定 3 级以上。

（三）统计结果

200 例患者中在住院期间给予拔管的患者 64 例(32%);出院时吞咽功能未恢复、需带鼻胃管出院患者 97 例(48.5%);住院期间由于病情变化导致死亡患者 39(19.5%)例。拔管患者中,其置管与拔管时的 GCS 评分经统计学分析:P 值<0.01,具有统计学差异,且拔管时洼田饮水试验分级为 1~2 级,疗效判断为治愈或有效,给予拔管;带管出院患者,其置管时及出院时 GCS 评分经分析:P 值<0.01,具有统计学差异,但出院时洼田饮水试验仍为 3~5 级或不配合吞咽功能检查,疗效判断为无效,不能经口进食,需带管出院(表 4-8-2)。

表 4-8-2　200 例留置鼻饲管路患者置管前、拔管/出院时 GCS 评分及洼田饮水试验结果的比较

	评估方法	置管前	拔管/出院时	t	P
拔管患者	GCS(分值/例数)	10.58±0.26/64	14.34±0.19/64	−11.639	<0.01
	洼田(分级/例数)	4.51±0.09/61	1.30±0.06/64	29.802	<0.01
带管患者	GCS(分值/例数)	9.56±0.36/97	10.98±0.38/97	−2.674	<0.01
	洼田(分级/例数)	4.81±0.56/62	3.90±0.08/60	9.005	<0.01

在本研究中 64 例拔管患者拔管时 GCS 评分为 14.34±0.19,昏迷程度为轻度,洼田饮水试验分级为 1.30±0.06。将患者置管时及拔管时的 GCS 和洼田饮水试验分别进行统计学分

析,其 $P<0.01$(表 4-8-2),均具有统计学显著性差异。本研究中带管出院的 97 例患者,出院时 GCS 评分为 10.98±0.38,昏迷的程度仍较重,部分患者对于吞咽功能的评估检查不易配合,另一部分患者虽可进行吞咽功能的评估,但洼田饮水试验分级较高(3.90±0.08),经口进食的误吸风险依然较高,因此只能带管出院。虽然 97 例带管出院的患者置管时及出院时 GCS 和洼田饮水试验分别进行统计学分析,均具有显著性差异,$P<0.01$,患者的昏迷程度和吞咽功能均明显改善,但洼田饮水试验分级为 3.90±0.08,疗效判断为无效,仍需留置鼻胃管,进行鼻饲饮食。由此可见,通过意识水平的不断恢复,患者的吞咽功能有可能同时恢复。为了让患者以第一时间自行经口进食,可以采用对患者 GCS 评分的动态监测,时时观察患者昏迷程度及合作程度,以此作为判断评估患者吞咽功能的时机,并成为能否拔除管路的客观评价指标。

三、注意事项

为了早期拔除鼻胃管,除了疾病本身的恢复,吞咽功能评估时机的把握也很重要。若评估时间过早,易导致误吸,若患者意识恢复,未及时评估会拖延患者带管时间,增加患者痛苦。根据 GCS 评分的动态变化,GCS 评分≥12 分的患者可以进行洼田饮水试验,判断患者的吞咽功能。对于部分失语患者,这些患者进行 GCS 评分时"语言"一项分值较低,但患者多为嗜睡或清楚;对于伴有失语的患者,当病情稳定且生命体征平稳时,即可进行洼田饮水试验的评估。

四、临床推广的意义和不足

(一) 意义

长期留置鼻胃/肠管可引起吸入性肺炎、腹泻、电解质紊乱、营养不良等多种并发症,还可引起焦虑、自我形象改变、加重心理负担、影响生存质量、增加家庭及社会负担等多种不良后果。动态监测患者的 GCS 评分,了解患者昏迷程度,判断患者对于吞咽评估的配合能力,适时进行洼田饮水试验,可帮助患者及时拔除鼻胃管,促进患者早期进食。

(二) 不足

此研究过程中没有将患者的营养指标进行调查,且洼田饮水试验具有一定的主观性及偶然性,在临床过程中,需要结合临床实际情况进行判断。

五、论文刊出

魏娜,刘芳.运用两种方法评估脑卒中患者鼻胃管拔除时机.中华现代护理杂志,2012,18(15):1840-1842.

(魏京旭)

第九节　生酮饮食方案在癫痫患者中的应用

一、应用依据

自从 1921 年生酮饮食被首次应用于癫痫治疗以来,它已被证明是一种有效的疗法。但随着新型抗癫痫药的出现,人们对它的热情开始减低,然而近二十年来,尽管各种新型抗癫痫药的不断问世,人们发现这些药物并不能治愈所有的癫痫,难治性癫痫的比例始终在30%左右,于是生酮饮食作为一种有效的疗法又得到了人们的重视。目前全世界有45个国家75个中心在开展生酮饮食。机体在分解食物内高浓度脂肪的过程中会产生代谢产物-酮体,酮体对癫痫发作起抑制作用。生酮饮食是通过摄入高脂肪、低糖类和蛋白质使体内出现酮症状态的饮食,模拟身体对饥饿的反应,产生足量酮体来治疗癫痫。目前我国有900万例癫痫病人,尽管各类新型抗癫痫药物不断问世,但仍有20%～30%的癫痫病人经过两种或以上的抗癫痫药物正规治疗后仍不能有效控制发作。因治疗过程漫长,护理难度大,国内只有少部分癫痫病人能接受生酮饮食治疗。通过分析我院神经内科重症监护病房19例难治性癫痫持续状态病人生酮饮食治疗资料发现,生酮饮食治疗效果显著,但病人均发生不同程度的并发症。对生酮饮食治疗的病人进行合理的护理干预可预防并发症的发生,改善治疗效果。

二、应用方法

(一)药物

奇酮。

(二)应用方法

生酮饮食前禁食24h,使机体出现酮症状态,开始服用奇酮奶(脂肪和糖类比例为4∶1)。在医师及临床营养师的共同诊治下,采用美国霍普金斯医院方案。全天热量供给标准=体重(kg)×80(可取75～90之间任一数,以80为例)。奇酮奶量(ml)=体重(kg)×78÷1.2。第1天进食总量的1/3,分4～6次服用,可适当饮用白开水,总量不超过720ml;第2天进食总量的2/3,同样分4～6次服用,饮用白开水量不超过720ml;第3天,食用全量,可分为6～12次服用,白开水入量不限,每次不超过100ml。如未出现严重并发症,按第3天方法持续至癫痫症状减轻,可增加奇酮奶制品配餐(由营养科调配食物),需严格控制好全天总热量,蛋白质入量不超过1.2g/(kg·d)。在医生及营养师的监督下治疗至少3个月。

三、注意事项

病人服用奇酮奶之前需禁食24h。2h监测末梢血糖1次,若血糖低于2.2mmol/L,则为低血糖。因为奇酮奶的脂肪与糖类比例为4∶1,不会直接导致低血糖发生,临床发生低血糖可能与病人禁食、呕吐、吸收不良、腹泻等并发症有关。发生低血糖时可适当输液、食用低糖类或干预诱发因素。血糖稳定后可适当调整监测频率,可4～6h监测血糖1次。责任护士严格按照制定的时间和频率执行,尤其夜间病人易出现血糖波动,需提高警惕。末梢血糖监测频率高,给病人带来十指皮肤损伤大,需要责任护士提前评估,做好相关干预如更换不同手指、脚趾等,尽量降低损害;其他有创性操作尽量与监测血糖时间重合,可减少一次指腹受损概率。生酮饮食治疗期间血酮控制至关重要,正常血酮值<0.6mmol/L,超过1mmol/L为酮症状态。生酮饮食治疗期间,血酮的理想值维持在1～3mmol/L,根据血酮值适当调整奇酮奶入量。如病人出现深大呼吸、呼气有烂苹果味、意识障碍加重、昏迷等需警惕酮症酸中毒,应立即报告医生,指导病人服用少量橙汁。

四、临床推广的意义与不足

（一）意义

生酮饮食治疗期间患者癫痫发作频率、持续时间、GCS 评分及并发症等见表 4-9-1 和表 4-9-2。

表 4-9-1　患者治疗期间癫痫发作频率、持续时间和 GCS 评分（$\bar{x}\pm s$）

时间	发作频率/d	发作持续时间（s）	GCS 评分
治疗第一天	22.00±1.33	45.30±6.55	5.30±1.59
治疗第十五天	12.50±1.67	15.80±4.17	8.10±1.07
出院时	1.20±1.31	2.20±1.33	13.10±0.99
P 值	0.000	0.000	0.000

表 4-9-2　生酮饮食治疗期间并发症发生率的情况（%）

时间	腹泻	低血糖	呃逆	消瘦
治疗第一天	57.89	26.31	42.10	0.00
治疗第十五天	36.84	0.00	15.78	5.26
出院时	0.00	0.00	5.00	21.05
P 值	0.000	0.046	0.003	0.105

（二）不足

生酮饮食治疗难治性癫痫持续状态是可以尝试的有效疗法，在国外已有 90 年的临床使用历史。但由于其特殊的营养比例配制、较长的疗程、多样化的不良反应、复杂的护理程序等使得生酮饮食治疗并不是容易的事。在本研究病例中，各种不良反应发生的概率较高，但可通过监测及护理干预来预防或缓解。其次，膳食习惯的改变会造成身体机能的不适应，直接影响家属与病人的信心。因此，规范护理措施、提供心理干预，预见并发症将是护理专业技术的可行方向。

五、论文刊出

罗冬华，张晓梅，梁丽，藏瑜.难治性癫痫病人生酮饮食治疗期间的观察和护理,护理研究,2017,31(8):984-986.

（张晓梅）

第十节　重症脑损伤患者肠内营养支持的护理实践与依据

一、护理依据

重症脑损伤患者肠内营养支持护理实践的规范十分关键,尤其当患者出现意识障碍、认知障碍、延髓麻痹、神经源性胃肠功能障碍、呼吸衰竭、颅脑损伤术后等而造成吞咽不能时,易导致营养不良或并发症发生,严重影响预后或结局。为此安全规范的喂养方案,缓解患者不耐受,改善胃肠道并发症,解除维护过程中护士的困惑,是目前护理临床营养支持亟须解决的内容。肠内营养是重症脑损伤患者最为关键的营养途径,在神经疾病患者给予肠内营养支持的多个环节均是护士参与并执行的。虽然神经疾病营养支持理论和实践在不断完善,护理人员对营养支持的认识在持续深入,但仍缺乏标准化的临床护理实施方案,为此,提炼出重症脑损伤患者营养支持护理实践过程中的循证依据,可促进护理人员早期、安全、有效地进行实施,为临床规范的实践起到促进作用。

二、实施方法

(一)营养风险筛查

对于神经危重症患者,应尽早使用 NRS2002 对患者进行营养风险筛查(A 级推荐,A 级证据),对于病情危重无法准确获得体重、BMI 值的患者,可采用 Nutric 评分评估患者的营养风险(B 级推荐,B 级证据)。

(二)营养护理干预

1. 鼻胃管的评估及护理　严重神经性吞咽障碍的患者,应给予留置鼻胃管,长期鼻饲患者建议选用聚氨酯或硅胶小口径材质的胃管,成人可选 14 号胃管。建议延长胃管置入长度至幽门或接近幽门(B 级推荐,B 级证据);X 线方法是判断胃管在胃内的金标准(A 级推荐,A 级证据)。

2. 鼻肠管的评估及护理　不耐受胃管喂养或反流误吸风高险患者建议选用鼻肠管喂养(A 级推荐,A 级证据);可联合超声、电磁导航等方法提高床旁盲插鼻肠管置管成功率(B 级推荐,B 级证据)。

3. 体位管理　神经危重症患者,给予肠内营养治疗时应采用床头抬高 30°的体位(A 级推荐,A 级证据)

4. 喂养方法　危重症患者刚开始行肠内营养时,建议使用肠内营养泵(C 级推荐,C 级证据),血糖波动较大者推荐使用肠内营养泵(A 级推荐,A 级证据);给予的容量由少到多,首日 500ml,50ml/h 肠内输注泵入,尽早(2~5d)将营养液量逐渐加至 80~100ml/h 全量给予输注,持续给予白水鼻饲泵入的患者可与营养液一同泵入,总量不宜>150ml(D 级推荐,D 级证据),大体重男性患者可适当减少能量的供给(B 级推荐,B 级证据)

(三)并发症监测与护理

肠内营养过程中由于营养不耐受、疾病、感染及药物等原因造成的并发症非常多见,需要临床做好护理监测,确保重症患者在营养支持过程中的安全。

1. 腹泻　在配制、使用肠内营养过程中,注意无菌操作,现配现用(C 级推荐,C 级证据);推荐使用含膳食纤维及益生菌的肠内营养制剂(A 级推荐,A 级证据);腹泻发生时,尽早查找原因,不要因此而自动中止肠内营养,同时尽早治疗并加强皮肤护理(C 级推荐,C 级证据)。

2. 胃潴留　重度脑损伤患者需每 4h 监测胃残留量,残留量>100ml,可应用促胃肠动力药物(A 级推荐,A 级证据);当 24h 胃潴留不能纠正,需给予幽门后喂养(C 级推荐,C 级证据);经幽门后喂养的患者出现胃潴留时,可同时经胃管进行胃肠减压,继续肠内营养(B 级推荐,B 级证据)。

3. 误吸　重症脑损伤患者,充分吸净气道内分泌物可有效降低误吸发生率(A 级推荐,A 级证据);病情允许应给予床头抬高 30°(A 级推荐,A 级证据);延长鼻胃管置入长度,保证胃管末端达到或接近幽门,肠内营养行人工气道患者需行声门下吸引,每 4h 一次(B 级推荐,B 级证据)。检查患者有无腹胀,听诊胃肠蠕动每 4h 一次(C 级推荐,C 级证据)。

4. 应激性消化道出血　定时监测胃液的性状可早期发现患者应激性消化道出血的发生(A 级推荐,A 级证据)。也可根据出血量多少给予不同方案的营养支持(C 级推荐,C 级证据)。

5. 便秘　临床上可采用含膳食纤维的营养制剂或者添加益生菌给予鼻饲(B 级推荐,B 级证据);也可使用一次性吸痰管吸取开塞露高位注入直肠治疗便秘(C 级推荐,C 级证据)。

6. 堵管、脱管　导管堵塞是管饲肠内营养的机械并发症之一,引起导管堵塞常见的原因为喂养管径过小,营养液过于黏稠,输注速度过慢,鼻饲药物不恰当,食物残渣及药物食物混合导致的堵管。为此,喂养过程中需要逐渐增加输注速度,维持速度大于 50ml/h,使用固体药物时需充分研磨或溶解,并分开进行鼻饲(C 级推荐,C 级证据);每 4h 给予 20~30ml 温水冲洗管道一次,每次中断输注或给药前后用 20~30ml 温水冲洗管道(A 级推荐,A 级证据)。

(四)停止管饲喂养

重症患者随着病情的逐渐恢复,86% 的卒中患者吞咽障碍是暂时而可逆的。当患者的 GCS 评分≥12 分时,可进行洼田饮水试验,评估为 1~2 级时,方可拔除鼻胃管自行进食(B 级推荐,B 级证据)。

三、注意事项

(一)评估

神经重症患者入院时,护士需要对患者进行肠内营养支持的评估,尤其是患者有无糖原的不耐受、糖尿病、胃肠道疾病以及患者的体重,同时根据患者病情,进行洼田饮水试验的评估,其评估在 3 级以上时,建议早期给予营养的支持。

(二)鼻肠管盲插置入

一旦患者出现胃瘫、严重胃肠功能障碍时,可给予盲插鼻肠管,此时患者需要留置两根导管,一根鼻胃管进行抽吸胃内残留,另一根鼻肠管可持续给予营养支持,将患者误吸降到最低,帮患者度过病情加重的过程。当患者胃肠功能恢复后,可将鼻肠管拔除,通过鼻胃管给予营养支持。

(三)预防误吸的发生

预防误吸的护理措施不是一个点,而是集束化的护理,包括床头抬高、幽门后的喂养、口腔护理等,为此需要强化对重症患者的基础护理与支持,方可控制、预防患者的误吸的发生。

四、临床推广的意义与不足

(一)意义

神经重症患者肠内营养支持有了护理实践的依据,可通过推荐的意见或建议给予早期肠内营养支持,不仅规范了护士的干预行为,还降低了重症患者胃肠道并发症的发生,促进患者营养目标值的实现,为临床的肠内营养支持的操作提供了有力的证据。

(二) 不足

目前给予肠内营养支持过程中,还有很多的临床困惑没有解决,需要更多的研究与探讨,才能更深入的做好神经重症患者肠内营养支持的工作。

五、论文的刊出

刘芳,高岚,王宇娇,等.重症脑损伤患者肠内营养支持的护理实践与依据.中国护理管理杂志,2017,17(9):1166-1169.

(刘 芳)

第十一节　开展品管圈活动降低脑卒中患者营养不良发生率

一、护理依据

营养支持是脑卒中患者治疗、康复中的重要组成部分。按配方研制的含有效营养成分的肠内营养剂可以有效地减少细胞和组织的应激损伤,控制炎症,增加喂养耐受性。目前,肠内营养支持被广泛地应用于脑卒中患者,然而接受肠内营养支持的患者中只有 37.8% ~ 43.8% 的患者保持着良好的营养状态。吞咽困难、营养摄入不足以及营养需求等原因都增加了脑卒中患者营养失调的风险。品管圈是由相同、相近或互补之工作场所的人们自动自发组成数人一圈的小圈团体(又称 QC 小组,一般 6 人左右),全体合作、集思广益,按照一定的活动程序来解决工作现场、管理等方面所发生的问题及课题,目的在于提高护理质量和提高工作效率。通过组建品管圈,以"降低脑卒中肠内营养支持患者营养不良发生率"为主题,以 PDCA 为主线,拟定活动计划、现状把握、原因解析、制定对策、形成标准化,提高了脑卒中患者的护理质量。

二、活动实施

(一) 成立品管圈

10 名护士成立品管圈,任命工作经验最丰富的人为圈长,圈长负责整个圈的指导工作,各圈员负责查阅相关问题的资料及具体实施工作,每周召开会议 1 次,每次 1~2h。

(二) 确定问题

经过头脑风暴分析讨论,以权重法确定"降低患者营养不良的发生率"最为迫切,最终拟定本次圈活动的主题为降低脑卒中肠内营养支持患者的营养不良发生率。

(三) 现况调查及分析

经过头脑风暴法,最终发现造成该类患者营养不良的主要因素有医护人员营养知识缺乏,对营养支持的重视程度不够;患者及家属的依从性差,营养知识缺乏,经济条件有限;现有营养制剂种类少,剂量不准确,缺乏针对性和科学性,此外相关支持设备缺乏,营养制剂配制人员缺乏专业性,营养液的配制环境不达标也对患者的营养状态造成了一定的影响。

（四）目标设定

拟定脑卒中患者营养不良发生率为20%，目标值设定过程如下：目标值=现况值-（现况值×圈能力）= 45%-（45%×56%）= 20%。

（五）对策的制定与实施

加强重点人群的营养风险筛查；合理选择营养支持的途径，无肠内营养禁忌证和能够耐受肠内营养的患者应尽早实行肠内营养；根据患者的实际营养状况，合理地选择肠内营养配方，胃肠道功能正常者首选整蛋白配方，消化功能障碍者选择短肽型或氨基酸型配方，糖尿病或者血糖升高者选用适宜糖尿病患者的配方，低蛋白者选用高蛋白配方。每2h回抽胃内残留1次，随时监测患者的消化功能；加强医务人员及家属对肠内营养支持知识的认识和了解，定期举行营养讲座，邀请国内外专家进行讲座授课，加强对患者及家属关于营养的健康宣教，提高其重视程度。

三、注意事项

开展品管圈活动时，需要通过头脑风暴的方法对现存问题进行分析，在问题讨论时科室领导不宜在场，应创造一种轻松、畅所欲言的氛围，让大家把真正导致问题的原因暴露出来。其他圈员提出问题时，应互相鼓励，不要对其进行否定或质疑，将所有问题收集之后，通过权重或赋分法确定问题及要因，拟定对策。

四、临床推广的意义与不足

（一）意义

脑卒中患者发病期间存在严重的应激反应，自身呈现严重的高代谢状态，并伴随一定的意识丧失和吞咽功能障碍，这不仅影响了营养物质的摄取和利用，导致营养不良的发生，免疫力下降和多重感染，还严重延长和提高了脑卒中患者的住院天数、并发症发生率，甚至死亡率。品管圈成员针对脑卒中肠内营养支持患者营养不良问题，开展品管圈活动，分析营养不良的原因，通过查阅国内外相关文献及相关营养支持指南，学习肠内营养支持有关知识，有针对性的制订营养方案。品管圈活动的开展不仅改善了患者的营养状态，降低了营养不良的发生率，使患者的营养问题得到重视，同时也提高了品管圈组成员观察、分析问题的能力，增加了团队成员之间的配合，大大提高了团队的凝聚力和解决问题的能力。同时也增强了患者及家属对于科室的安全感和信任感，值得在以后的工作、学习中借鉴与应用。

（二）不足

对大量胃残留、消化功能差的患者仅给予了短肽制剂，通过查阅文献可知，大量胃残留、高度肺误吸风险的患者可留置鼻肠管，经幽门后喂养。这也为下期品管圈活动的工作重点提供了方向。

五、论文刊出

王宇娇,高岚,王丹丹,等.品管圈活动在脑卒中营养支持患者中的应用.中华现代护理杂志,2014,20(10):1211-1213.

（王宇娇）

第十二节　依据神经危重症患者发生胃潴留的
高危因素进行营养支持治疗

一、营养支持依据

神经危重症患者多存在意识障碍、真性或假性延髓性麻痹、肢体活动不灵、中枢性高热和并发感染等,影响患者进食,同时危重症患者机体处于高分解代谢状态,常常存在营养不良和营养风险,给予适当的营养支持尤为重要。目前,有关学者们推荐,建议神经系统疾病伴有吞咽困难、意识障碍,有营养风险的危重症患者应尽早给予肠内营养支持,以降低危重症患者死亡和不良预后的发生率。但胃肠道的不耐受性,即胃肠动力障碍使肠内营养支持治疗在一定程度上受到限制。为此通过 73 例重症脑损伤患者的研究发现,患者 GCS 评分越低发生胃潴留的可能性越大,且在发病 1 周内发生率最高。营养支持对胃潴留患者预后的影响研究显示,营养支持治疗第 1 周、第 3 周时有胃潴留患者与无胃潴留患者相比血清白蛋白、前白蛋白、转铁蛋白、视黄醇结合蛋白、血红蛋白水平变化无明显差异。营养支持治疗 3 周后无胃潴留患者 IgG、IgA 水平高于胃潴留患者。因此,临床上可以对胃潴留高风险的重症患者采用全营养支持,首选肠内营养,必要时肠内与肠外营养联合应用。

二、营养支持治疗方法

（一）胃潴留高危因素研究结果见表 4-12-1,图 4-12-1

表 4-12-1　GCS 评分的回归分析

组别	回归系数	标准误	P 值	OR	95%置信区间	
					下限	上限
入院时 GCS 评分分组	0.557	0.262	0.033*	1.745	1.045	2.915

与非潴留组比较*$P<0.05$,差异有统计学意义

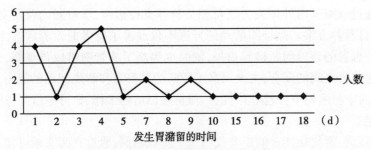

图 4-12-1　发生胃潴留时间与人数

研究结果发现:GCS 评分是发生胃潴留的危险因素,GCS 评分越低,发生胃潴留的可能性越大。颅脑损伤患者 GCS<5 分时,即出现胃排空明显延缓,胃内容物滞留及胃酸分泌增多等现象。距发病 3 周之内均可发生胃潴留,但在发病 1 周之内胃潴留的人数最多。应激刺激交感神经兴奋,通过抑制胃肠神经丛的兴奋神经元而抑制胃动力,同时循环中释放增多的儿茶酚胺直接与胃平滑肌细胞膜上的 α 和 β 受体结合,抑制平滑肌细胞收缩,进而抑制胃肠道蠕动。胃潴留在发病 1 周内发生率最高,与机体在急性期的应激反应最强烈有关。

（二）营养支持治疗预后研究结果

肠内、肠外联合营养与全肠内营养后各营养指标比较,患者营养支持治疗1周后血清前白蛋白、白蛋白、血红蛋白较入院时均有降低,而视黄醇结合蛋白水平有所升高。这主要与其本身的半衰期时间长短差异有关,血清白蛋白的半衰期约为20天左右,故用于较短时间内的营养评价时敏感性差。转铁蛋白的半衰期8天,评价营养状况比白蛋白灵敏,但不能迅速反映营养治疗的效果。血清前白蛋白半衰期为1.9天,视黄醇蛋白的半衰期仅为12小时,对饮食治疗反应迅速。营养支持治疗第1周、第3周时胃潴留患者与无胃潴留患者相比血清白蛋白、前白蛋白、转铁蛋白、视黄醇结合蛋白、血红蛋白水平变化无明显差异。营养支持治疗3周后无胃潴留患者IgG、IgA水平高于胃潴留患者。

（三）营养支持治疗方法

对于发生胃潴留的危重症神经疾病患者,首先积极治疗原发病,缓解急性应激状态,如降低颅内压、纠正休克、控制感染、维持正常血氧水平及保持水电解质平衡等综合措施,其次给予对症治疗。对于胃潴留高危因素的重症患者采用全营养支持,首选肠内营养,必要时肠内与肠外营养联合应用。可按总能量83.6~104.5kJ/(kg·d)给予能量供应,每4小时抽吸1次胃残留量,若残留量<200ml时可维持原速度,残留量<100ml时可增加输注速度20ml/h,残留量≥200ml,则提示有胃潴留,应暂停输注或降低输注速度。目前改善胃肠动力的药物有拟胆碱类药物、5-羟色胺受体激动剂和拮抗剂、多巴胺受体拮抗剂、胃动素受体激动剂、头孢菌素等。此外,中药及针灸穴位治疗可促进胃肠动力、缓解胃潴留,对于药物不能缓解的胃潴留患者,可以考虑留置鼻空肠置管营养管。

三、注意事项

在评价神经内科重症患者营养支持预后时,半衰期短的血清前白蛋白不升反降,考虑因重症患者因意识障碍、卧床等原因并发的感染有关。在急性感染,尤其是细菌感染时血清前白蛋白作为一种非特异宿主防御物质在血清中浓度会迅速降低。在比较胃潴留患者和无胃潴留患者营养支持第1周、第3周时的各血清蛋白指标,患者的营养支持疗效无差异,因此重症患者采用全营养支持,首选肠内营养,必要时肠内与肠外营养联合应用。营养支持治疗1周后胃潴留患者和无胃潴留患者免疫指标无明显差异,而在营养支持治疗3周后全肠道营养的无胃潴留的患者IgG、IgA高于有胃潴留并进行肠内、肠外联合营养的患者,因此全肠内营养较肠内、肠外联合营养可提高危重症患者免疫功能。此外,对神经内科重症患者进行肠内营养时,应注重胃残留量的变化趋势,动态观察胃残留量,及时发现胃潴留,调整营养支持治疗方案。

四、临床推广的意义与不足

（一）意义

颅脑损伤后胃肠道动力障碍的发生机制尚不明确,目前有关研究认为颅脑损伤后经下丘脑-垂体-肾上腺轴、脑-肠肽、细胞因子和延髓迷走神经中枢途径等对胃肠道的影响导致胃肠道蠕动减慢,发生胃潴留。目前临床上客观判断肠内营养耐受性的方法多采用胃残余量(gastric residual volume,GRV)测定,虽然通过胃残留量测定来判断肠内营养是否耐受存在诸多缺陷,但由于目前尚无被普遍接受的更可靠的指标,胃残留量测定仍是临床上广泛使用的评价手段。发生胃潴留的患者经肠内营养与肠外营养联合治疗也可提供机体代谢所需的蛋白质等营养,且与全肠内营养相比无明显差异。

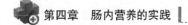

（二）不足

此研究的病例数较少,同时研究的科室仅限于神经内科 ICU 单一科室,可能存在一定的局限性,今后可在不同地区、不同层次医院或不同类型的 ICU 进行大样本的深入研究,以便于临床更科学的对重症脑损伤患者的肠内营养治疗。

五、论文刊出

金林梅,孙莉,高岚,等.神经危重症患者发生胃潴留相关危险因素及营养支持对预后的影响.中风与神经疾病杂志,2013,30(9):797-800.

（王宇娇）

第十三节　重症营养风险评分表的使用

一、使用依据

营养不良是增加患者住院时间、病死率和并发症的独立危险因素。而危重症患者由于疾病原因,机体常发生严重的代谢紊乱,其营养不良的风险较高。2016 年美国危重病医学会与美国肠外肠内营养学会、美国胃肠病学会、欧洲肠外肠内营养学会颁布的最新指南中均提出在进行营养支持治疗前,要对患者的营养风险进行评估。目前临床常用的营养风险评估工具较多,包括营养风险筛查(nutrition risk screening,NRS)2002、主观全面评定(subjective global assessment,SGA)、简易营养评价法(mini nutrition assessment,MNA)、营养不良通用筛检工具(malnutrition universal screening tool,MUST)等。不同营养风险筛查工具各有其特点但也存在限制性。NRS2002 无法评估卧床、水肿、腹水等患者;SGA 适用于评价慢性疾病或已存在营养不良的患者,对急性营养不良的患者则难以评价;MUST 是新近开发的营养筛查工具,可预测老年危重症患者的病死率和住院时间,其准确性和有效性还需进一步研究证实。以上这些方法均适用于意识清醒、沟通良好的患者,对于病情危重、意识不清的卧床患者并不适用。重症营养风险评分表(nutric score),又称 Nutric 评分,由加拿大学者 Heylend 等在 2011 年提出,适用于 ICU 病情危重、意识不清卧床患者的营养风险评估,能弥补常用营养风险筛查工具的缺陷,其评估内容包括患者年龄、疾病严重程度、器官功能情况、并发症、炎症指标及入住 ICU 前的住院时间。本文通过介绍 Nutric 评分在危重症患者营养风险评估中的临床价值以及其优势和劣势,旨在为护士评估 ICU 病情危重、意识不清卧床患者的营养风险提供借鉴。

二、使用方法

（一）评分内容(表 4-13-1)

表 4-13-1　重症营养风险评分表的内容

项目	范围	得分
年龄(岁)	<50	0
	50~75	1
	>75	2

续表

项目	范围	得分
APECH II 评分	<15	0
	15~20	1
	20~28	2
	28	3
SOFA 评分	<6	0
	6~10	1
	>10	2
并发症数量(个)	0~2	0
	>2	1
入住 ICU 前住院时间(d)	0~1	0
	>1	1
IL-6(pg/ml)	0~400	0
	>400	1

注:APECH II 评分为急性生理与慢性健康评分;IL-6 为白细胞介素-6

(二)内容解读

年龄、APACHE II 评分、SOFA 评分、并发症数量、入住 ICU 前住院时间、IL-6 这 6 项为评价危重症患者营养风险及预后的指标。同时将 6 项指标分别给予赋值,总分相加即为 Nutric 分值,总分 0~5 分为低营养风险组,6~10 分为高营养风险组。无 IL-6 指标时,总分 0~4 为低营养风险组,5~9 分为高营养风险组,得分越高表明患者死亡风险越高。

三、注意事项

在评分过程中应注意,因 Nutric 评分针对人群为危重症患者,患者病情危重且复杂多变,不同治疗时间段的评分结果有可能不同,应根据患者病情的变化进行及时评分,调整营养支持方案。

四、临床推广的意义与不足

(一)意义

危重症患者因病情危重、全身水肿、存在大量体腔积液等不能准确测量体重,这就导致了 NRS2002 等常规营养风险筛查工具的应用受到了限制。Nutric 评分是专门针对危重症患者制定的营养风险筛查评分,以危重症患者常用的指标为依据,能够预测患者的临床结局和营养状态,为临床营养支持的开展及营养方案的调整提供了可靠的依据。

(二)不足

目前尚未有研究建议患者应在何时进行 Nutric 评分和复评,得分相同的患者其临床表现和营养状况也可能不同,因此应根据患者的病情变化及时调整营养支持干预及治疗措施,对高分组的患者应给予重点关注。此外,Nutric 评分尚缺乏明确的疾病暴露时间标准,对于 ICU 住院时间≥3d 的患者,充分的营养支持和高风险评分间的相互作用尚需要进一步分析。

五、论文刊出

王宇娇,黄迎春,高岚.重症营养风险评分表的应用进展.中华护理杂志,2017,52(5):568-570.

(王宇娇)

第五章 并发症的防控

第一节 改良口腔护理对卒中相关性肺炎的影响

一、护理依据

健康者口腔内含有大量的溶菌酶,具有杀菌作用。重症脑卒中患者由于病情危重,长期卧床,常伴吞咽功能障碍,咳嗽及吞咽反射减弱或消失,则不能将呼吸道内分泌物清除;机体抵抗力低下,饮水、进食减少,口腔内的微生物大量繁殖,易引起口腔炎、舌炎,甚至由于感染导致并发症的发生。细菌定植和误吸是卒中相关性肺炎(stroke-associated pneumonia,SAP)主要途径,接触传播或血源传播少见。卒中相关性肺炎诊治中国专家共识建议选择消化道净化(selected decontamination of the digestive tract,SDD)的循证医学干预措施,它是通过局部使用抗生素杀灭口咽部及胃肠道的条件致病菌,避免其移行、易位。在临床护理工作中,我们有必要探讨一些护理措施来达到减少咽部定植菌的目的。本研究中,我们选择口腔护理和口腔定植菌密切相关的护理措施入手,通过对传统方法的改良,用纱布替代棉球,避免了棉球吸水后表面光滑与牙面接触后产生的摩擦力小的问题,最大化的清除患者口腔咽颊部及舌根部分泌物、食物残渣,减少口咽部细菌定值,降低 SAP 的发生。

二、改良口腔护理方法

(一)图示为改良口腔护理方法(图 5-1-1)

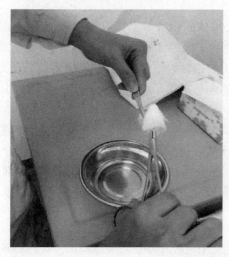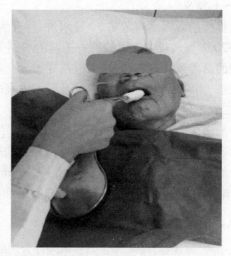

图 5-1-1 改良口腔护理方法

（二）图解

在常规口腔护理后,用止血钳缠绕浸有口腔护理液的无菌纱布 20cm×30cm 环形擦拭咽喉部,彻底清除舌根部的食物残渣、痰液及分泌物,保持口腔部清洁。

（三）操作流程（图 5-1-2）

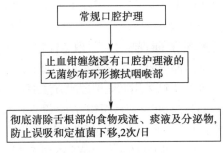

图 5-1-2　操作流程

三、注意事项

（一）操作时,动作轻柔,勿伸入过深,防止引起恶心。

（二）棉球及纱布不宜过湿。

（三）夹紧棉球及纱布,防止遗留在口腔内。

（四）痰液较多时,应先吸痰,再行口腔护理。

（五）环形擦拭,以最大面积清洁咽喉部。

四、临床推广的意义与不足

（一）意义

改良后的口腔护理方法在传统口腔护理的基础上采用湿纱布环形擦拭咽喉部,纱布比棉球摩擦力大,有较好的吸附作用,能够更加有效的清除舌根部食物残渣及分泌物,降低定植菌数量,降低 SAP 的发生率,提高工作效率,此方法尤其适用于脑血管意外、昏迷、气管插管、气管切开患者,值得临床推广。

（二）不足

此研究中对于每日行改良口腔护理频率仅是参考传统方法口腔护理频率,每日针对不同情况患者,如气管插管、气管切开患者,最佳的护理频率仍需做进一步研究,以更好地指导临床工作。

五、论文刊出

韩珮莹,沈小芳.改良口腔护理对脑卒中患者相关性肺炎的预防效果.解放军护理杂志,2014,31(13):64-66.

（沈小芳）

第二节　集束化护理策略在临床预防误吸的应用

一、技术依据

误吸是指进食到口咽部的食物或反流的胃内容物不能及时咽下或吐出而误入气管内、吸入肺部。据统计,22%~65%的脑卒中患者存在吞咽障碍。对于伴有吞咽障碍的脑卒中患者,误吸是最主要的并发症,可导致吸入性肺炎,严重误吸还可导致急性呼吸窘迫综合征,死亡率高达40%~50%,且会延长住院时间。目前国内部分研究在尝试采取护理管理手段预防和减少误吸,主要集中在鼻饲管理流程的研究,也有研究尝试采用循证护理的方法加强对误吸的管理,但尚无简便、有效预防、诊断和治疗误吸的方法,且没有相关权威机构/学会设立具有权威性、指导性、临床可行性的预防误吸指南。集束化策略是集合一系列有循证基础的治疗及护理措施来处理某种难治的临床疾病,是当今国际护理界提倡的先进护理体系。为此,本研究制订预防脑卒中患者误吸的集束化护理策略,并将其应用于临床,比较应用传统护理方法及集束化护理策略的114例脑卒中患者误吸发生率,发现预防脑卒中患者误吸的集束化护理策略可有效降低患者误吸发生率。

二、研究方法

(一)集束化护理策略的制定

通过查阅文献资料、结合专家函询及临床观察,并应用德尔菲法总结出重症脑卒中患者误吸的高危因素并制定预防误吸集束化护理策略。

(二)集束化护理策略的临床应用

在患者入院后以封闭箱中抽取有号彩球的方式(单号为试验组,双号为对照组),将患者随机分为实施集束化干预的试验组56例和实施常规护理干预的对照组58例,每日16:00留取痰标本进行胃蛋白酶检测评价是否发生误吸,入组患者资料收集至入院第14天。集束化干预组误吸发生率为13.8%,常规护理干预组误吸发生率为1.8%。集束化护理策略可有效降低脑卒中患者误吸发生率及吸入性肺炎的发生。

三、注意事项

集束化护理策略的理念在于将分散的治疗护理方法归纳总结、系统化,其意义在于要对所选择的病人持续地执行集束化护理中的每项措施,而不是间断地执行或选择其中的某项来执行。这就要求护理人员在实施集束化护理策略前须经过严格的规范化培训及考核,并在实施干预的过程中对护理人员工作的依从性及执行力进行有效的监督,这样才能保证每项措施持续的、完整的、准确的执行。

四、临床推广的意义与不足

(一)意义

预防重症脑卒中患者误吸的集束化护理策略能够减少脑卒中患者误吸的发生,减少吸入性肺炎的发生,节约因此而产生的住院费用,并缩短患者住院时间,减轻患者家庭经济负担。本研究将预防误吸的集束化护理策略的相关护理行为进行归纳总结制定清单(表5-2-1),用于临床工作中护理行为的监督指导,其符合临床实际及相关文献指南,能够为临床操作提供可遵照的执行标准。

表 5-2-1　预防重症脑卒中患者误吸的集束化干预策略护理行为清单

误吸筛查和风险评估	护理行为 1	入院 24h 内采用饮水试验和"Any Two"试验进行误吸的筛查和风险评估	实施情况	
			是	否
做好气道管理	护理行为 2	重症脑卒中建立人工气道的患者,选用圆锥型气囊的气管插管或套管		
	护理行为 3	使用专用压力表每 4h 监测气囊压力 1 次,保持气囊压力在 25~30cmH_2O		
	护理行为 4	如有气囊漏气或破损,及时充气,按需更换气管插管或套管		
	护理行为 5	气管插管或套管放气前实施声门下吸引吸尽痰液及分泌物,气管插管选用可冲洗型气管插管/套管		
	护理行为 6	若需气囊放气,放气时将吸痰管插入气管导管边吸引边放气		
合理卧位	护理行为 7	喂养前,抬高床头 30°~45°,评估鼻饲管位置,同时测定 GRV		
	护理行为 8	喂养时和喂养后 30~60min 抬高床头 30°~45°,尽量保持患者体位相对稳定		
	护理行为 9	如喂养时因病情不能抬高床头,患者发生恶心呕吐时,立即将头偏向一侧		
	护理行为 10	若因病情需要放低床头,应停止喂养 30~60min		
	护理行为 11	喂养时避免吸痰,必须吸痰时暂停喂养		
	护理行为 12	如病情允许,喂养后酌情延长抬高床头的时间,最好采取坐位		
合理选择肠内营养途径、种类、肠内营养速度和量	护理行为 13	胃动力障碍或长期肠内营养(>4w)的患者,最好选择幽门后喂养		
	护理行为 14	选择整蛋白、短肽、特殊疾病配方等常用的肠内营养混悬液		
	护理行为 15	使用一次投给法时,禁止用力推注,应缓慢推注		
	护理行为 16	使用泵入法时,从 20ml/h 开始,逐渐增速		
	护理行为 17	机械通气的患者,初用时肠内营养速度 20ml/h,评估患者的耐受情况,12~24h 后速度可逐步增至 40~80ml/h		
合理的设定评估 GRV 的频率和 GRV 阈值	护理行为 18	每 4h 测定 GRV,GRV<100ml 继续喂养,GRV >150ml 继续喂养,给予胃动力药物,GRV> 200ml 暂停喂养		

续表

误吸筛查和 风险评估	护理行为 1	入院 24h 内采用饮水试验和"Any Two" 试验进行误吸的筛查和风险评估	实施情况	
			是	否
预防和及时处理 腹胀、反流、误吸 等并发症	护理行为 19	对于 GRV 单次测量>250ml 或多次>150ml 的患者,进行护理干预:汇报医生,延长间隔 时间或减量		
	护理行为 20	采用 0.12%氯己定进行口腔护理,至少每日 3 次或按需擦拭,及时吸引过多的口鼻腔分 泌物及气囊滞留物		
	护理行为 21	按需吸痰,避免频繁刺激患者咳嗽		
	护理行为 22	发生误吸时,立即停止喂养,采用头部放低 右侧卧位,吸出气道内容物,并抽尽胃内容 物,以防继续反流		

（二）不足

本研究仅在一家三甲医院进行试验,样本量小且单一,为了能更好验证预防重症脑卒中患者误吸的集束化干预效果及推广应用,还需要更大样本量、更大范围的取证调研。集束化策略是在循证的基础上进行的各项干预措施的整合,随着医疗护理技术及理念的发展,进行必要的循证更新方能为临床决策提供最好最新的证据。故在今后本课题的进一步研究或临床推广时需进行必要的循证更新。

五、论文的刊出

邓秋霞,高岚,王宇娇,等.集束化护理干预在预防脑卒中病人相关性肺炎中的应用.护理研究,2015,29(7):2416-2418.

（高　岚）

第三节　预防下肢静脉血栓的护理策略

一、预防依据

脑卒中属临床严重脑血管疾病,发病患者多为老年患者,最为突出的特点为"三高",发病率高、致残率高、致死率高。脑卒中患者多伴血液黏稠度增高,并且常合并不同程度的肢体瘫痪,导致肢体少动或不动,使维持静脉系统血液循环的"肌肉泵"的作用丧失,导致静脉血流迟缓或淤滞,加之脑卒中患者长期大量输液、反复静脉穿刺、置管及血管刺激性药物的输注导致血管壁损伤,易引发下肢深静脉血栓形成,如果不给予任何干预措施,30%~40%脑卒中患者会发生 DVT,严重偏瘫患者发生率高达 60%~75%。脑卒中偏瘫患者合并下肢静脉血栓后会严重影响康复,使患者丧失劳动能力或者致残,严重情况下甚至会危机患者的生命。统计数据显示,80%的肺栓塞是下肢静脉血栓患者栓子脱落导致。

神经内科针对脑卒中偏瘫患者实施针对性护理预防措施,对预防下肢静脉血栓有重要意义。

二、护理策略

（一）预防性筛查

入院时测量双下肢周径(测量髌骨中线以上 15cm,以下 10cm 瘫痪侧肢体与健侧肢体周径,两者相差应小于 1.5cm),观察肢体有无肿胀、疼痛、浅静脉扩张、Homans 征和 Neuhof 征阳性;常规检测血常规、凝血常规、D-二聚体等,并定期复查;入院 48 小时内完成下肢静脉彩超检查。入院时进行静脉血栓危险因素评估,动态监测下肢周径、化验结果的变化。下肢周径测量方法见图 5-3-1。

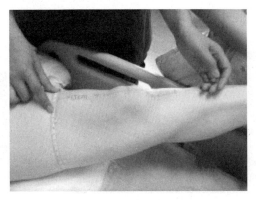

图 5-3-1　下肢周径测量方法

（二）体位护理

避免瘫痪侧肢体长时间受压,保持肢体功能位;保持瘫痪侧肢体适当抬高,使其高于心脏水平,以促进静脉回流;每 2~3 小时变换一次体位。避免瘫痪侧肢体膝下垫枕及髋部屈曲过度,避免膝关节下、小腿下单独垫枕等影响下肢静脉血液回流的护理措施。健侧卧位时患侧下肢取轻度屈曲位,置于长枕上呈迈步状。保证患侧踝关节不能内翻悬在枕头边缘,防止足内翻下垂。患侧卧位时下肢髋关节伸直,膝关节微屈,足背伸 90°。

（三）早期功能锻炼

早期活动:是指在生理功能稳定后即开始实施活动,包括主动或被动活动,主要是膝、足踝。

1. 被动运动　人工挤压肌群,从足部到大腿由远到近被动按摩(尤其是比目鱼肌和腓肠肌);足踝关节旋转运动。

2. 主动运动　股四头肌等长收缩、足踝关节旋转运动,如病情允许可做膝关节伸屈运动,活动量由小到大,活动时间由少到多,以不引起疼痛和过度疲劳为度。

3. 尽早下床活动活动包括被动四肢活动、坐位、离床活动、在病房行走等。

4. 多作深呼吸及有效咳嗽。

（四）营养支持和液体管理

根据患者 BMI 制定合理的营养方案;根据患者吞咽功能及误吸风险合理选择营养途径;早期给予肠内营养,胃肠功能差者给予肠外营养补充,以满足营养需求及液体量;严密监测患者出入量(尤其在患者使用脱水药、发热、出汗较多时),注意隐性失水,保证体液平衡,防止血液浓缩;保持大便通畅,必要时监测腹内压,避免因腹胀、用力排便造成腹内压增高而影响下肢静脉血液回流。

（五）保护血管

倡导"无钢针行动";提高外周静脉留置针穿刺成功率;长期大量输液患者或使用血管刺激性药物尽早留置中心静脉置管;避免股静脉置管;避免在双下肢静脉输液;避免在瘫痪侧

肢体静脉输液。

（六）机械预防

利用机械加压原理,促进下肢静脉血液回流,减少血液淤滞,保护静脉血管壁,不干涉凝血机制,减少出血的并发症,要尽早进入预防流程。目前机械预防静脉血栓栓塞的措施主要包括梯度压力袜(图 5-3-2)、间歇充气加压装置(图 5-3-3)、足底动静脉脉冲装置(图 5-3-4)。卒中患者弹力袜没有作用,建议使用间歇充气加压装置的预防措施。

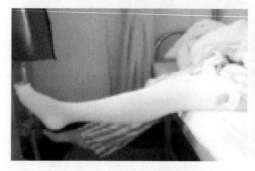
图 5-3-2 梯度压力弹力袜(GCS)

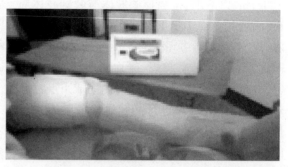
图 5-3-3 间歇充气加压装置(IPC)

（七）药物预防

评估为下肢静脉血栓风险增加的病人,可选择:普通的肝素(用于肾衰竭的患者);低分子量肝素(LMWH);磺达肝癸钠;新型口服抗凝剂中任一项药物预防下肢静脉血栓。如无禁忌证,对缺血性脑卒中患者,应在急性期和康复期持续皮下注射预防性剂量(3000~6000IU/d)的低分子肝素;出血性卒中患者,应使用机械性预防措施预防 VTE;颅内出血(ICH)时,在第 2 天和第 4 天之间开始使用预防剂量的低分子肝素;对于行动脉瘤外科夹闭术患者不得早于术后 12h,具体情况依据临床实际情况据医嘱决定。

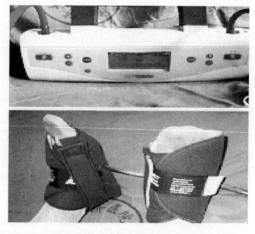
图 5-3-4 足底静脉泵(VFP)

（八）健康宣教

1. 护理人员在充分了解患者性格特点、文化程度等一般资料的基础上,通过视频、书籍等方式向患者宣传疾病相关知识,提升患者对疾病的科学认识和全面了解,增强患者康复信念。

2. 护理人员平时要积极鼓励患者,并主动联系患者家属,动员家属行动起来,帮助患者恢复。

三、注意事项

（一）及时发现无症状 DVT,大多数 DVT 患者早期无症状,故不能根据临床表现诊断 DVT,临床工作中要提高重视,对卒中患者进行 DVT 预防性筛查,避免漏诊无症状的 DVT,提高 DVT 的诊断意识及诊断水平,从而提高诊疗的安全度,减低诊疗风险。DVT 后 1~2w

内最不稳定,栓子极易脱落,在患者入院 24h 及 1~2 周内查下肢静脉超声发现无症状 DVT 应采取安全的预防方法。

（二）预防肺栓塞,DVT 最严重的并发症为肺栓塞,而肺栓塞 90% 的栓子来自下肢深静脉,临床上肺栓塞的预防比治疗更重要。脑卒中患者治疗过程中应及时观察患者的意识、瞳孔、呼吸、有无呕吐及颅内出血,警惕肺栓塞发生。如患者突然出现剧烈胸痛、呼吸困难、咳嗽、咯血、发绀甚至休克应考虑肺栓塞发生,应立即给予紧急支持性护理,如生命体征监护、高流量氧气吸入、建立静脉通道等,同时安慰患者,减轻其恐惧感,让患者绝对卧床休息,减少搬动和翻身,避免剧烈咳嗽。

四、临床推广的意义与不足

（一）意义

脑卒中偏瘫患者由于长期卧床,血液循环效果差,为下肢静脉血栓的形成埋下了隐患。因此,对脑卒中患者实施预防下肢静脉血栓的护理策略,可为临床护理措施提供参考依据。临床工作中可将预防下肢静脉血栓的护理措施制作成为护理措施执行清单,便于临床查对执行,对护理人员行为起到指导督促作用。

（二）不足

在我国对脑卒中患者下肢静脉血栓的预防工作日趋重视,相关措施也越来越多样化,但是缺乏多中心、大样本的临床研究,要想更为精细化的研究临床干预措施的有效性、实施频率还需开展多中心、大样本临床研究。

五、论文刊出

刘雪芳,张红梅,苗凤茹.神经内科针对性护理干预措施对脑卒中偏瘫患者下肢静脉血栓形成的预防作用分析.实用临床医药杂志,2017,21（8）:17-21.

（苗凤茹）

第四节 脑卒中便秘的护理策略

一、护理依据

脑卒中后便秘是指患者在急性脑血管意外后出现的排便困难或排便障碍,此种便秘可以是新发的,或是在发病前已有基础上有所加重的,是临床常见的卒中并发症。脑卒中后便秘不仅影响患者的生活质量,而且易诱发、加重脑血管病,影响疾病的恢复。脑卒中后便秘的发生率较高,有调查显示,便秘的发生率为 34.6%,其中脑卒中急性期患者便秘的发生率为 41.9%,恢复期的便秘发生率为 31.5%,后遗症期便秘发生率为 22.6%,急性期便秘发生率高于其他 2 期,可能与急性期脑卒中疾病本身、卒中所致患者吞咽障碍和活动能力改变及治疗用药等因素有关;出血合并梗死患者便秘的发生率高于出血性及缺血性患者,这说明便秘的发生与脑卒中的严重程度相一致,病情越严重,越容易引起便秘。脑卒中后患者会出现一定的认知障碍,目前认为脑卒中后便秘的发生与认知障碍有一定关系,但对其相关性研究较少且缺乏大样本的调查研究。本研究通过了解脑卒中后便秘及认知功能的情况,探讨两者之间的关系,发现存在认知障碍的脑卒中患者更容易发生便秘,提示医护人员在诊治和护理工作中,应及早关注患者认知功能的改变,并采取预防及治疗性措施,对促进脑卒中患者的康复有着重要的临床意义。

二、护理策略

(一)尽早关注急性期及重症脑卒中患者的排便情况

脑卒中患者急性期便秘发生率高,同时便秘的发生还与脑卒中的严重程度相一致(表5-4-1),故在临床护理工作中,医护人员应尽早关注急性期及重症脑卒中患者的排便情况,从而预防卒中后便秘的发生。随着病情的改善,一般情况好转及通便药物的应用,恢复期及后遗症期便秘率有所下降,提示脑卒中导致的便秘可能是短暂性的,卒中相关因素不长期影响肠道功能。

表 5-4-1 脑卒中便秘患者一般资料及卒中情况分析(例)

组别	例数	卒中类型			卒中时期		
		缺血性	出血性	出血合并梗死	急性期	恢复期	后遗症期
便秘组	250	168	64	18	156	52	42
非便秘组	473	374	79	20	216	113	144
χ^2/Z 值		12.369			24.421		
P 值	<15	<0.05			<0.01		

(二)早期关注脑卒中患者认知及肠道功能

对脑卒中患者应早期关注其认知及肠道功能,及早处理。对存在有认知障碍的患者,应进行认知康复训练、必要的药物治疗及综合的护理干预以改善其认知功能。美国 Duke 大学医学院的研究人员指出,脑卒中患者无论发病后认知障碍的程度如何,均可以从康复治疗中获益。医护人员针对此类患者需加强对家属及陪护人员的健康教育,关注其胃肠道功能,必要时进行护理体检,做出相应的预防性或治疗性处理措施,如:饮食指导、定时排便、腹部按摩、中频电刺激、生物反馈等促进胃肠运动。有文献报道,早期实施认知护理干预能显著改善患者的认知功能,从而缓解便秘等并发症的发生。总之,鉴于脑卒中患者功能障碍的发生率较高,而伴有脑卒中后认知障碍(post-stroke cognitive dysfunction,PSCD)患者更容易发生便秘,因此,我们在对急性期脑卒中患者进行护理管理和监护时,要高度重视其认知及肠道功能,制订个性化干预措施,从而延缓便秘等并发症的发生、发展,以改善此类患者的预后和转归。

三、注意事项

存在认知障碍越重的脑卒中患者便秘的发生风险越高(表5-4-2),这可能与以下机制有关:脑卒中后认知障碍的程度与脑卒中左侧半球、额叶、颞叶等受损有关,左侧半球是优势半球,主要决定语言功能、运用技巧;额叶损害主要表现为随意运动、语言表述、精神活动3方面的障碍,颞叶损害可造成记忆障碍。研究结果显示,轻、中、重度认知障碍发生便秘的危险性是正常者的 1.519、2.879、3.064 倍,提示我们应重视认知障碍患者,提出个性化治疗及护理方案。总之,如厕过程不仅需要功能完整的直肠肛门功能,而且还需要完整的认知功能,大脑损伤引起的肛门直肠功能改变及认知障碍可以解释脑卒中患者便秘发生率较高的原因,但确切的病理生理及发生机制仍需进一步研究。

表 5-4-2　不同程度认知障碍对脑卒中后便秘的影响

认知情况	总例数	便秘例数	发生率(%)	OR95.0%CI	P 值
正常(对照)	272	65	23.9	1	<0.01
轻度认知障碍	203	66	32.5	1.519(1.001~2.282)	<0.05
中度认知障碍	212	101	47.6	2.879(1.950~4.250)	<0.05
重度认知障碍	36	18	50.0	3.064(1.498~6.265)	<0.05

四、临床推广的意义与不足

(一)意义

脑卒中已成为全世界威胁人类生命的第一位公共卫生问题,而认知障碍在脑卒中患者中相当普遍,脑卒中患者的认知功能应受到重视。据统计,脑卒中患者半数以上有认知障碍,本调查结果支持此观点。本研究还发现,便秘组患者认知功能得分低于非便秘组,这可能与认知障碍者情绪低落、表情淡漠、记忆减退、注意力不集中,对排便意识减弱、表达受损有关;也可能由于基底节区出现病变,从而致使患者因注意力、执行功能和言语功能等损害而出现认知障碍,而国内外研究报道,基底节病变是脑卒中后便秘的危险因素;或者由于脑卒中患者脑肠肽功能失调,引起 P 物质(SP)介导的肠肌收缩力明显下降和血管活性肠肽(VIP)介导的肠肌松弛过度导致结肠运动减弱,引发便秘,而 SP、VIP 与认知功能密切相关。可见,脑卒中后便秘往往出现认知障碍,而认知障碍会加重便秘的程度,两者相互影响,形成恶性循环,将很大程度上影响患者的康复及预后。故提示医护人员应关注患者的认知功能,尤其在表达、阅读及注意力方面减退的患者应高度重视,在进行认知功能训练的同时,定时排便,建立条件反射,促使定时排便习惯的养成。

(二)不足

脑卒中后便秘及脑卒中后认知障碍均是脑卒中患者常见的并发症,其发生率均较高。脑卒中后认知障碍可加重病情,影响预后及康复,也是导致老年人死亡的主要原因,但未引起足够的重视。目前认为脑卒中后便秘的发生与认知障碍有一定关系,但对其相关性研究较少且缺乏大样本的调查研究。

五、论文刊出

王丽,王静新,张晓梅,等.脑卒中后便秘与认知障碍的相关性研究及护理策略.中国实用护理杂志,2013,29(5):20-23.

(张晓梅)

第五节 冲封管对泵入去甲肾上腺素患者预防 血压骤增风险的方法

一、实施依据

去甲肾上腺素(NE)主要诱导血管收缩,被认为是危重休克患者血管加压药物的首选,因而在临床上被广泛使用。一些 NICU 患者因出血、感染、营养不良等原因出现低血压症状,常需使用 NE 来维持血压和血容量的稳定,从而保证重要器官(如脑)的血液供应。NE 与其他血管收缩剂类似,其半衰期很短,大约为 1~2 分钟,需要不断静脉内给药来维持恒定的血药浓度,临床上常使用高精度的微量注射泵(简称微量泵)将药液精确、均匀、持续地泵入患者体内。由于中心静脉置管可以快速补液、监测中心静脉压以及输注对静脉刺激强烈的药物,故而经常作为危重患者静脉输液的主要通路。临床使用过程中,很多患者在剧烈咳嗽、躁动时会出现血液上涌回流至静脉输液通道内,再加上重症患者本身血液呈高黏滞性,若不及时冲管就极易导致静脉通路堵塞。因此我们在临床护理工作中采用正确的冲封管方法定时进行冲封管就显得极其重要。然而,当我们对患者进行冲封管时,其深静脉置管或 PICC 管道内的药液会被一次性冲入患者体内,给药剂量就会显著增加。通过临床观察我们发现,对使用微量泵泵入 NE 的患者冲封管后,其血压值会骤然升高,监测有创动脉压的监护仪也会因患者血压超出预设值而发出警报,这势必会影响患者血流动力学的稳定。

二、实施方法

(一) 传统冲封管方法对患者 MAP 值的影响见图 5-5-1

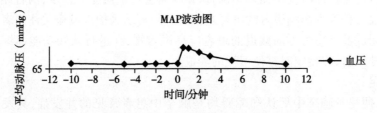

图 5-5-1　传统方法冲封管前后各时间点 MAP 值的比较

(二) 冲封管操作的改进

导管阻塞导致输液不畅的原因有很多,如血液反流在导管腔内形成血栓或血凝块,某些药物如纤维蛋白、钙盐沉积,附壁造成导管狭窄阻塞等。发生导管阻塞或在输液结束后,使用肝素盐水冲封管是中心静脉置管的常规护理方法。由于传统冲封管方法存在不足,无法保证患者的用药安全,因此,我们做出了相应的冲封管方法改进。当中心静脉导管输液不畅或导管常规护理而需要冲管时,先用注射器尽可能地抽吸静脉管道内剩余的药液,见回血后立即停止,然后再将 10~20ml NS 注入冲管。中心静脉导管的封管改进方法如下:由于单腔 PICC 管腔及延长管装置容积大约为 1.83ml,而锁骨下深静脉置管管腔及延长管装置容积大约为 1.5ml,当微量泵显示药液输注完毕时,则用一个含有 2ml 生理盐水(大于两种静脉置管管腔加延长管装置容积)的相同规格注射器放入微量泵,按原始泵入速度持续泵入,输注完毕后可再用常规方法进行封管。

三、注意事项

通过对临床使用 NE 患者的观察,患者在传统方法冲封管后的 30s、1 分钟、2 分钟、3 分钟、5 分钟、10 分钟这六个时间点的有创动脉血压值波动较大,尤其是封管后 30s、1 分钟这两个时间点的收缩压比基础血压值高约 50mmHg,需要引起我们护理人员的高度警惕。

四、临床推广的意义与不足

(一)意义

相对新的冲封管方法,既可以将延长管内的 NE 药液完全注入患者体内,且整个输注速度也未发生改变,又可以避免患者因封管引起输注速度和剂量的不准确而造成血压的异常波动(图 5-5-2)。

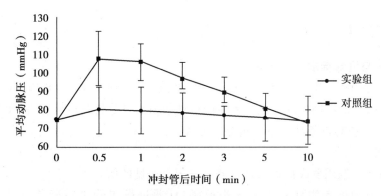

图 5-5-2　传统方法与新方法冲封管后各时间点 MAP 值的比较

(二)不足

本研究的局限性在于单中心设计,收集病例数较少,可能会造成结果偏倚。此外,采用冲封管前先抽吸静脉导管内剩余药液的方法并不能将其抽吸干净,尽管此方法可大大降低患者血压骤然升高的幅度,但在临床操作中还应加强对患者血压的观察,避免发生意外。本研究只对去甲肾上腺素进行了研究,其他同样需要使用微量注射泵持续泵入的血管活性药物冲封管后对患者动脉血压是否有影响需要进一步研究。新的冲封管方法较传统方法复杂,需要加强护士的操作培训,以保证患者的用药安全。

五、论文刊出

张晓梅,朱亚芳,周春兰,等.不同冲封管方法对泵入去甲肾上腺素患者血压波动影响的研究.中华护理杂志,2017,52(5):554-557.

(张晓梅)

第六节　重症脑卒中患者血糖增高时需要监测胃潴留

一、监测依据

急性脑卒中患者易发生高血糖，病情越重，应激性高血糖发生率越高。高血糖通过松弛胃近端，降低胃窦动力，增加独立的幽门活动以及诱导十二指肠不协调收缩，使胃排空延迟，高血糖是死亡的重要且独立危险因素。临床研究显示，胃动力障碍是糖尿病常见的并发症，可累及全胃肠道，50%~60%的糖尿病患者有胃排空障碍。不同血糖水平的脑卒中患者发生胃潴留的概率不同，且常常伴有意识障碍、语言障碍，不能有效沟通，当胃潴留量增加时不易及时发现，出现反流误吸甚至窒息等严重并发症的风险增加。因此，急性脑卒中伴有高血糖患者胃潴留监测不可忽视，需要护士严密监测，为此，通过对重症脑卒中80例高血糖患者的调查与研究，发现血糖值超过8.4mol/L时需要在保证肠内营养患者的体位、营养液给予的速度、正确给予输注方式等正规操作的基础上动态、持续地监测胃潴留量。

二、监测方法

（一）纳入与排除标准

血糖控制目标<10mmol/L，危重症患者血糖控制目标≤8.3mmol/L，空腹血糖≤6.1mmol/L，三个血糖控制标准为入组的标准数值。排除胃肠道疾患、胃大部切除手术、给予镇静药物、既往有胃肠动力不足病史的患者。

（二）方法

1. 监测器材　选用罗氏血糖仪进行测量并记录血糖的值。

所有重症卒中患者均具有肠内营养指征，且通过鼻胃管进行营养支持。给予营养过程中，采用空腹或随机血糖，根据血糖增高的不同参值分为6.1~8.3mmol/L（1组）；8.3~10mmol/L（2组）；>10mmol/L（3组）三组，分别观察不同参值情况下患者胃残留的发生情况。胃潴留标准按照《神经系统疾病肠内营养支持操作规范》中，24h>100ml为有胃潴留的发生，24h<100ml或未见潴留均为无胃潴留发生。

2. 血糖监测　急性脑卒中伴有高血糖者，空腹或随机血糖超过6.1mmol/L者，均需每日监测血糖4次；当血糖≥8.3mmol/L时，在持续给予肠内营养的过程中，遵医嘱给予胰岛素干预。在此期间观察有无胃潴留发生。收集资料时将7日的血糖值进行平均，再将不同参值的血糖与发生胃潴留的情况进行分组收集。

3. 结果

（1）一般资料：85例急性卒中伴有高血糖患者的一般资料中，有71.76%出现了胃潴留的情况。常规与胃潴留相关的内容：即格拉斯哥（GCS）评分为9.75±0.67分，鼻胃管置入深度55.56±0.79cm，管饲喂养初始速度55.00±3.16ml/h，持续给予速度82±4.5ml/h，均无统计学差异。

（2）不同血糖值患者发生胃潴留情况（表5-6-1）。

表 5-6-1 不同血糖值患者发生胃潴留情况

血糖	例数	发生胃潴留例(%)	χ^2 值	P 值
6.1~8.3mmol/L	22	10(45.5)		
8.4~10mmol/L	28	24(85.7)	10.704	<0.01
>10mmol/L	35	27(77.1)		

三、注意事项

（一）当血糖≥8.4mol/L 时,不仅要动态监测血糖值的变化,同时也要定时抽吸胃残留量,必要时应与监测血糖同步进行。

（二）持续给予肠内营养的过程中,遵医嘱给予胰岛素干预,在此期间观察有无胃潴留发生。

（三）血糖值波动较大或血糖值≥8.4mol/L 时,需要医护人员加以关注,建议改进护理措施,缩短监测胃潴留时间,防止胃内容物反流、误吸等不良事件的发生。

（四）发现患者日间单次潴留量>100ml,24 小时总量>300ml,可给予甲氧氯普胺 10mg,12h 肌内注射 1 次,以促进胃动力、减少胃潴留的发生。

四、临床推广的意义与不足

（一）意义

营养支持过程中保证肠内营养操作的规范性,动态监测重症患者的血糖及胃潴留情况显得非常重要。目前,抽吸胃内残留液、监测胃潴留的发生仍然是评价肠内营养耐受性的标准。临床上仍通过监测胃潴留量来预防患者反流、误吸等不良事件的发生。本文提示不同血糖值患者发生胃潴留情况不同,血糖值≥8.4mol/L 时发生胃潴留的概率会增加,尤其是超过10mmol/L 时,应注意监测胃潴留情况,同时遵医嘱加用胰岛素,有效预防误吸甚至窒息的发生。为此,需要医生进行较好的血糖调控,护士进行动态的胃潴留量的监测,保证患者的进食安全。

（二）不足

由于本研究仅限于重症脑卒中患者,可能结果存在一定的偏差,今后可在重症脑损伤患者中开展多中心、大样本的研究,以指导临床护理人员更及时、准确地判断胃残留的观察与监测,减少患者误吸的发生。

五、论文出刊

刘芳,魏娜.急性重症脑卒中伴高血糖病人发生胃潴留情况的分析,护理研究,2011,25（9）:2408-2409.

（刘雪芳）

第七节　象鼻式吸痰管在脑卒中非人工气道患者中应用效果观察

一、使用依据

脑卒中的发病率每年递增,肺部感染是老年脑卒中患者的常见并发症,有资料显示肺部感染并发症达 20%~40%,有效排痰是延长患者生命、有效控制感染的一大措施。吸痰是利用负压吸引原理,连接导管吸出痰液,是一种侵入性操作,常见并发症有低氧血症、肺不张、感染、呼吸道黏膜损伤、气管痉挛等。国内外均有研究证明,吸痰是临床工作常用的护理操作之一,并且它的正确、安全与否是呼吸道管理的关键。普通吸痰管由于头部无卷边,吸痰过程中如果吸痰管的位置不合适,吸痰管的头部易嵌顿入气道黏膜,不易将周边痰液吸出,且易导致黏膜损伤。普通吸痰管只能将靠近吸痰管头部的痰液吸出,不能有效清除周边痰液,导致吸痰不彻底,而缩短吸痰间隔时间,增加吸痰次数,频繁的吸痰刺激不仅导致气道黏膜损伤,还会引发恶心、咳嗽增加患者不适,甚至导致低氧血症及心律失常等严重并发症。此外,由于普通吸痰管管头及侧孔设计的原因,在操作规范中要求旋转吸痰管,但临床操作中即使进行旋转操作,吸痰管头部是否也随之旋转无法确定,在一定程度上影响吸痰效果,也烦琐了护理操作流程。痰液较黏稠时普通吸痰管还容易发生吸痰管堵塞现象。因此,头部为卷边象鼻形及独特侧孔设计的象鼻式吸痰管,在临床推广使用。

二、象鼻式吸痰管使用方法

吸痰方法同普通吸痰管,但吸痰过程中向上提拉吸痰,可旋转也可不旋转吸痰管,在痰液较多处,可多停留片刻,利于彻底清除痰液。

(一)图示象鼻式吸痰管(图 5-7-1)

(二)图解

象鼻式吸痰管头部为卷边象鼻形,靠近远端的四个通气孔根据管径大小按公式严格计算而设置,其孔径大小及距远端距离均与管径成直接对应关系,排列错落有序。一方面象鼻形的头部不易嵌顿到气道黏膜里,减少黏膜损伤;另一方面较普通吸痰管,象鼻式吸痰管在相

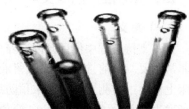

图 5-7-1　象鼻式吸痰管

同负压下吸力更大且均匀,吸痰范围半径也相应更大,清除痰液更彻底;此外,临床操作中痰液较黏稠时,即痰液(+++),使用普通吸痰管易发生痰液堵塞吸痰管现象,而象鼻式吸痰管依据流体力学的伯努利定理,在吸痰时,痰液经由象鼻形头部被吸出,气体经由四个小孔产生纵向作用力,使得导管远端不断震荡摆动,有效避免了痰液堵塞吸痰管。而且象鼻式吸痰管不需旋转吸痰管即可将痰吸净。

三、注意事项

临床上更有效的吸痰除了使用象鼻式吸痰管还要掌握最佳吸痰时机即:

1. 痰液到达大气道或喉部,可在大气管分布区域听诊到痰鸣音甚至不用听诊器即可闻及明显喉鸣音。根据痰液黏稠度的性质决定滴入湿化液的量及频率,保持痰液Ⅰ~Ⅱ度,通过翻身拍背、雾化、多频震动、体位引流等方式促使痰液排到大气道或喉部。

2. 清晨为最佳吸痰时间,清晨吸痰可使肺部经过一夜后进行一次充分扩张,增强肺功能,且清晨空腹情况下进行吸痰,可减少因恶心、呕吐引起的反流误吸,避免吸入性肺炎的发生。

3. 鼻饲营养液或药液及口腔护理前吸痰,同样可减少因恶心、呕吐引起的反流误吸。

4. 对于牙关紧闭的患者,可使用口咽通气管,易于吸痰管伸入口咽部及大气道处。

四、临床推广的意义与不足

（一）意义

头部为卷边象鼻形及独特侧孔设计的象鼻式吸痰管,不仅具有普通吸痰管简洁、方便地将患者的痰液吸出的优点,还可以提高一次性痰液吸净率,从而使得吸痰频率明显降低,减少了反复吸痰对患者气道黏膜机械性损伤,降低了因频繁吸痰刺激引发恶心、咳嗽甚至导致低氧血症及心律失常等严重并发症;同时也减少了护理人员工作量,减少患者痛苦,值得在临床上推广。

（二）不足

该研究仅针对吸痰效果进行了研究,未对患者舒适度做相关调查,可做进一步研究。

五、论文刊出

石磊,沙玲,沈小芳.象鼻式吸痰管在脑卒中非人工气道患者中应用效果观察.中华现代护理杂志,2016,22(6):861-863.

(沈小芳)

第八节　重症非人工气道患者痰液湿化的方法及效果

一、湿化依据

气道湿化方法很多,如气管内滴药、套管内滴入、雾化吸入等适用于绝大部分用于建立人工气道的患者,对于非人工气道需要气道湿化的患者大多用雾化吸入,是有一定疗效,但仍有很多限制,有年老体弱不能接受、病情影响无法雾化等,且仍有并发症不断发生。传统方法如雾化吸入,时间为15～20分钟,这段时间患者处于缺氧状态,不能耐受,患者有不适感,甚至有濒死感,尤其对呼吸微弱者,且每日2次,湿化效果不持久;昏迷患者由于不能配合大口吸气,气道湿化效果不佳。此外,重危患者气道管理中,气管切开患者受到普遍重视,但临床上对未行气管切开的危重患者易忽视,往往导致痰液黏稠、气道堵塞致低氧血症甚至死亡,向其口咽部滴入适量湿化液,以保持痰液黏稠度Ⅰ～Ⅱ度,易于咳出和吸出,保持呼吸道通畅,可预防因痰液黏稠、结痂致气道不畅,低氧血症甚至窒息的发生。

二、气道湿化方法

（一）图示气道湿化方法（图5-8-1）

（二）图解

患者取侧卧位,用5ml无菌注射器(去针头)抽取气道湿化液从口角上方沿咽喉部缓慢滴入湿化液,滴入过程中观察患者呼吸、血氧、心律等。湿化液配制方法:生理盐水100ml+α-糜蛋白酶2万单位。滴入时间、量依据痰液黏稠度而定,滴入湿化液的量及频率见表5-8-1、表5-8-2。

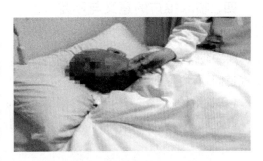

图5-8-1　气道湿化方法

（三）痰液黏稠度评估表

表 5-8-1 痰液黏稠度评估

痰液黏稠度 I°	痰液如米汤或白色泡沫样,易咳出或吸出
痰液黏稠度 II°	痰液外观比较黏稠,吸痰较困难,痰液黏附吸痰管内壁但易被(一次)冲净
痰液黏稠度 III°	痰液外观明显黏稠,常呈黄色,痰液黏附吸痰管内壁不易被冲净,吸痰困难
痰液黏稠度 IV°	吸不出痰液,有痰血痂

（四）滴入湿化液频率及量

表 5-8-2 滴入湿化液频率及量

痰液性质(度)	湿化量(ml)	湿化频率(h)
I	1	3
II	2	2
III	3	1
IV	4	0.5~1

三、注意事项

（一）滴入量、时间不是一成不变的,要根据痰液黏稠度及吞咽功能情况确定滴入湿化液的量和间隔时间。

（二）滴入湿化液时,患者宜侧卧位或头偏向一侧,以防误吸,且要从口腔上方滴入以扩大湿化范围。

（三）口咽部滴入湿化液,对吞咽功能障碍患者要谨慎,量适当减少,一次总量不超过3ml,并采用咽部健侧卧位,避免呛咳,以防误吸。

（四）如清醒患者,嘱将湿化液含在口咽部,勿吞下。

（五）湿化液配制按无菌操作执行,滴入时消毒针、乳头和手,每24小时更换湿化液和注射器,执行消毒隔离制度。

（六）气道管理是一个综合措施,滴入湿化液同时配以翻身、叩背,鼓励有效咳痰,有效吸痰,并加强护士的责任心教育。

四、临床推广的意义与不足

（一）意义

对于收治重症患者的科室如重症监护室、神经内科、老年科、呼吸科,如果患者存在非人工气道问题,均可推广应用,但应注意人员的培训,规范操作。

（二）不足

此研究中气道湿化液对气道黏膜的影响尚不清楚,需做进一步研究,确保该项技术的安全性。

五、论文刊出

沈小芳,沈艳婷,汪琪,王久萍.重症非人工气道患者痰液湿化效果观察.护理学杂志,2008(15):43-44.

（沈小芳）

第九节　集束干预策略在预防重症缺血性脑卒中患者下肢深静脉血栓中的应用

一、应用依据

重症缺血性脑卒中患者由于自身基础疾病的影响,导致长期卧床、肢体少动或制动,维持静脉系统血液循环的"静脉泵"作用丧失,因而造成静脉血流迟缓或淤滞,进而后者使血管扩张造成血管损伤。此外,大量使用脱水剂等药物使血液浓缩从而加重血液高凝状态,以上因素导致重症缺血性脑卒中患者成为发生下肢深静脉血栓(DVT)的高危人群。近年来,下肢 DVT 的预防逐渐引起了医务人员的关注和研究,但对于大量内科患者下肢 DVT 的预防措施及临床效果研究尚不明确。集束化干预(bundle of care)是集合一系列有循证基础的治疗及护理措施来处理某种难治的临床疾患。本研究在参照 2010 年英国国家卫生医疗质量标准署发表的关于预防静脉血栓栓塞症的 NICE 指南并对一些有价值的相关文献进行综述分析,结合患者临床实际情况及意愿,在 2012 年初制订了预防重症缺血性脑卒中患者下肢 DVT 的集束干预策略,并将其应用于临床。比较实施集束化干预的 228 例重症缺血性脑卒中患者与采用常规护理的 206 例患者下肢 DVT 的发生情况。

二、研究方法

（一）集束化干预策略的制定

查阅及参考近年来有关 DVT 预防的文献报道,分析总结了一系列有循证基础的护理措施,并结合患者实际临床情况及条件,针对重症缺血性脑卒中患者制定了一套行之有效的预防下肢 DVT 的集束干预策略。

（二）集束化干预策略具体内容

1. 预防性筛查　患者入院时进行静脉血栓栓塞危险因素评估和出血危险因素评估,并在患者入院 24 小时内测量并记录双下肢周径;此后每天测量 2 次并与入院时数值进行比较。肢体固定点周径测量部位为髌骨中线以上 15cm 及以下 10cm。正常情况下,患肢与健肢周径相比较不超过 1.5cm。同时严密观察患者肢体皮肤温度、色泽、水肿情况等变化,发现异常情况及时记录并通知医生,警惕下肢 DVT 的发生。患者入院后 48 小时内完成双下肢静脉彩色多普勒超声检查,确诊无下肢 DVT 形成,抽血化验血常规及凝血常规,如出现下肢 DVT 相关症状和体征时立即复查双下肢静脉彩超及凝血常规等。

2. 体位护理　肢体功能位摆放,抬高患肢,保持瘫痪肢体高于心脏水平 20~30cm,以促进静脉血液回流,减少下肢 DVT 形成的危险因素。

3. 营养支持和液体管理　根据患者的体质指数(BMI)制定饮食方案,吞咽功能障碍者给予管饲营养,合理选择营养液以保证患者足够的营养摄入,饮水量每天保持在 1500~2000ml 为宜。必要时给予肠外营养辅助,保证患者每日足够的液体量摄入,以防止血液浓缩。脱水治疗的同时严密观察并记录患者的液体出入量,保持患者体液平衡。保持患者大便通畅,必要时遵医嘱给予开塞露肛注或灌肠,避免因排便困难导致患者腹内压增高而影响下肢静脉血液回流。

4. 保护血管 对护理人员进行临床操作规范化培训,提高穿刺成功率,注意血管的保护。尽量避免在患者双下肢进行穿刺和输液,禁止在患侧肢体处进行穿刺和静脉输液,避免在下肢深静脉置管,以免因血管内膜损伤和影响血液流速而导致静脉血栓的形成。

5. 物理预防 物理预防是利用机械加压的原理,促进下肢静脉血液的回流,减少血液淤滞,保护静脉血管壁,不干涉凝血机制,可以有效防止 DVT 的形成。目前物理预防防止静脉血栓栓塞的措施主要包括梯度压力袜、间歇充气加压装置、足底动静脉脉冲装置。参照 NICE 2010 年预防静脉血栓栓塞症指南,卒中患者建议使用间歇充气加压装置预防 DVT。

6. 药物预防 根据患者的临床表现及化验结果对静脉血栓形成的高危人群合理使用抗凝药物,如低分子肝素钙等。使用抗凝药物期间严密观察患者有无出血倾向或其他不良反应,注意局部皮肤的保护,定期更换注射部位。

7. 肢体关节被动运动 由专业康复理疗师每日按时进行踝关节的背屈、内翻、外翻、旋内、旋外运动,每天锻炼 2 次,每次 15~20 分钟。进行腓肠肌按摩,一手将患者下肢抬高,一手有节律自下而上挤压,挤压与放松交替进行,每次持续 3~5 分钟,每天按摩 2 次。

三、注意事项

集束干预策略是近年 ICU 的专业新名词,也是危重症医疗质量管理理念的一种体现,以循证医学为基础整合起来的集束干预策略,其将分散的治疗护理方法归纳总结,系统化,可集众所长,相互弥补,从而增进疗效并促进不同学科间的合作,达到持续改进治疗和护理质量的目的。集束干预策略的意义在于要对所选择的患者持续地执行每一项措施,而不是间断地执行或选择其中的一两项来执行,这就要求护理人员在实施集束化干预策略前须经过严格的培训及考核,并采取有效的手段在护理人员实施干预的过程中进行监督,目的是提高策略实施者的依从性和策略实施的可靠性及持续性。

四、临床推广的意义与不足

(一) 意义

下肢 DVT 已成为近年来研究热点,其病因的复杂性,病变的多发性、反复性,并发症的危重性已被社会普遍关注。下肢 DVT 的治疗关键在于预防。《中国急性缺血性脑卒中诊治指南》明确强调:应重视卒中后 DVT 和肺栓塞等并发症的预防。本研究基于 DVT 的发病因素,对重症缺血性脑卒中患者采用上述集束化干预策略,结果证实集束化干预可促进瘫痪肢体深静脉的血液回流,减轻血液的高凝状态,保护下肢静脉血管,防止血管壁的损伤,可有效防止 DVT 的发生,值得临床推广使用。

(二) 不足

集束化干预策略是在循证的基础上进行的各项干预措施的整合,随着医疗护理技术及理念的发展,进行必要的循证更新方能为临床决策提供最好最新的证据。故在今后本课题的进一步研究或临床推广时需进行必要的循证更新。

五、论文的刊出

邓秋霞,高岚,王丹丹,等.集束干预策略在预防重症缺血性脑卒中患者下肢深静脉血栓中的应用.中华现代护理杂志,2013,19(33):4119-4123.

（邓秋霞）

第十节　脑卒中偏瘫肩关节半脱位患者的康复护理经验介绍

一、康复依据

肩关节半脱位是卒中偏瘫患者常见的症状之一,常在脑卒中早期即可出现,主要原因有:①肩袖肌群尤其是肩上部肌群的瘫痪和无力;②关节囊、韧带由于上肢重力牵拉而被动延长、松弛;③肩胛骨后缩、下旋使肩关节稳定性下降;④偏瘫后未采用正确的良肢位摆放或采用错误的运动模式,造成过度牵拉延长和继发损伤。研究报道,脑卒中患者肩关节半脱位发生率在17%~81%且超过20%的患者伴有肩痛、肩手综合征以及废用肩等并发症,甚至继发腋神经损害。为了最大限度地减轻患者的功能残障,减少并发症的发生,提高患者的生活自理能力和生存质量,进一步指导临床一线护士工作,现将本科室有关脑卒中偏瘫关节半脱位患者的康复护理进行系统梳理。

二、康复护理

（一）良肢位摆放

良肢位又称抗痉挛体位,主要是通过静止性的反射抑制和持续性控制来对抗异常运动模式,控制肌痉挛,促进分离运动的出现,防止偏瘫肢体发生肩关节半脱位、肩关节疼痛、关节挛缩、失用综合征等一系列并发症;仰卧位(图5-10-1)、患侧卧位(图5-10-2)和健侧卧位(图5-10-3、图5-10-4)等各种体位循环交替,有利于身体各关节的不同位置传入大脑,给大脑正常刺激。早期良肢位摆放一方面可避免异常肌张力的形成和强化,另一面保护了关节囊和韧带不继续松弛和发生继发性损伤,继而能够有效促进肢体功能恢复(表5-10-1)。

表5-10-1　神经内科良肢位摆放方法

| 仰卧位 | 患侧肩:放于枕上,保持肩前伸,外旋。
患侧上肢:放于枕上,外展20°~40°,肘、手指伸展置于枕头上,腕关节背屈,掌心向上。
患侧臀部:固定于枕上;
臀部至大腿外下置楔形枕头伸直下肢,腘窝放小枕,使髋关节伸展并呈中立位,膝关节呈轻度屈曲位;
足底与床尾间置一硬板使足处于中外立位 | 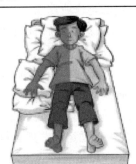
图5-10-1　仰卧位 |

续表

患侧卧位	躯干:略后仰,背后软枕固定。 患侧上肢:患侧上肢和躯干呈90°,伸直肘关节,手心向上手指伸开,腕关节自然背伸。 患侧肩:向前平伸,外旋。 患侧下肢:稍后伸,膝微屈,髋关节伸直。 健侧上肢:自然置于枕上或身上。 健侧下肢:保持踏步状置于身前枕上,膝、踝关节自然微屈。	 图 5-10-2　患侧卧位
健侧卧位	患侧肩:向前平伸,前屈约90°,下用枕头支撑。 患侧上肢:向前伸,放于枕上。 患侧下肢:骨盆旋前,髋关节呈自然半屈曲位,置于枕上。 健侧上肢:可自由摆放,以病人舒适为宜。 健侧下肢:平放在床上,轻度伸髋,稍屈膝。	 图 5-10-3　健侧卧位
床上坐位	头部:无需支持,以便患者学会主动控制头的活动。 躯干:背部用枕头垫好,保持躯干伸展。 上肢:伸展位放在床前桌上,臀下置一坐垫。 下肢:髋关节保持90°屈曲位,双膝屈曲50~60°,膝下垫一软枕,患侧足底抵一沙袋,保持踝关节背屈或足中立位。	 图 5-10-4　床上坐位

(二)运动与作业疗法

脑卒中住院患者肩胛骨被动运动保证了肩胛骨的正确位置,避免了后续肩关节活动中可能出现的疼痛;肩关节主、被动运动对肩关节功能的恢复有较好的促进作用,且通过主被动活动促进了上肢静脉的回流;挤压肩关节、肩周肌肉刺激及负重训练均能较好的刺激肩周肌肉,促进肩上提相关肌肉肌张力和肌力的恢复;肩关节控制训练则是在肩周肌力恢复到一定程度后的高级训练,能更快地促进肩关节力量的恢复。具体方法如下:

1. 肩胛骨被动运动　患者仰卧位或健侧卧位,治疗师一手托住患侧上肢使之处于外旋位,另一手放在患侧肩胛骨内缘下角处以活动患侧肩胛骨,做外旋、外展的活动并尽可能让其充分前伸。

2. 肩关节主、被动运动　患者仰卧位,练习 Bobath 手上举动作,注意避免患侧上肢内旋,肘关节应保持伸直,肩关节作缓慢前屈、环转运动,动作范围由小到大;患者取坐位,在康复训练桌上摆放一滚筒,用Bobath手推动滚筒做向前、后的滚动训练。

3. 挤压肩关节　患者仰卧位或健侧卧位,患侧肩关节前屈90°、伸肘、前臂旋后、腕背伸,治疗师一手握患者患侧手,一手置肘关节处,沿上肢纵轴向肩关节方向挤压,患者向相反方向用力抵抗。

4. 肩周肌肉刺激及负重训练　患者坐位,治疗师一手支撑住患臂伸向前,一手轻轻向上拍打肱骨头,然后用手快速拍打、擦刷患侧肩周的冈上肌、三角肌、肱三头肌。然后患侧肘关节伸直,腕关节背伸,五指伸直,患侧手放在臀位水平略外侧,诱导患者将重心移至患侧,利用患者体重使患侧上肢各关节受压及负重。

5. 肩关节控制训练　患者仰卧位,肩关节前屈90°,肘关节伸直,做上肢向前、后、左、右的摆动(若患者在肩前屈90°的时候不能保持,可以先从120°开始)。

(三)充气式肩吊带

临床常规使用肩关节吊带作为防止肩关节半脱位的辅助方法。普通吊带仅限于牵拉肱骨头上移并向上内侧挤压而紧贴关节盂,在肩关节外展时,由于肱骨头下方(腋下)缺乏有效的支撑而不能维持肱骨头与关节盂有效接触。但充气式悬吊带,是在肩关节吊带的基础上加以改进,在腋下增加了气囊装置,不仅能发挥普通型吊带的牵拉、挤压作用,其腋下的气囊还能提供有效的支撑作用,从而防止肱骨头下滑。充气式肩吊带可以早期用于患侧上肢处于弛缓期的坐位或立位训练,保护患侧肩关节。使用方法如下:

1. 充气性肩吊带由肩吊带和腋下气囊两部分组成。

2. 选用尺寸大小合适患者的肩吊带,先将患侧上臂用束带固定,向上提拉上肢使肩关节复位,将吊带固定于对侧腋下。

3. 再将适当充气的气囊固定于患侧腋下,以克服患侧上肢的重力牵拉,维持正常的盂肱关节解剖关系,克服患肢的内收内旋倾向。

4. 每日使用时间不少于4h,共使用8周。

(四)功能性电刺激

功能性电刺激(functional electrical stimulation,FES)是以低频脉冲电流刺激功能障碍的肢体或器官,以其产生的即时效应来代替或矫正已丧失的功能,并通过高级神经中枢的调整,促进功能重建。具体做法如下:

采用加拿大Thought公司生产的MyoTrac系列生物刺激反馈仪,型号MyoTrac infiniti。治疗选用神经肌肉电刺激方案,治疗部位为患侧肩关节(选取shoulder strength 模式),患者取坐立位或半卧位,清洁皮肤,将电刺激电极置于瘫痪肌群表面,A通道电极贴于三角肌中后部,B通道电极贴于冈上肌部位,频率35Hz,刺激强度30~70mA。开始治疗时刺激持续时间10s,两次刺激间隔15s,共电刺激50次,时间共20min,治疗疗程为30天。

三、注意事项

(一)鼓励患侧卧位,适当健侧卧位,尽可能少采用仰卧位,应尽量避免半卧位,保持正确的坐姿;患者保持床上坐位较困难,因此在无支持的情况下,应尽量避免床上坐位;无论任何体位,均需每2小时翻身1次,避免骶尾部、足跟、髋部、外踝等处发生褥疮。

(二)以上所有运动尽量在无痛的情况下进行,避免暴力操作。

（三）在患者坐位、立位或步行时佩戴充气式肩吊带，功能训练及卧位休息时卸下，每次连续使用不超过2h，感局部不适时可暂时卸下休息。

（四）在电刺激治疗中，为防止上肢屈肌挛缩，应以刺激相应伸侧肌群为主。

四、临床推广的意义及不足

（一）意义

正确的良肢位摆放可以改善偏瘫患者的痉挛模式；保护患者的关节和周围软组织，尤其是保护患侧肩关节，预防肩关节半脱位；防止肩胛带后缩、骨盆后缩、髋关节外展外旋；预防和缓解偏瘫患者突然增加的张力，增强抗痉挛体位；有助于诱发患肢主动运动。

运动与作业疗法保证了肩胛骨的正确位置，避免了后续肩关节活动中可能出现的疼痛，促进了上肢静脉的回流，有利于肌肉肌张力和肌力的恢复。

充气式肩吊带技术投入少，操作简单，易于在基层医院开展，使患者节约住院费用，早日回归社会，减轻家庭社会负担，社会效益巨大。

FES利用低频脉冲电流刺激神经或肌肉，引起肌肉收缩，加强了肌肉的血液循环，促进神经兴奋及传导功能恢复，延缓了肌肉废用性萎缩，加快了神经再生过程及运动功能恢复，能够在短期内明显提高肩关节半脱位的复位率。

综上，临床上建议应该采用综合的康复护理手段来全方位、多角度的精细化、系统化预防和治疗脑卒中偏瘫患者的肩关节半脱位。

（二）不足

本文为本科室对临床工作的经验总结介绍，各种康复方法都有各自的针对性和优势，但使用也存在一定局限性，需根据患者自身临床情况选择最佳手段，加之临床对脑卒中偏瘫患者预防关节半脱位的临床研究存在差异性，实际临床效果不确定，大多数为小样本或理论研究，尤其缺乏同类方法的大样本临床对比研究。

（刘雪芳）

第六章 经验、革新、专利的应用

第一节 约束手套在神经重症患者中的应用

一、应用依据

神经疾病患者经常会出现烦躁、抽搐、精神异常等症状,此时医生会开启保护性约束的医嘱,护士会使用约束手套、约束带进行患者肢体的固定。因此,临床中出现多种约束工具的使用,但是神经疾病患者不同于其他疾病患者,存在意识障碍、不能进行沟通交流等问题,所以制作一种符合神经重症患者躁动不安、精神异常以及癫痫发作需求的约束工具,显得非常重要。为此制作了神经科患者约束手套,它不仅可防止患者拔除导管、碰伤、坠床、约束导致的皮肤损伤,同时也适合医生进行查体,是临床护士的急需,也对临床患者的安全起到了重要作用。

二、制作方法

(一)材质

约束手套由长 35cm,宽 20cm 的 8 层纯棉布制作而成,手背腕端上 10cm 处交叉固定两根长 60cm,宽 2cm 的固定带,指尖端有一开口,手套内侧面延伸出长 15cm 梯形扣带,扣带内侧面放置长 10cm,宽 5cm 的尼龙搭扣 1 对(图 6-1-1)。

(二)使用方法

1. 将搭扣扣紧,搭扣的开口在手背。

2. 手套开口拉紧并重叠于腕部的内侧,固定带可根据患者的松紧度缠 2~3 圈,再固定于床或床档上。

3. 监测外周血氧饱和度时,指套可由指端的搭扣处放置。

4. 医生查体及其他操作时,只要打开搭扣,不用打开固定带即可,这样不仅方便了神经科查体,而且防止了意外事故的发生。

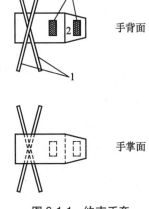

手背面

手掌面

图 6-1-1 约束手套
1. 固定带 2. 梯形扣带
3. 尼龙搭扣

(三)使用效果

将 8 层棉布制作的约束手套给予临床多位烦躁、精神异常等神经科重症患者应用,未出现坠床、皮肤损伤、管道拔出等异常现象,收到良好的效果。

三、注意事项

(一)此约束手套使用前需要根据患者的评估结果进行使用。

（二）如若患者四肢肌力在Ⅲ级以下，可以不给予约束手套的应用。

（三）对于可配合但时有意识模糊的患者，可以将手套固定带缠绕在患者的手腕部，不给予约束，只要求患者的手指通过戴手套，摸不到各种导管，防止出现非计划性拔管的发生。

（四）约束手套应用时，可以与约束带同时进行双固定，适用于剧烈烦躁、谵妄的患者。

四、推广的意义与不足

（一）意义

此约束手套材质较厚，受力面积大，不易使烦躁患者摸到各种导管，杜绝了患者拔管现象；尤其上肢Ⅲ级以下的肌力时，完全不用系固定带，只要戴好手套，并在腕上缠绕系好即可，这样便于肢体的活动，减少废用综合征的出现；搭扣处易于神经科查体、快速血糖监测、外周血氧饱和度监测及手背部的穿刺；由于材质的厚度、固定带的缠绕，使患者不会出现皮肤的勒伤，减少局部皮肤受损的概率，同时不会影响肢体血液循环；约束手套套腔宽松，易于患者手指活动，防止手指与床档的摩擦，减少手部的损伤；制作简单，价格低廉，可反复清洗消毒，防止交叉感染。

（二）不足

约束手套与约束带同时使用时，需要先将约束带缠绕在腕部，再将约束手套套在外面，此时需要另在约束手套的侧面开一小孔，方便将套在腕部的约束带系带从侧孔中掏出，方便固定在床的床档上。但目前此开口在制作时未给予实施，需要下一步改进。

五、论文的刊出

刘芳，郭米嘉，姚辉.约束手套在神经科的应用.中国实用护理杂志，2006，23（17）：66.

（刘　芳）

第二节　压疮预防评估表的设计与应用

一、应用依据

在危重症护理、老年慢性病护理中，压疮问题一直没有得到根本解决。护理界一致认为，预防压疮的重要性远远大于治疗。国际上有几种得到公认的压疮危险因素评估量表，如Norton Scale、Bradenscale、Anderson 等，然而因种族不同、皮肤特性及国情不同，将其用于我国临床，阳性预报率不够理想。本科室针对神经内科患者特点，通过循证设计了一种简单、方便、有效的压疮预防评估表，并根据评估内容列出所采取的护理措施，将压疮预防变成一项临床规范，便于护士掌握和执行。

二、压疮预防评估表的设计

（一）内容设计

参考 Braden Scale，结合长期卧床患者的特点，列出压疮危险因素，结合操作的可行性进行分析、归类后制作评估表，包括 4 个项目，共 10 个条目，每个条目按 0～1 进行 2 级评分，总分0~10分。得分越高,越易发生压疮。评分≥1时,即存在压疮危险因素;≥5时,则是压疮高危患者,评分为0时,停止评估,改为每周评估两次(表6-2-1、表6-2-2)。

表6-2-1　住院病人预防压疮评估表

危险因素	评估内容		评估日期
	0	1	
感觉知觉度	好	差	
潮湿度			
大汗	无	有	
小便失禁	无	有	
大便失禁	无	有	
活动度			
导管影响	无	有	
病情影响	无	有	
拒绝翻身	否	是	
可动性			
改变体位的能力	有	无	
摩擦力和剪切力	无	有	
皮肤水肿	无	有	
总分			
护士签名			

表6-2-2　住院病人预防压疮护理措施

护理措施	日期
使用气垫床	
翻身每2h一次	
皮肤清洁爽滑,擦护肤品(下午)	
床铺整洁、干燥、无屑	
禁用热水袋	
及时更换衣服	
便后外阴冲洗	
导尿	
固定好导管,指导活动	
据病情指导活动	

续表

护理措施	日期
改变体位的能力	
告知病员或家属,使之配合或签字	
受压处贴薄型水凝胶半透膜	
半卧位不超过半小时	
避免拖拉推动作	

（二）压疮预防评估表的方法与效果

1. 方法　新入院及转入患者均要求进行首次评估,评分<5分,每周评估2次并记录,评分≥5分时,每日评估1次并记录;病危患者每班评估并记录;有变化时随时评估并记录。当评分≥1分时根据表中的危险因素针对性地采取预防措施;≥5分时,患者处在压疮高危状态,需填写压疮预警报表,并做好床边交接,加强护理干预并随时检查干预效果。

2. 效果　纳入的348例患者中,仅1例因家属拒绝翻身致Ⅱ度压疮发生,发生率为0.04%,与对照组2126例患者压疮发生率0.89%比较,差异有显著性意义($P<0.01$)。

三、注意事项

（一）准确评估,评估者均需经过专业培训,方能进入临床实践,避免因评估不准而导致护理措施落实不到位。

（二）重视骨隆凸处的皮肤观察与评估。

（三）有色素沉着的皮肤,需特别关注局部有无发热、肿胀。

（四）评分≥1分,即有发生压疮的风险,须采取相应的护理措施。

四、临床推广的意义与不足

（一）意义

压疮预防评估表列出神经内科患者压疮发生的危险因素与预防护理措施,直观、简要、高效,易于护士掌握和接受,规范了专科护理内容,特别是对轮转护士、新护士的专科知识培训效果显著,明显降低压疮发生率。

（二）不足

评估是一个动态的过程,尤其是危重患者,需要根据病情变化不断地评估,并制订出相应的护理措施。在压疮预防护理中,此表只是一种评估工具,具体还要靠护理人员去执行。所以,加强护理人员责任心教育,明确岗位职责严格交接班制度,完善并落实护理措施是预防压疮的关键,如果管理者意识不到这一点,那么任何一种表格均形同虚设,起不到较好的临床效果。

五、论文刊出

沈小芳,沈艳婷,汪琪,等.压疮预防评估表的设计与应用.护理学杂志,2007(03):44.

（沈小芳）

第三节　气管套管吸氧湿化转接装置的应用

一、使用依据

使用人工气道的病人,在脱机过程中,常使用湿化气道和给氧方式用以辅助病人进行呼吸与气管的湿化。有效给氧及湿化是治疗的重要环节,如果湿化不到位,可造成排痰不畅,痰痂形成,进而发生肺部感染,目前所用的气管插管和气管套管因未设专用的给氧管路和湿化管路,只能将氧气管及湿化管固定于气管套管内。这种方式的缺点在于,将氧气管或湿化管末端压入气管套管内时,必然会造成氧气管或湿化管的弯折,以致管内气流不通畅;吸痰时,反复要将两管从套管内取出,吸痰后又需重新放回固定,增加了感染机会;且更容易发生两管的滑脱,无法保证给氧及湿化效果。有学者发明的多功能新型气管导管是将两管接头开口于气管套管两侧,使用期间痰液容易堵塞两管开口且无法更换。因此,我们制作了气管套管吸氧湿化转接装置,此为外置装置,通过临床应用研究发现能有效解决气管套管给氧、湿化问题,为临床重症患者的救治提供了更好的选择。

二、使用方法

（一）图示气管套管吸氧湿化转接装置(图 6-3-1)

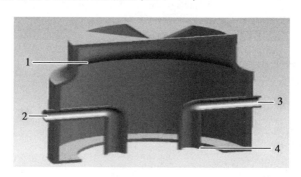

图 6-3-1　气管套管吸氧湿化转接装置示意图
1. 壳体　2. 第一导向管　3. 第二导向管　4. 圆形开口

（二）图解

气管套管吸氧湿化转接装置采用聚丙烯材料,结构包括壳体、第一导向管、第二导向管、壳体底部的圆形开口。第一导向管和第二导向管设于壳体上,接口朝向壳体外,延伸端均能向下延伸到气管套管内。

（三）使用方法

将壳体底部的圆形开口卡在气管套管上;第一导向管和第二导向管的接口端分别接氧气管和湿化管。

三、注意事项

该装置采用环氧乙烷灭菌,一次性使用。装置顶端可覆盖纱布或接人工鼻,进行空气过滤加温。如果病人气管分泌物多,随时更换,防止发生痰堵,保证湿化及给氧效果。

四、临床推广的意义与不足

（一）意义

气管套管吸氧湿化转接装置有供氧、湿化、简单过滤 3 种功能,脱离呼吸机辅助呼吸的气管插管或气管切开病人可以很好地进行给氧及湿化,简化了氧气管和(或)湿化管与气管套管的连接方式,结构简单、使用便捷,适用于任何气管套管。并具有以下优点:

1. 易于固定,不会因为病人咳嗽时对管道产生的冲击力或病情需要采取特殊体位时的重力作用等因素,发生两管松脱。

2. 气管套管吸氧湿化转接装置为外置装置,易更换。

3. 此装置为一次性使用物品,符合美国疾病防治中心感染防控指南规定,每日更换,有分泌物沾染随时更换,能够有效防止感染。

4. 使用此种气管套管吸氧湿化转接装置,护理人员能够更加方便地进行气道湿化、吸痰、叩背和更换给氧管路和湿化管路等操作,大大减少了护理的工作量和工作时间。

5. 临床上常用医用胶布缠绕的方法固定氧气管及湿化管,被痰液污染的胶布是细菌生长繁殖的良好培养基,极易造成局部感染,此气管套管吸氧湿化转接装置不需要胶布固定,固定简单且牢固,操作时不需反复取出湿化管、给氧管,减少污染机会,能够有效降低病人感染概率。

6. 材质安全、成本低廉。该装置采用的材质为聚丙烯,是无毒、无臭、无味的乳白色高结晶的聚合物,具有良好的耐热性、化学稳定性,且聚丙烯是目前塑料中最轻的品种之一,该装置重量约 3g。

（二）不足

此装置未经过大样本病例进行深入研究,没有数据支持。

五、论文刊出

胡容,刘婧桓,薛云娜,等.气管套管吸氧湿化转接装置的制作与临床应用研究.护理研究,2015,29(10):1931.

（霍春暖）

第四节　造口袋在大便失禁或腹泻患者中的应用

一、应用依据

神经危重症患者常因病情危重、神经功能紊乱、肛门括约肌松弛或长期大量应用广谱抗生素而引起大便失禁或腹泻,最常见的并发症是会阴部、骶尾部皮炎及压力性溃疡,它给患者带来痛苦及经济负担加重并给护理工作带来困难。大便失禁是指肛管部位相关括约肌或其相关支配神经损伤而失去对粪便和气体的控制能力;腹泻是指正常排便形态改变,频繁排出松散稀薄的粪便甚至水样便。为了寻求大便失禁或腹泻管理更好的办法,我科 ICU 在大便失禁或腹泻患者肛周护理中应用一件式造口袋。和常规护理相比,发现神经危重症患者大便失禁或腹泻肛周护理中应用造口袋能有效减轻肛周皮肤损害的程度,减少肛周皮肤破损的发生,减少肛周护理的次数,提高护士的工作效率。

二、应用方法

（一）肛周护理操作流程（图 6-4-1）

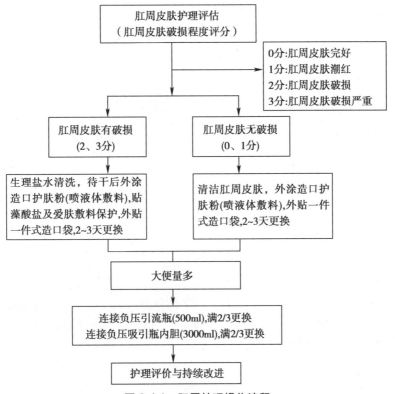

肛周皮肤护理评估
（肛周皮肤破损程度评分）

0分:肛周皮肤完好
1分:肛周皮肤潮红
2分:肛周皮肤破损
3分:肛周皮肤破损严重

肛周皮肤有破损
(2、3分)

肛周皮肤无破损
(0、1分)

生理盐水清洗，待干后外涂造口护肤粉(喷液体敷料)，贴藻酸盐及爱肤敷料保护，外贴一件式造口袋,2~3天更换

清洁肛周皮肤，外涂造口护肤粉(喷液体敷料)，外贴一件式造口袋,2~3天更换

大便量多

连接负压引流瓶(500ml),满2/3更换
连接负压吸引瓶内胆(3000ml),满2/3更换

护理评价与持续改进

图 6-4-1　肛周护理操作流程

（二）肛周护理操作七步骤（表 6-4-1）

表 6-4-1　肛周护理七步骤

护理步骤	图示
1. 病人取侧卧位测量肛门大小（图 6-4-2）	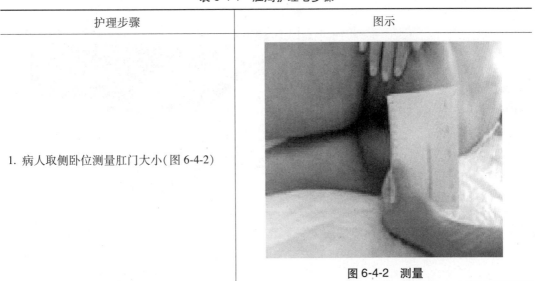 图 6-4-2　测量

护理步骤	图示
2. 将造口袋底板沿着中央孔径裁剪出直径为30~40mm的圆形小孔,并将造口袋的底盘边缘按12、3、6、9点的方向剪开小缺口,女性患者为避免造口底盘粘贴到阴道口,将底盘向阴道的方向剪去一部分(图6-4-3)	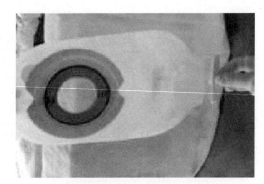 图6-4-3 裁剪
3. 护理人员按常规肛周护理,备皮并清洁肛周皮肤,保持肛周皮肤干洁(图6-4-4)	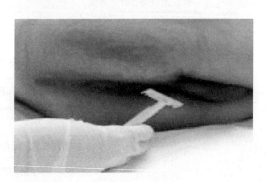 图6-4-4 备皮
4. 皮肤干燥后,涂抹一层薄薄的造口护肤粉(图6-4-5)	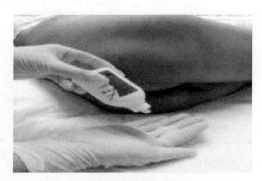 图6-4-5 涂抹

护理步骤	图示
5. 用手撑开肛周皮肤的皱褶（图 6-4-6）	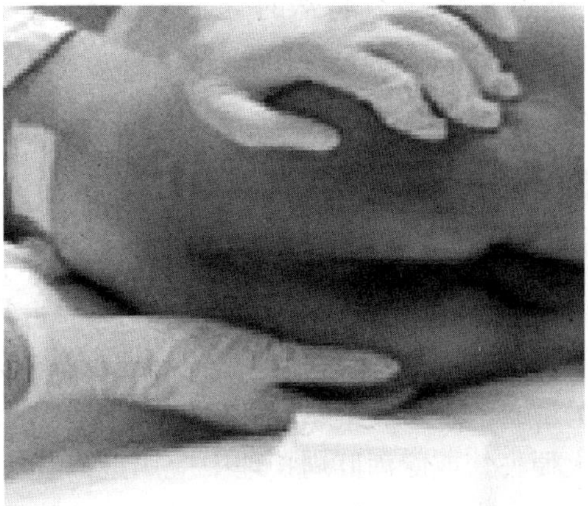 图 6-4-6　撑开
6. 将造口袋中央孔径对准肛门粘贴，并按压造口袋底板 2~3min，使粘贴紧密（图 6-4-7）	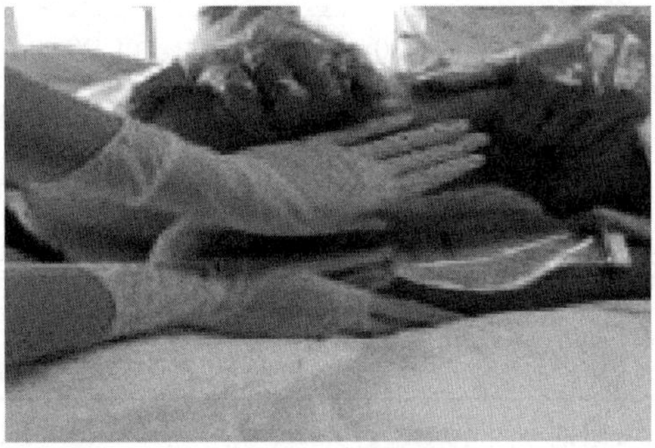 图 6-4-7　粘贴
7. 将造口袋封好（图 6-4-8）	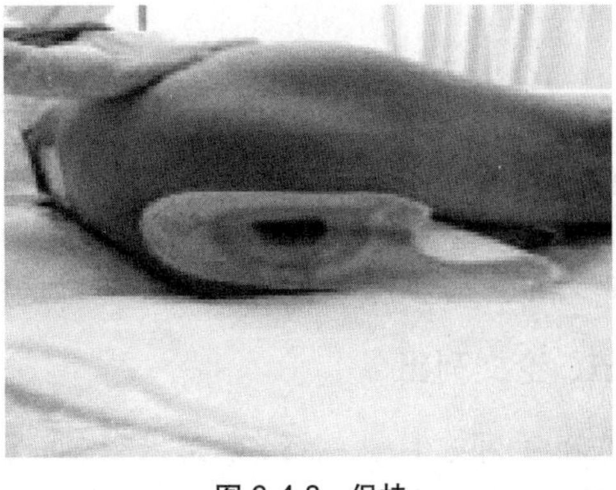 图 6-4-8　保持

三、注意事项

患者大便量多:连接负压吸引装置;患者肛周皮肤脏、潮湿、毛发多:加强清洁,涂抹造口粉,剃除毛发;女性特殊的生理结构:选用合适的造口袋型号,应用伤口保护膜;肛周皮肤破损:联合应用造口护肤粉+伤口保护膜,外贴水胶体敷料,在水胶体敷料之上再粘贴造口袋。

四、临床推广的意义与不足

(一) 意义

研究显示,应用造口袋的患者平均每日肛周护理次数 1.27 ± 0.26 次,少于对照组 3.52 ± 0.45 次($P=0.000$);肛周皮肤损害程度平均 0.35 ± 0.42 分,低于对照组 0.83 ± 0.38 分($P=0.000$);肛周皮肤破损发生率 6.7%,低于对照组 26.7%($P=0.038$),结果提示神经危重症患者大便失禁或腹泻肛周护理中应用造口袋能有效减轻肛周皮肤损害的程度,减少肛周皮肤破损的发生,减少肛周护理的次数,提高护士的工作效率(表6-4-2、表6-4-3)。

表6-4-2　两组患者平均每日肛周护理次数、肛周皮肤损害程度平均分比较($\bar{x}\pm s$)

组别	n	平均每日肛周护理次数(次)	肛周皮肤损害程度平均分(分)
实验组	30	1.27 ± 0.26	0.35 ± 0.42
对照组	30	3.52 ± 0.45	0.83 ± 0.38
t		-23.676	-4.716
P		0.000	0.000

表6-4-3　两组患者肛周皮肤破损发生率的比较

组别	n	有破损(%)	无破损(%)
实验组	30	2(6.7)	28(93.3)
对照组	30	8(26.7)	22(73.3)
χ^2		4.320	
P		0.038	

(二) 不足

在临床实施中,需要加强对护士的相关培训,拍摄标准化的操作视频。另外,粘贴了肛周造口袋的患者,存在无法观察排便次数等缺点,需在接下来的研究中进一步探讨。

五、论文刊出

张晓梅,邓逃生,张钦缔,等.造口袋在危重症病人肛周护理中的应用效果.护理研究,2014,28(12C):4526-4527.

(张晓梅)

第五节 新型气管插管固定支架的应用

一、使用依据

行经口气管插管术后的患者,临床上多采取胶布 X 型固定气管插管于患者面部,胶布固定存在较多缺点:容易造成患者面部牵拉痛、过敏或面部损伤,严重者可引发炎症致表皮溃烂甚至继发性感染;胶布黏性易受口腔分泌物、汗液及皮肤油性分泌物影响而减弱或丧失,以致固定不牢固,导致导管移位甚至脱出,危及患者生命安全;胶布固定易出现牵拉过紧现象,使患者产生不适感,且更换胶布易给患者带来疼痛或不适;胶布固定操作繁杂,需 2 人配合,每日更换,更换频次高,被污染或浸湿时需要更换,增加护理人员工作量。为了降低胶布固定造成的面部损伤及增强固定效果,我们设计了一种新型气管插管固定支架,通过 30 例患者的应用发现有效减少了患者面部皮肤损伤情况,增强了固定效果,提高了患者口腔舒适度,减轻了护理工作量。

二、使用方法

(一) 图示新型气管插管固定支架(图 6-5-1)。

(二) 图解

新型气管插管固定支架包括牙垫部分和设置于牙垫上的固定带、带孔侧翼。固定支架内径 10.9mm,外径 15.0mm。

(三) 新型气管插管固定支架使用方法

气管插管成功后,将该气管插管固定支架的 2 条固定带打开,置于患者口腔中,使患者上下齿咬合至条状凹槽内,将气管插管通过侧开口放置于管状通孔内,调整好插管深度后,将固定带根据插管粗细等实际需要扣向相应的卡孔,最后将 4 条寸带通过牙垫侧翼开孔呈"X"型系于双侧耳后固定。

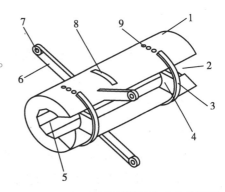

图 6-5-1 新型气管插管固定支架结构图
1. 牙垫部分 2. 牙垫侧开口 3. 固定带
4. 限位块 5. 管状通孔 6. 侧翼
7. 侧翼开孔 8. 条状凹槽 9. 卡孔

三、注意事项

将固定带根据插管粗细等实际需要扣向相应的卡孔,松紧适宜。侧翼及寸带与面部接触部位,可覆盖泡沫敷料,防止皮肤破损。

四、临床推广的意义与不足

(一) 意义

该气管插管固定支架避免使用胶布固定,其固定系带为棉质材料,有效避免了胶布固定所致的牵拉痛、过敏、面部损伤及更换胶布产生的痛感。新型气管插管固定支架即使在患者口腔分泌物、汗液等湿润的情况下,仍能保持牢固固定,有效防止了胶布因黏性减弱或丧失导致的脱管。该支架设有两条固定带分别位于牙垫的两端且固定带端表面为弧形,可更好的贴合气管插管牙垫上,并列设置有多个与固定带卡块相契合的卡孔,护士可根据气管插管粗细等实际需要调节固定带,使气管插管固定更加牢固。患者上下齿咬合处的条状凹槽表面设有软质硅胶层,可以保护牙齿,使患者咬合更舒适,避免该支架主体在患者口腔内转动及上下移动,在增加患者舒适度的同时降低了非计划性拔管的发生率。侧翼的设计使口腔护理更加方便及彻底一定程度上减轻了护理人员的工作量。该专利设计在能有效固定气管插管的基础上降低了患者面部受损情况,增加了患者面部及口腔舒适度,更换方便,护士只需更换受污染的寸带,更换时可以先系好新的寸带再剪去旧的,一人即可操作,减轻了护士工作量。

（二）不足

此研究的病例数较少,仅与胶布固定做了对比研究,需要大样本全面进行比较研究,以便于为临床中气管插管患者提供更好的护理。

五、论文刊出

郑佳美,靳海荣,薛云娜.两种经口气管插管固定方法效果比较.中华现代护理杂志,2016,22(28):4127-4130.

（霍春暖）

第六节　止血器用于桡动脉采血后的按压

一、使用依据

监护室昏迷患者病情危重,病情变化快,常需频繁动脉采血进行血气分析,术后动脉穿刺点的有效止血是预防出血、渗血、血肿的关键。采集动脉标本常选取桡动脉,采血后压迫止血常用棉球或棉签,监护室不允许陪护,昏迷患者无法自行按压,护士需要持续按压10分钟,按压过程中由于劳累,无法保证按压的准确性和一致性,而且由于患者病情变化快,工作量大,常无法保证足够的按压时间,导致穿刺处淤斑,甚至血肿的发生,给患者带来伤害。通过将桡动脉介入穿刺部位止血器(下简称止血器)用于88例昏迷患者采血后的按压止血,取得了较好效果,可作为人工压迫止血法的替代方法。

二、使用方法

（一）图示止血器按压方法(图6-6-1)。

（二）图解

动脉压迫止血器其组成主要包括:透明基座、螺旋手柄、度盘、压板和自粘固定绷带,它是利用机械性压迫与胶带粘结固定相结合的结构,靠度盘和螺旋手柄调节压板对穿刺点的压力,使穿刺点实现体外闭合而止血。

（三）动脉压迫止血器使用方法

采血完毕拔针前先用3cm×5cm纱布覆盖穿刺点,然后将止血器软垫中心点压在穿刺点上近心端5mm处,固定绑带,螺旋杆垂直于穿

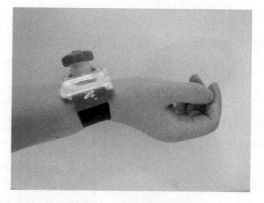

图6-6-1　止血器按压方法

刺点,一手拔针,另一手迅速按压螺旋帽顶端并顺时针拧螺旋帽至低端,10 分钟后去除止血器。

三、注意事项

动脉压迫止血器使用时注意压迫的力度、时间控制,如压迫范围过大、压力过大、压迫持续时间过长、没有及时松解压板等也会造成局部血液循环不良、皮肤瘀斑等损伤。

四、临床推广的意义与不足

(一)意义
使用动脉压迫止血器,对穿刺点的覆盖面积较小并且可以通过透明基座随时观察止血状况;压迫位置明确并且压力可根据情况随时调节,按压力度均匀一致,减少了瘀斑的发生,而且明显减少了护士的按压时间,避免了人力资源的浪费,使护士有更多时间观察病情,护理患者。止血器按压法安全、有效,可作为常规人工压迫止血法的替代方法。

(二)不足
缺乏大样本的随机对照试验研究分析。动脉压迫止血器的应用效果尚需在今后的临床研究中进一步明确。

五、论文刊出

薛云娜,季衍丽,刘婧桓.止血器用于监护室昏迷患者桡动脉采血后按压止血的安全性及有效性观察.西部中医药,2014,27(11):136-137.

(霍春暖)

第七节　踝足矫形器对偏瘫患者行走能力的影响

一、使用依据

步行能力低下是脑卒中偏瘫患者的主要问题。偏瘫患者是否具有良好的步行能力直接关系到他们独立生活能力和生存质量。因此,在偏瘫患者的康复训练中改善步行能力是最主要的康复目标。偏瘫患者由于上运动神经元的损害而导致的下肢肌力低下、肌张力增高、运动控制障碍和深浅感觉障碍等问题,造成了患者在步行过程中出现足下垂、尖足内翻、膝踝关节不稳定、步幅减小、步速缓慢和步行不对称等异常步行模式。踝足矫形器(AFO)在脑卒中康复中的适用对象主要是因踝背屈肌肌力低下、足底屈肌肌力低下和足内外翻肌肉等功能异常而引起的足下垂或尖足内翻的患者。Dever 于 1966 年提出经典的矫形器使用目的,主要是对患者异常运动模式和痉挛的控制,畸形的预防和矫正,是对残疾状况一种补偿的矫形治疗。近年来在减少住院天数和提高康复效益理念影响下,在脑卒中康复中下肢矫形器的使用目的发生了新的变化,主张在急性康复期就使用 AFO,防止废用和误用综合征发生,促进运动功能和步行能力的早日恢复,因此,需要客观地评价下肢矫形器对脑卒中偏瘫患者步行能力的影响。通过对 30 例脑卒中偏瘫患者的研究发现,使用 AFO 可以提高脑卒中偏瘫患者步行速度和步行效率,改善患者的步行能力。

二、使用方法

（一）图示踝足矫形器使用方法（图 6-7-1）

（二）图解

踝足矫形器由矫形器壳、尼龙搭扣、聚氨酯纵弓足形件、护垫和聚乙烯泡沫的脚底板和黏性衬垫插件组成，是聚丙烯塑料制品，是从小腿到足底的结构，可对踝关节运动进行控制，在步态周期的任何相都可以保持踝关节处于中立位，防止足下垂，膝反屈。

（三）踝足矫形器使用方法

将患肢置于踝足矫形器内，足后跟与其贴合，将尼龙搭扣粘紧，以行走中不发生松脱为宜。

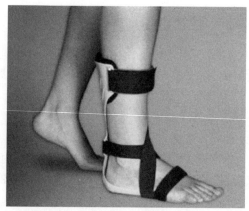

图 6-7-1　踝足矫形器使用方法

三、注意事项

对于具备正常的步行速度和步行模式的健康人来说，AFO 不但不能改善其步行速度，而且增加步行时能量消耗。

四、临床推广的意义与不足

（一）意义

AFO 对步行速度较慢的患者改善的意义更大。在脑卒中康复中，AFO 主要适用于存在足下垂、尖足、足内翻、足趾屈曲、膝屈曲和膝过伸等异常步行模式的患者，在步行支撑期初期偏瘫患者穿着 AFO 矫正了足下垂或尖足内翻，患足在支撑期初期变成足跟着地，改善了着地的稳定性，身体重心可在健侧和患侧之间顺利地过渡。在步行支撑期中期，AFO 改善了踝关节背屈功能，抑制了下肢伸肌过度活动，防止膝反张出现。在步行支撑期后期，AFO 使踝关节保持在背屈稳定的位置上，增加了向前步行的推力。在步行摆动期后期，AFO 在膝关节伸展时保持了踝关节背屈位置，抑制了下肢伸肌过度活动和尖足内翻畸形。穿着 AFO 使患者步行更加接近正常人的步行模式，进而偏瘫患者穿着 AFO 可以提高其步行速度。AFO 可以矫正异常步行模式，抑制不必要的下肢肌肉过度活动，从而降低步行时能量的消耗，改善步行效率。

（二）不足

此研究的病例数较少，要想更为精确，需要大样本进行深入研究。

五、论文刊出

瓮长水，高怀民，徐军，等.踝足矫形器对脑卒中偏瘫患者步行能力的影响，中国康复医学杂志，2003，18（4）：210-211

（霍春暖）

第八节 重症脑炎流涎患者唾液引流的方法

一、引流依据

流涎症多为全身疾病,特别是神经系统疾病的口腔表征,有些患者因嘴唇不能闭合或神志不清,口腔中过多的唾液调节不当导致无法下咽,唾液外流,甚至造成误吸,引起下呼吸道感染或窒息。唾液中含有一些杂菌及淀粉酶等物质,刺激口角及颌面部皮肤,若口周皮肤长期处于潮湿状态,会导致皮肤发红、破溃甚至是压疮,加重微生物感染、炎症的机会。长期浸湿衣服和恶臭,不仅给患者及家属生活带来诸多不便,而且常常会因擦拭不及时污染床单位,增加护理工作量。现有的治疗手段如阿托品,治疗流涎症的效果并不理想。加之,目前医疗水平暂时还没有好的技术解决流涎问题,国内外尚缺乏针对重症脑炎流涎患者经济、有效、同质化的唾液引流器具。为指导临床工作,在大量阅读文献的基础上,对唾液引流或收集的方法进行归纳、汇总,以期为临床重症脑炎流涎患者的护理提供新视角。

二、处理方法

(一)临床一般都采用口角处垫毛巾或纱布,或用其擦拭等简单方法。

(二)改良式吸唾管外观及临床应用(图6-8-1)

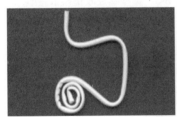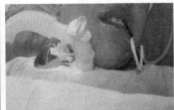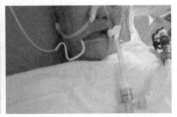

图6-8-1 改良式吸唾管外观及临床应用

(1)制作方法:采用牙科一次性吸唾管制作,材质为无毒PVC聚氯乙烯材料,可随意弯曲定型,接口牢固,内嵌一根金属丝,长度为125~150mm。先将吸唾管滤帽剪掉,弯曲变形成"蜗牛"状,在管壁弯曲最外圈的内侧处开6~8个小孔,散在分布,直径约3mm。

(2)使用方法:将一次性吸痰管末端剪断,开口接改良式吸唾管,吸痰管另一端接负压吸引装置连接管,负压调节0.02mPa以下,放入患者口腔颊部最低处持续进行口腔分泌物吸引(图6-8-1)。

(三)流涎清理器(图6-8-2)

(1)制作方法:流涎清理器包括清理头和手柄两部分,清理头为空腔圆柱体结构,外包裹咬胶,咬胶和清理头外壁上有若干通孔;手柄为一端开口的空腔圆柱体,手柄空腔与清理头空腔连通为一体,手柄外壁的前端和末端分别设有负压控制孔和负压连通孔。成人型:清理头2.5cm×1cm×1.5cm,婴儿型:清理头1.5cm×1cm×1cm,手柄长10cm,前端直径6cm,末端直径1.2cm,通孔直径0.2cm,负压控制孔直径0.4cm,负压连通孔直径1cm。清理头内壁和手柄均为聚苯乙烯材料,清理头外包裹人工咬胶,呈乳头状外形。

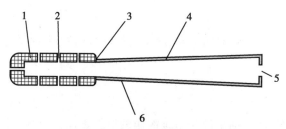

图 6-8-2　流涎清理器剖视结构示意图
1. 咬胶　2. 通孔　3. 清理头　4. 手柄　5. 负压连通孔　6. 负压控制孔

（2）使用方法：将医用负压吸引器与负压连通孔连接，打开负压吸引器，将清理头伸入病人口中，用大拇指堵住负压控制孔，病人口腔内的流涎经通孔、清理头空腔、手柄空腔和负压连通孔进入负压吸引器中。

（四）鱼型唾液收集器（图 6-8-3）

（1）制作方法：收集器的外观呈鱼型，采用硅胶制作，由唾液引流槽（长 13.0cm、宽 7.0cm、深 4.5cm）、储液瓶（直径 2.5cm、高 2.5cm）、固定绳三部分组成。唾液引流槽的鱼尾部高于头部，便于引流，边翼呈弧形，与人体下颌处的生理弧度相吻合，可防止唾液由收集器边缘处外渗；唾液引流槽鱼尾部两侧的颈托上半部有散在的小孔，可增加透气性；头部及尾部有固定绳孔，穿绳后固定牢靠，唾液引流槽不会下滑或掉落。

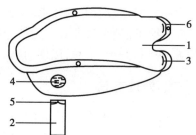

图 6-8-3　鱼型唾液收集器示意图
1. 唾液引流槽　2. 储液瓶　3. 固定绳孔
4. 卡口槽　5. 卡口　6. 小孔

（2）使用方法：患者侧卧或头侧向一边，使用前局部皮肤涂抹护肤品或液体石蜡。将鱼型唾液收集器头端对准口角，尾端朝耳郭方向固定在面颊部，用固定绳系于两侧耳郭。

三、注意事项

（一）改良式吸唾管注意事项

使用改良式吸唾管操作前要对患者口腔进行评估，如有活动性出血者禁用；使用时避免长时间同一部位吸引，根据体位变换吸引位置；使用期间密切观察吸引压力，避免压力过大损伤口腔黏膜，确保负压在 0.02mPa 以下；保持吸引通畅，如有阻塞，可用生理盐水冲洗；如患者出现口干，即停止使用。

（二）流涎清理器注意事项

使用后用口腔护理液浸泡清洗清理头，可重复使用。

（三）鱼型唾液收集器注意事项

唾液可顺着引流槽的底部流向储液瓶，2/3 满时及时倾倒；固定绳一侧穿过头端固定绳孔挂对侧耳郭，一侧穿过尾端固定绳孔挂近侧耳郭，固定绳松紧度适宜，以插入一指为宜；每天更换，用含有效氯 500mg/L 消毒液浸泡 30min，晾干备用。

四、临床推广意义及不足

（一）意义

各种唾液引流或收集方法有其独有的优势，比如结构简单，使用方便；经济实惠可反复清洗消毒后多次使用;能有效清除患者的口腔分泌物,保持口腔清洁;可预防因流涎长期刺激口角周围及颊部皮肤而发生的炎症及其他护理并发症;保证了床单位的清洁干燥,减轻了护理工作量,提高了护士、患者家属的满意度,从而提高了护理质量。

(二)不足

各种唾液引流或收集方法也存在一定临床局限性,目前临床大部分为实用型专利项目或小样本、理论研究,要想更为精确的了解患者流涎的临床改善情况,仍需临床大样本、长期的深入研究。

五、论文刊出

1. 李倩文,刘明恒,童星珠.改良式吸唾管的设计与临床应用.现代医院,2012,12(2):80-82.

2. 王伟,赵金芳,仇向霞.流涎清理器的设计与应用.护士进修杂志,2014,29(1):10.

3. 顾志英,施春燕,施景芳.鱼型唾液收集器在神经外科流涎患者中的应用.护理学杂志,2013,28(22):44-45.

(刘雪芳)

第九节 冰帽在去骨瓣减压术后患者头部应用方式的经验介绍

一、应用依据

去骨瓣减压术是应用于重型颅脑创伤、难治性颅高压、脱水利尿等降颅压无效患者所采取挽救生命的最后手段和有效措施。通过该手术能增加患者颅内代偿空间,降低颅内压,恢复脑血流灌注,终极目标是保持侧裂区静脉回流开放,不受压,达到重建脑血流灌注的目的。患者颅脑损伤去骨瓣术后给予局部冰帽使用,可降低组织代谢,减少耗氧量,减轻脑细胞损害,预防脑水肿,目前已经是神经重症患者给予颅脑切除术后的治疗标准,神经重症低温共识已经明确对部分颅骨切除术后患者进行手术侧低温治疗,但此时需要对血压和颅内压进行监测。为此可使用冰帽达到对去骨瓣手术的窗口进行局部低温的目的。

二、应用方法

(一)一侧去骨瓣患者

给予去骨瓣手术患者实施冰帽的应用,已经是神经重症患者给予低温治疗实施过程中的一项内容,为此根据患者选择冰帽的使用方法尤为重要。当患者为一侧去骨瓣手术后,需要用冰帽将头部的伤口进行完全的覆盖,冰帽内侧为患者附小巾或纱布,以防出现擦伤现象,且每2h更换一次冰帽。戴冰帽时需要注意保护引流管,防止脱出(图6-9-1)。

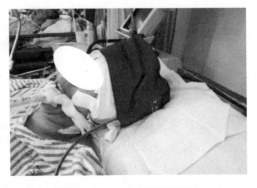

图6-9-1 一侧术后冰帽使用

(二)双侧去骨瓣患者

可将冰帽塑型,准备好无菌纱布、弹力网状套、多个冰帽。先将冰帽进行塑型,然后敷在患者去骨瓣伤口的两侧,双耳郭以及额头部用无菌纱布覆盖(冰帽每 2h 更换一次,应用疗程一般为 5~7 日,需要根据患者的颅内压情况进行使用见图 6-9-2)。

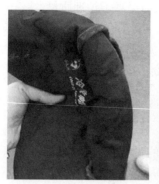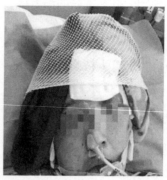

图 6-9-2 两侧术后冰帽的护理

三、注意事项

注意随时观察冰帽、冰枕有无漏水,内衬潮湿后应立即更换;如患者局部皮肤苍白、青紫或有麻木感,须立即停止使用;冰帽使用后需监测体温,并做好记录;在使用冰帽时要随时注意头皮情况,防止头皮压疮形成;患者术后随时都有发生颅内迟发性血肿或严重脑水肿的可能性,低温可能掩盖颅内血肿的症状,应特别提高警惕,对患者进行动态观察。

四、临床推广的意义与不足

(一) 意义

去骨瓣减压术后尽早使用冰帽能减轻脑损伤后继发性脑损害,促进神经功能恢复,早期使用有助于促使患者意识恢复。

(二) 不足

此研究的病例数较少,要想更为精确,需要大样本进行深入研究,以便于观察到临床中使用冰帽的效果。

(张 鑫)

第十节 压疮面积测量尺的应用

一、背景技术

压疮是临床常见的护理并发症,是由于局部组织长时间受压,血液循环障碍,造成组织缺血、缺氧、营养不良而导致软组织溃烂和坏死。在压疮的治疗与规范化管理上,首先要测量压疮部位的面积,为日后治疗转归及效果评价提供动态依据。目前临床上通常用直尺来测量压疮创面的矢状轴长度来记录创面的长,然后再测量冠状轴来记录创面的宽。长与宽的测量不在一个平面内,使测量结果存在人为的误差。因此,需要有一种直接测量出创面长与宽的标尺来方便临床应用,为护理工作提供方便。

二、优势

（一）此测量尺方便医护人员操作，可直接测量出压疮的面积，避免用直尺反复测量造成的误差与不便。

（二）此测量尺在一个平面内有横竖两个标尺，标尺重合处为一个可活动的轴，测量时，可通过固定轴将其打开成90°。

（三）此测量尺可在表面注明测量时间，为临床拍照留存、对比治疗前后效果提供依据。

（四）此测量尺为纸质材质制成，可一次性使用，避免反复应用导致的交叉感染，可作为临床护理工作的常备工具。

（五）此测量尺轻巧、实用，适合临床普遍使用，有极大的市场前景。

三、技术领域

（一）实用新型设计的一种临床护理应用工具。

（二）目的是解决压疮测量而提供的一种结构简单、方便、满足规范化测量的标尺。

（三）设计方案

1. 取用纸质材质制成，可一次性使用。

2. 临床压疮面积测量方法为失状轴为长，冠状轴为宽。此测量尺由一个平面内的两个标尺组成，其中标尺1的刻度由左至右依次为0～12cm，标尺2的刻度由右至左依次0～12cm，两标尺宽均为3cm。

3. 将两标尺重合，其中标尺1位于标尺2的上方，两标尺零点位于左边；标尺零点左下方中间为一个可活动的轴，活动轴定位为：标尺左边边缘从左至右、由下至上1.5cm交汇处。

4. 标尺未使用时处于合二为一的重合状，测量时，可通过固定轴将标尺1向右打开，当两标尺的零点刻度线形成夹角时即为90°。

5. 90°零点位于伤口床的最下和最左沿，可直接读出长与宽的数值即为伤口的面积。

6. 测量前在标尺1刻度下沿用笔记录患者姓名、日期等信息，为方便留存照片资料提供依据。

7. 两标尺上分别有由低到高以毫米为单位的刻度，每厘米处有大的刻度数值标记，两标尺的长度刻度均为12cm。

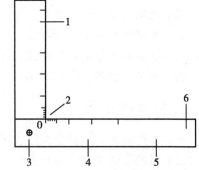

图 6-10-1 压疮面积测量尺正前方结构示意图（单位：cm）

1. 标尺2（冠状轴）　2. 标尺零点（90°夹角）
3. 标尺伸展固定轴　4. 姓名、日期记录处
5. 标尺2（矢状轴）　6. 标尺12cm处

（四）图示说明实用新型的压疮面积测量尺正前方结构示意图（图6-10-1）。

四、效果推广

（一）目前临床上将直尺用于测量伤口的长，然后更换角度后测量宽，测量中因不在一个平面内读数，很容易导致测量面积的误差，不便判断疗效。此测量尺可直接读出创面的数值,解决了上述问题。

（二）此测量尺方便临床护士操作,功能简单实用,为后期的治疗提供依据。

（三）此测量尺可一次性使用,避免患者间的交叉感染。

（四）此测量尺可记录测量的日期与时间,为创面治疗效果的动态观察提供依据。

（五）此测量尺可作为一种理想的护理用具应用于临床存在压疮等伤口的科室,有较广泛的市场前景。

五、专利号 ZL 2014 2 0331188.3

（刘春英）

第十一节 一种气管切开堵管塞的应用

一、背景技术

气管切开是神经重症患者常用的急救措施之一,当患者病情好转需要拔出气管套管前,要先试行堵管。目前许多医院为患者堵管时常应用软木塞、棉签、胶布等,这样既不能精确的调节堵管面积,而且易造成继发感染,特别是软木塞的木屑、棉签的纤维易吸入呼吸道造成气道异物,导致不良事件发生。因此,需要一种满足梯度堵管且能保证患者安全的一种堵管塞来方便临床应用,为护理工作提供方便。

二、优势

（一）此堵管塞方便医护人员操作,便于清洗、消毒,可重复使用。

（二）此堵管塞能紧密地塞在患者气管套管外口内,可抵抗咳嗽的冲击力,防止脱落。

（三）此堵管塞的堵管窗可分别堵管1/3、2/3、1,适应梯度堵管的需要,提高患者堵管的有效率,不必更换小号金属套管,以减轻患者的痛苦,增加舒适度。

（四）此装置轻巧、美观、实用、安全,适合临床普遍使用,有极大的市场前景。

三、技术领域

（一）本产品为实用新型医疗装置用塞,主要涉及一种气管堵管塞。

（二）目的是解决气管切开患者拔管前的试堵管过程,满足梯度堵管需求。

（三）**设计方案**

1. 取用优质的医用塑料材质制成。

2. 临床堵管方法常为先堵住1/3,患者适应后堵2/3,然后全堵,这样的梯度堵管方法。它包括中空圆柱形塞体,塞体内部形成堵管窗,堵管窗上部设有三个相同弧度的扇形面板,其中第一块扇形面板固定在塞体上,另两块塞体可以绕塞体的圆心轴作相反的方向旋转与第一块扇形面板重合。

3. 上述的三个相同弧度的扇形面板径向方向上伸出中空圆柱形体0.5cm。

4. 上述的第一块扇形面板边缘固定有大手柄,另两块扇形面板边缘分别固定有小手柄。

5. 它包括中空圆柱形塞体4,塞体内部形成堵管窗5,堵管窗上部设有三个相同弧度的扇形面板 6,三个相同弧度的扇形面板径向方向上伸出中空圆柱形赛体 0.5cm,其中第一块扇形面板固定在塞体上,另两块塞体可以绕塞体的圆心轴作相反的方向旋转与第一块扇形面板重合。

6. 所述的第一块扇形面板边缘固定有大手柄 3,另两块扇形面板边缘分别固定有小手柄 1、2。

7. 套管塞的堵管窗为圆形,可弧形调节面板上的小手柄,根据需要依次遮盖 1/3、2/3、1,以适应梯度堵管的需要。比如,在堵管当天,弧形移动小手柄 1、2 至图 6-11-3 所示位置,使其遮盖气管套管口 1/3,如患者呼吸平稳 12h 后移动手柄至图 6-11-2 所示位置,遮盖气管套管口 2/3,呼吸平稳 12h 后移动小手柄至图 6-11-1 所示,全部遮盖套管口 72h 后如患者自主呼吸平稳,痰液能自行咳出,可拔除气管套管,堵管成功。

（四）图示说明

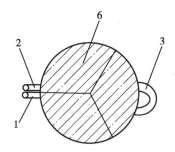 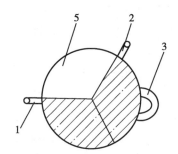 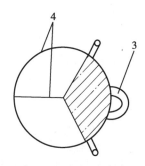

图 6-11-1　实用新型的堵管窗
全部遮盖的俯视图

1、2. 小手柄　3. 大手柄
6. 扇形面板

图 6-11-2　实用新型的堵管窗
2/3 遮盖的俯视图

1、2. 小手柄　3. 大手柄　5. 堵管窗

图 6-11-3　实用新型的堵管
窗 1/3 遮盖的俯视图

3. 大手柄　4. 塞体

四、效果推广

目前临床上使用棉签、软木塞等用具进行气管切开后堵管,以上材料不能精确的调节堵管面积,若消毒不严易造成继发感染,此堵管塞可施行梯度堵管,解决了上述问题;堵管塞方便医护人员操作,能与气管套管外口衔接紧密;堵管窗可分别堵管 1/3、2/3、1,适应梯度堵管的需要,提高患者堵管的有效率,不必更换小号金属套管,以减轻患者的痛苦,增加舒适度,也可作为一种理想的护理用具应用于急危重症气管切开的患者,有推广价值。

五、专利号 ZL 2010 2 0130874.6

（刘春英）

第十二节　一种防压疮便盆套的使用

一、背景技术

压疮是临床常见的护理并发症,是由于局部组织长时间受压,血液循环障碍,造成组织缺血、缺氧、营养不良而导致软组织溃烂和坏死。目前,各种医疗机构及家庭中的卧床患者在使用便盆的过程中,由于患者的骶尾部与便盆长期接触,很容易导致压疮的发生。因此,使用防压疮便盆套可减轻患者骶尾部皮肤受压及摩擦的情况,使患者舒适且为护理工作提供方便。

二、优势

（一）此便盆套方便护理人员操作,避免臀部擦伤及压疮的形成,使患者感觉舒适。

（二）此便盆套骶尾部内置海绵,可避免尿液外漏至床单,保持床单的清洁。

（三）此便盆套便于清洗、消毒,如未破损,可长期使用。

（四）此便盆套实用,适合家庭、医院、老年护理机构普遍使用。

三、技术领域

（一）本实用新型设计一种医用护理装置。

（二）目的是解决压疮预防问题而提供的一种辅助大小便处理的装置。

（三）**设计方案**

1. 本实用新型采用普通的绒布与海绵制作而成。

2. 骶尾部接触面是根据便盆的形状设计而成的夹层,平整的置入2cm厚的薄层海绵。

3. 便盆套的上方依据便盆的开口裁剪而成,使其与便盆的开口大小一致。

4. 便盆套的前方为下端开口设计,开口两边的接触面缝有粘胶,将便盆套套上便盆,粘上粘胶就可牢固的套在便盆上。

5. 使用便盆时,将套套在便盆上,调整好开口及海绵垫的部位,置入患者臀下,便后取出,摘下便盆套,清洁便器,如便盆套未污染则可继续使用(专人专用),污染后,随时清洗、晾晒后备用。

（四）**图示是本实用新型的俯视结构**（图 6-12-1）

图 6-12-2 是本实用新型的正前方结构示意图。

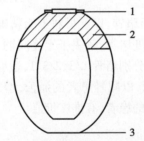

图 6-12-1　俯视结构示意图

1. 便盆套后端海绵塞入口　2. 内置海绵的绒布
3. 便盆套前端粘胶

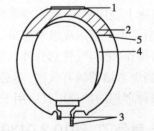

图 6-12-2　正前方结构示意图

1. 便盆套后端海绵塞入口　2. 内置海绵的绒布
3. 便盆套前端粘胶　4. 套住便盆的夹层
5. 海绵分隔区

四、效果推广

临床上使用便盆的患者骶尾部常有压红现象,在置入及取出便盆的过程中摩擦易导致局部皮肤破溃。此便盆套避免了压疮形成的风险,解决了上述问题;此便盆套为绒布加海绵制作,可避免臀部擦伤及压疮的形成,使患者感觉舒适;其骶尾部内置海绵,可避免尿液外漏至床单,保持床单的清洁,便于清洗、消毒,如未破损,可长期使用;方便护理人员操作,适合医院、家庭、老年护理机构卧床患者普遍使用。

五、专利号 ZL 2013 2 0263570.0

(刘春英)

第十三节　改良的气垫床床单

一、背景技术

气垫床是神经重症患者常用的预防压疮用具。普通大单铺于气垫床上时,由于床单上没有空气软管出口设计,因此,空气软管必须从床单下出来,容易导致软管打折,床角的大单凸凹不平,既影响气垫床的功能又不能达到床角平整,易导致床单位的不整洁,不能达到病房管理的需求。因此,需要有一种既能减压,又能保持床单平整的被服方便临床应用,为护理工作提供方便。

二、优势

(一)此床单避免空气软管打折,保证气垫床正常功能,更换床单时更省力、减少护士工作量,方便护理人员操作。

(二)此床单舒适、透气,可使床单位平整、美观,病房整齐,符合病房管理的需要。

(三)此床单清洗方便,如无破损经消毒后可长期使用。

(四)适合危重症临床、家庭使用气垫床的患者。

三、技术领域

(一)本实用新型设计的一种医用被服。

(二)目的是解决气垫床正常使用且保持床单位平整而提供的一种医用被服。

(三)**设计方案**

1. 取用全棉漂白加厚斜纹布制作,尺寸为 270cm×160cm(长×宽),医用床垫尺寸为195cm×90cm×8cm(长×宽×厚)。

2. 根据需要在距离大单正面左侧顶端 30~35cm、左侧方 50~55cm 处设置直径 5cm 的椭圆形(空气软管为圆形)缺口,此处正是气垫床空气软管的出口。本实用新型设计椭圆形出口至床单顶端为开口,开口处的边缘平整的缝合粘胶,撕开、粘合、粘胶就可移出或置入软管,方便使用。

3. 更换床单时空气软管直接与床下的充气泵相连,不需分开。

4. 能保障床单四角充实,平整。

(四)**图示说明**

图 6-13-1 是本实用新型的正面俯视图。

图 6-13-2 是本实用新型铺在床垫上的头端正前方结构示意图。

图 6-13-3 是本实用新型铺在床垫上的头端右侧方结构示意图。

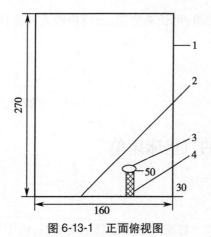

图 6-13-1 正面俯视图

1. 床单的左侧缘(长 270cm) 2. 床单的顶端
(宽 160cm) 3. 床单右上方空气软管出口
(直径 5cm) 4. 重合后的粘胶

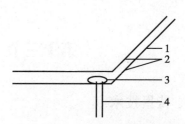

图 6-13-2 正前方结构示意图

1. 床垫 2. 床单 3. 床单右上方顶端
空气软管出口 4. 空气软管

四、效果推广

临床使用的床单没有气垫床充气软管出口设计,软管必须从床单下穿出,导致软管打折,床角凸凹不平,此床单可使软管直接穿出;此床单方便护士操作,避免充气软管打折,保证气垫床正常功能,更换床单时更省力、减少护士工作量;此床单舒适、透气,不仅患者舒适,还可保持床单位平整、美观;清洗方便,如无破损经消毒后可长期使用;此床单适合使用气垫床的科室及家庭病床广泛应用。

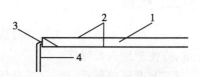

图 6-13-3 右侧方结构示意图

1. 床垫 2. 床单 3. 床单右上方顶端
空气软管出口 4. 空气软管

五、专利号 ZL 2013 2 0258318.0

(刘春英)

第十四节 气管切开心电监护患服的设计

一、背景技术

患服是住院患者的服装与标识。在临床应用的过程中对于气管切开和心电监护的患者却存在使用不便及安全隐患。普通患服用于气管切开患者,领口很容易遮蔽气管套管的外口,影响患者通气,导致窒息等危险事件的发生;监护患者由于普通的纽扣设计特点,使得监护导联线在患者的皮肤上移行 10~30cm 后才能从纽扣间或衣服的下摆穿出,导联线与皮肤接触,产生摩擦而造成皮肤的损伤,引发压疮等安全隐患。神志清醒的患者在使用的过程中有明显的捆绑感。因此,需要有一种让患者舒适,方便医护人员操作的患服。

二、优势

(一)本患服方便护理人员操作,透气、美观。

（二）本患服可保证患者的安全，避免意识障碍或不能自行移动的患者发生窒息的危险；避免导联线在皮肤上的直接接触，消除捆绑感；避免因导联线压在患者身下导致压疮的发生。

（三）本患服清洗方便，如无破损经消毒后可长期使用；

（四）本患服适合气管切开患者和心电监护患者使用，也适合喉癌等需长期携带气管套管的居家患者使用。

三、技术领域

（一）本实用新型设计医护用具技术领域，是气管切开及心电监护患者使用病服。

（二）目的是让气管切开患者更为安全、舒适，让医护人员操作更为便捷。

（三）设计方案

1. 此患服为莫代尔棉布制成，包括衣服本体，衣服本体的衣领1前侧为方形下拉衣领，方形下拉衣领下端与第二肋骨相平齐；所述衣领1后侧为带夹层的高领。

2. 此患服平胸骨左右缘旁开3~5cm第二肋间处分别开设有右侧导联线出口2和左侧导联线出口3。

3. 左腋前线与肋弓相交处开设有左侧肋弓导联线出口6。

4. 此患服领口正面设计为下方型领口，平第二肋骨，患者处于各种体位时都可使气管套管的外口不被阻挡和遮蔽，便于行气管切开的术后护理。后领部为夹层高领，且高领可向外翻成后翻领，保护患者的颈椎不受凉。

5. 此患服的衣袖4为中袖或七分袖，袖口处设有松紧带5。

6. 此患服可根据患者的身材制成特大、大、中、小号，正面中间钉有4四颗小号纽扣使患服扣上，方便护理人员操作及更换。

（四）图示是实用新型的正前方结构示意图（图6-14-1）

四、效果推广

普通患服前面开口较高，气管切开患者使用时易堵住外口，造成窒息的风险，同时使用心电监护的导联线需从患服的下面穿出，使患者不适，此患服解决了上述问题；其次可保证患者的安全，避免意识障碍或不能自行移动的患者发生窒息的危险，并使患者舒适，避免导联线在皮肤上的直接接触，消除捆绑感，避免因导联线压在患者身下导致压疮的发生；清洗方便，如无破损经消毒后可长期使用；此患服适合气管切开及心电监护患者应用。

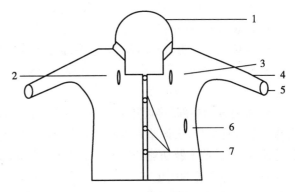

图6-14-1 正前方结构示意图

1. 方形下拉衣领 2. 右侧导联线出口 3. 左侧导联线出口 4. 衣袖 5. 松紧带 6. 左侧肋弓导联线出口 7. 纽扣

五、专利号 ZL 2013 2 0243735.8

（刘春英）

第十五节 一种瘫痪下肢外旋矫正装置

一、背景技术

瘫痪患者的良肢位是从治疗的角度考虑而设计的一种临时性体位。对抑制痉挛模式、防止髋关节外旋、早期诱发分离运动等起到良好的作用。在良肢位摆放过程中,通常使用软枕来保持抑制异常运动模式的体位,但临床实施过程中下肢仅仅依靠软枕却达不到理想的体位。因此,需要有一种瘫痪下肢外旋矫正装置来实现抑制异常运动模式,以达到辅助康复治疗的效果。

二、优势

(一)此矫正装置使用方法简单,方便医护人员及照顾者使用。

(二)此装置可抑制异常运动的体位,有利于瘫痪患者早期运动康复。

(三)此装置包裹海绵衬垫可使患者舒适,避免固定时压疮的形成,杜绝了安全隐患的发生。

(四)避免下肢外旋,有利于下肢运动功能的恢复,提高患者生活质量。

(五)适合神经、康复、骨科等患者的应用。

三、技术领域

(一)本实用新型设计的一种医用康复护理装置。

(二)目的是为良肢位摆放而提供的一种满足安全及妥善固定需求的康复矫正装置。

(三)设计方案

1. 此装置取用普通泡沫材质制成,类似梯形装置。

2. 此装置长40cm,头端宽5cm,脚端宽12cm,高10cm。

3. 本装置置于患者双腿间,装置中部与膝关节平齐。

4. 整个装置的表面包裹一层2cm厚的海绵,固定状态时可保护双膝关节内侧的皮肤,使患者舒适,避免压疮的发生。

5. 本装置的中部,接近膝关节处下沿有两块向外侧延伸的部分,长12cm,宽8cm,此处为膝关节放置部位,表面垫有5cm厚的海绵衬垫,可使膝关节固定后呈稍屈曲状,避免膝关节过伸,便于后期下肢功能的恢复,同时可使留置的导尿管从膝关节下的空隙处穿出,利于尿液的引流与管道的固定。

6. 装置的下方、膝关节衬垫的上下端订有两根50cm长的固定带,固定带末端及装置另侧底部有粘胶,可将下肢固定后处于良肢位的状态,有效避免了下肢的外旋,无论是哪侧的肢体瘫痪,两根固定带均能满足预防外旋的需要。

7. 此装置为平卧位时采用,侧卧位时撤离。

8. 此装置适应急性期瘫痪患者使用,是避免下肢异常运动模式及患者早期康复不可缺少的护理用具。

(四)图示是本实用新型的正面结构示意图(图6-15-1)

图6-15-2是本实用新型的反面结构示意图。

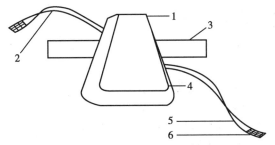

图 6-15-1　正面结构示意图

1. 矫正装置头端　2. 右侧矫正固定带

3. 膝关节下衬垫　4. 矫正装置脚端

5. 左侧矫正固定带　6. 固定带粘胶

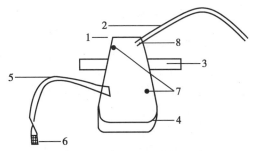

图 6-15-2　反面结构示意图

1. 矫正装置头端　2. 右侧矫正固定带

3. 膝关节下衬垫　4. 矫正装置脚端

5. 左侧矫正固定带　6. 固定带粘胶

7. 粘贴固定处　8. 固定带固定钉

四、效果推广

瘫痪患者急性期下肢为外旋状态,未置于良肢位,不利于康复,此装置使用方法简便,便于医护人员及照顾者应用;此装置可抑制异常运动的体位,有利于瘫痪患者早期运动康复;此装置包裹的海绵衬垫可使患者舒适,避免固定时压疮的形成,杜绝了安全隐患的发生;避免下肢外旋,有利于下肢运动功能的恢复,提高患者生活质量。

五、专利号 ZL 2014 2 0331199.1

（刘春英）

第十六节　偏瘫患者使用的一种麻将牌的设计

一、背景技术

瘫痪患者早期康复的理念是良肢位摆放、早期的被动运动与按摩,目的是避免由软瘫期进入痉挛期而直接进入恢复期。脑卒中后上肢瘫痪患者常表现为患侧的肩下沉后缩,上臂内旋,屈肘,前臂在胸腹前,垂腕,手指屈曲呈轻握拳状。康复运动的目的是抑制上肢屈肌痉挛,因此,设计一种瘫痪上肢运动的麻将牌,抑制异常肢位的出现,在丰富患者的住院生活的同时以达到辅助康复治疗的效果,使患者愉悦、心情舒畅进而达到促进疾病康复的效果。

二、优势

（一）此装置使用简便,方便医护人员及照顾者指导患者使用。

（二）可保持肢体的良肢位,避免患肩下沉后缩,抑制异常运动体位的出现,有利于瘫痪患者早期运动康复。

（三）此装置有利于患者肩、肘、手、腕的活动,改善关节活动度,诱发上肢及手部的运动功能。

（四）有利于上肢运动功能的恢复,提高患者 ADL 和生活质量。

（五）用于患者康复训练中,可使患者住院生活更加丰富,避免单调、枯燥、刻板的住院生活方式,使患者的心情愉悦、舒畅,利于疾病的康复。

（六）适合于神经疾病且伴有上肢肢体瘫痪的患者。

三、技术领域

（一）实用新型设计的一种医用康复装置。

（二）目的是解决偏瘫患者功能锻炼需要而提供的一种满足运动康复及娱乐的装置。

（三）设计方案

1. 本发明专利由麻将牌床上桌及 36 张普通麻将牌组成(1~9 万各四张)。

2. 床上桌由石膏板制作而成，此床上桌长 94cm，宽 30cm，两端分别有一向下的卡口，将两侧床栏拉起后可紧紧的卡在床栏上，床上桌患者的两侧及对侧有向上 4cm 凸起的边沿，以防麻将牌滑落，近患者 5cm 处的桌面有一长 52cm，宽 2.6cm 的凹槽，以便于患者竖立放置取回的麻将牌，避免滑落。

3. 36 张麻将牌码于患者床上桌正前方的远端，紧贴对侧桌沿。

4. 患者呈 90°床上坐起，以锻炼床上坐位，将患手搁置于床上桌面，以保持良肢位。

5. 患者自行启牌竖放至凹槽中，由远及近取牌时可练习坐位前后平衡。逐步组合成自己需要的牌型，直至赢牌。

6. 患侧上肢在启牌时有向前伸展的动作，可改善关节活动范围，诱发上肢的运动功能，并使手部处于张开的动作，避免握拳状；前臂、手部的旋前、旋后可进一步诱导前臂的运动，放牌时改善关节活动度和手眼协调性和手指的精细动作，提高运动和控制能力及协调性，促进运动水平的提高。

7. 此装置对康复期的瘫痪患者上肢肌力达 2 级即可使用，是避免上肢异常运动模式及患者早期康复不可缺少的护理用具。

（四）图示是本装置的正面结构示意图(图 6-16-1，图 6-16-2)

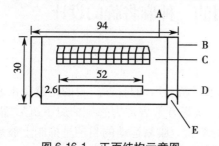

图 6-16-1 正面结构示意图

A. 麻将桌对侧缘 B. 麻将桌侧缘 C. 麻将牌

D. 麻将卡槽 E. 床上桌卡槽

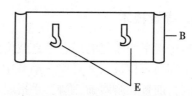

图 6-16-2 背面结构示意图

B. 麻将桌侧缘 E. 麻将桌板背面挂钩

四、效果推广

脑卒中后偏瘫患者常表现为患侧的肩下沉后缩，上臂内旋，屈肘，前臂在胸腹前，垂腕，手指屈曲呈轻握拳状不利于康复，此装置可抑制上肢屈肌痉挛，解决了上述问题；可保持肢体的良肢位，有利于患者肩、肘、手、腕的活动，改善关节活动度，诱发上肢及手部的运动功能，有利于瘫痪患者早期运动康复。此装置可作为一种理想的康复及娱乐工具应用于有上肢瘫痪的患者。

五、专利号 ZL 2015 2 0630484.8

（刘春英）

第七章 | 常见急救药物的配制

第一节　去乙酰毛花苷注射液

一、配制依据

去乙酰毛花苷注射液（西地兰），是临床应用较为广泛的治疗心功能不全的药物之一。适用于急性心功能不全或慢性心功能不全急性加重及房颤、扑动的患者。不建议使用 0.9% 氯化钠溶液配制，因为毛花苷在碱性溶液中增加其水解，导致稳定性差，不良反应增加。因此，常选用 5% 葡萄糖注射液稀释后静脉注射以尽快达到药效。

二、配制的方法

（一）给药途径

去乙酰毛花苷注射液需要经过 5% 葡萄糖 20ml 稀释后缓慢注射，静脉用药时，为减少药物对血管的刺激，建议首选中心静脉滴注，静注后 10~30 分钟起效，1~3h 作用达到高峰，作用持续时间 2~5h。

（二）配制

由于此药安全边界窄，对每位患者而言的治疗剂量可能是另一位患者的中毒剂量，因此剂量必须个体化，在用药前医务人员熟悉掌握中毒的相关症状，便于早期的识别及干预。成人常用量：总量 1.0~1.6mg（2.5~4.0 支），首剂 5% 葡萄糖 20ml+去乙酰毛花苷注射液 0.4~0.6mg 缓慢静脉注射（5 分钟以上），以后每 2~4h（0.5~1.0 支）可再给药 0.2~0.4mg。

（三）监测要点

1. 用药期间需监测心电图、血压、心率、心功能、血电解质、肾功能、药物血药浓度（洋地黄毒苷治疗浓度为 15~30ng/ml；交叉浓度为 25~35ng/ml；中毒浓度为>35ng/ml）。

2. 肾功能不全、老年及虚弱者在常用剂量及血药浓度时就可出现中毒反应，需要在血药浓度及心电监护下调整剂量。常见的中毒反应包括恶心、呕吐和食欲减退（刺激延髓中枢）、异常的软弱无力（电解质平衡失调）、视力模糊、头痛、精神抑郁或错乱；最严重的中毒反应是心律失常，其中室颤可致患者死亡。

3. 肝肾功能不全，表现分布容积减小或电解质平衡失调者耐受性低，必须减少使用剂量。

4. 洋地黄化患者常对电复律极为敏感，应高度警惕。

5. 禁忌证　任何强心苷制剂中毒；室性心动过速、心室颤动；梗阻性肥厚性心肌病（若伴收缩功能不全或心房颤动仍可考虑）；预激综合征伴心房颤动或扑动。

三、注意事项

（一）强心苷剂量计算应按照标准体重,因脂肪组织不摄取强心苷。

（二）推荐剂量只是平均剂量,必须按照患者需要调整每次剂量。

（三）肝功能不全者,应选用不经肝脏代谢的地高辛。

（四）注意配伍禁忌,禁与钙剂合用。

（五）透析不能从体内迅速去除此品。

（六）此品引起严重或不完全性房室传导阻滞时,不宜补钾。

（七）此品过量及毒性反应的处理:轻度中毒者,停用此药及利尿治疗,如有低钾血症而肾功能尚好者,可给予补钾。

四、文献来源

1. 杨莘,主编.静脉输液护理指南.北京:科学技术文献出版社,2009:190-193.
2. 中国国家处方集(化学药品与生物制品卷).人民军医出版社,2010:193.
3. 肖激文.实用护理药物学.人民军医出版社,2007,193:485-486.

（苗凤茹）

第二节 盐酸胺碘酮

一、配制依据

胺碘酮(可达龙注射液)是临床应用率超 60% 的广谱抗心律失常的药物,要求配制时使用5%葡萄糖溶液配制,禁止用生理盐水配制。因为胺碘酮为苯环上二碘取代物,一般来说碘取代物不稳定,容易发生自发脱碘降解变质。偏酸的环境可以抑制胺碘酮的降解,而生理盐水是中性的,5%葡萄糖为偏酸性溶液。其次生理盐水中的氯离子会取代苯环上的碘而产生沉淀,静脉注射时会产生严重后果。为此,配制时需要用5%葡萄糖进行配制。

二、配制的方法

（一）给药途径

口服与静脉给予,在 ICU 经常为静脉给药。静脉给药时,需要通过中心静脉输注,因静脉用药时,对小静脉局部刺激可以产生静脉炎,因此需要进行中心静脉的输注。

（二）配制

个体差异较大,需要给予负荷剂量来抑制危及生命的心律失常,同时进行精确的剂量调整。通常总剂量为 24 小时内总量 1200mg 胺碘酮,一般持续 3~4 天。

1. 配制方法 胺碘酮(可达龙 150mg/3ml):300mg+5%GS44ml 配制成 50ml(6mg/ml)。

2. 第一个 24h 后,维持泵入速度 0.5mg/min(720mg/24h),浓度在 1~6mg/ml(胺碘酮注射液浓度超过 2mg/ml,需通过中心静脉导管给药),需持续静脉泵入。

（1）负荷量:先静脉推注 150mg/10~20min(根据患者具体病情控制推注速度)。

（2）维持量:随后 6h 给药 360mg(1mg/min)静脉泵入;剩余 18h 给药 540mg(0.5mg/min)

静脉泵入。

（三）监测要点

1. 胺碘酮使用时需要给予中心静脉导管输入,避免使用外周静脉而导致静脉炎的发生。

2. 药物使用时,需应用微量泵进行控制速度,避免因用药过快引起血压下降及循环衰竭。

3. 禁忌证　有胺碘酮禁忌证,如病窦综合征、高度传导阻滞、甲状腺功能异常等及对碘和胺碘酮过敏者禁用。

三、注意事项

（一）当发生危及生命的阵发性室性心动过速及心室颤动或其他药物治疗无效的心律失常,可以静脉推注胺碘酮注射液 150mg 及维持量泵入,根据医嘱可再次追加 150mg 胺碘酮静脉推注,并监测生命体征。

（二）外周静脉输注胺碘酮浓度超过 3mg/ml 时,会增加外周静脉炎的发生,因此浓度应在 2.5mg/ml 以下,如需静脉滴注超过 1 小时或配制浓度超过 2mg/ml 时,应需要使用中心静脉导管。

（三）禁忌与抗心律失常药物、安定类药物合用。

（四）容易引起的并发症:静脉炎、心动过缓、血压下降等,需要护士随时进行观察。

四、参考文献

1. 杨莘.静脉输液护理指南.北京:科学技术文献出版社,2009:209-211.
2. 肖激文.实用护理药物学.人民军医出版社,2007:479-480.

（刘　芳）

第三节　重酒石酸去甲肾上腺素

一、配制依据

重酒石酸去甲肾上腺素注射液静脉滴入前需稀释,常用匹配液为 5% 葡萄糖注射液或 5% 葡萄糖氯化钠注射液,不宜用氯化钠注射液稀释,也不可与碱性溶液混合,避免混入血浆或全血中滴注。重酒石酸去甲肾上腺素注射液 pH 值为 3.0~4.5,当溶液 pH 值大于 6 时会发生明显的分解。

二、配制的方法

（一）给药途径

此药须静脉给予,不宜皮下或肌内注射,滴注部位最好在前臂静脉或股静脉等大静脉,不用小腿以下静脉,滴速应精确,使用微量泵,按需调整剂量。

（二）配制

1. （0.3×Xkg）mg+溶媒制成 50ml 泵入,1ml/h = 0.1μg/（kg·min）;重酒石酸去甲肾上腺素注射液 12mg+溶媒 44ml 配制成 50ml 泵入,0.6ml/h = 2.4μg/min;成人常用量:初始以

8~12μg/min 速度滴入，维持量 2~4μg/min，必要时可超越上述剂量，但须注意保持或补充血容量。

2. 危急病例可将重酒石酸去甲肾上腺素注射液 1~2mg 稀释至 10~20ml，缓慢静脉注射，同时根据血压调节剂量，待血压回升后，再以静脉滴入维持。

（三）监测要点

1. 用药期间严密监测动脉压，开始每 2~3min 监测 1 次，血压稳定后改为每 5min 监测 1 次，要求非高血压者收缩压控制在 80~100mmhg，高血压者收缩压比原来低 30~40mmhg；一般病人用间接法测血压，危重病人直接动脉内插管测压。必要时按需监测中心静脉压、肺动脉舒张压、尿量、心电图等。

2. 监测不良反应　此品为强效的血管收缩剂，可以使重要器官血流减少。肾血流锐减后尿量减少，组织血供不足导致缺氧和酸中毒；持久或大剂量使用时，可使回心血量减少，外周血管阻力增高，心排血量减少；此时应立即停药，适当补充液体及电解质。

3. 用药过程中严密观察穿刺部位，出现异常或沿静脉径路处皮肤变白，注射局部皮肤脱落，皮肤发绀，皮肤发红时须立即更换输液部位，同时遵医嘱及时给予处理。

4. 病人因过敏而有皮疹、面部水肿应及时通知医生，遵医嘱立即进行处理。

5. 禁忌证　出血性休克及对此药品过敏者禁用。

三、注意事项

（一）重酒石酸去甲肾上腺素注射液应避免长期使用，否则可引起血管持续强烈收缩，组织缺氧情况加重，此时可应用酚妥拉明对抗过分强烈的血管收缩作用，可改善休克时的组织血液供应情况。

（二）停药应逐渐减慢滴速，骤停滴注常致血压突然下降，如减量后收缩压 70~80mmHg 以下须继续使用。

（三）过量时应立即停用此品，适当补充液体及电解质，血压过高者可给予 α-受体拮抗剂，如酚妥拉明 5~10mg 静脉注射。

（四）尽量不长期滴注此品，如必须长期滴注，应定期更换滴注部位。如出现滴注静脉处皮肤苍白应立即更换滴注部位。

（五）滴注时严防发生药液外漏，如确已发生药液外渗，应迅速用 5~10mg 酚妥拉明加氯化钠注射液稀释至 10~15ml 作局部浸润注射，12h 内可能有效；为防止组织进一步损伤，可在每 1000ml 稀释液中加入酚妥拉明 5~10mg。

四、参考文献

中国国家处方集（化学药品与生物制品卷）.人民军医出版社，2010:254.

（苗凤茹）

第四节　盐酸多巴胺

一、配制依据

盐酸多巴胺注射液（儿茶酚乙胺）适用于纠正血流动力学失衡，临床多用于治疗各种类型的休克。可静脉推注,在滴注前需稀释,由于其在碱性溶液中会失去活性,而在 pH 4~6.4 范围内能保持稳定、不变性,因此临床常用匹配液为 5% 葡萄糖注射液、5% 葡萄糖氯化钠注射液、0.9% 氯化钠注射液或乳酸钠林格注射液进行配制。

二、配制的方法

(一) 给药途径

盐酸多巴胺注射液给药时应选用粗大静脉进行静注或静滴,以防药液外溢,及产生组织坏死,因此需要通过中心静脉或外周静脉导管给药。

(二) 配制

盐酸多巴胺注射液必须稀释后使用,稀释液的浓度取决于剂量及个体需要的液量。

1. 急救 快速静推,血压小于 70/50mmHg 时,给予盐酸多巴胺注射液 5~20mg 静推,随后以微量泵入的方式给药,控制给药速度。

2. 静脉泵入 （kg×3）mg+常用匹配液配制成 50ml 静脉泵入,1ml/h 相当于 1μg/（kg·min）,2~10μg/（kg·min）泵入可升高血压,常规的初始计量为 2~5μg/（kg·min）。剂量随后可以 10~30min 根据患者对治疗的反应递增,>10μg/（kg·min）泵入可有强心作用。极量为 20μg/（kg·min）。

（1）慢性顽固性心力衰竭:静滴初始量 0.5~2μg/（kg·min）,逐渐递增。多数按体重 1~3μg/（kg·min）即可达到疗效。

（2）闭塞性脑血管病:静滴开始 1μg/（kg·min）,逐增至 5~10μg/（kg·min）,直到 20μg/（kg·min）,以达到最满意效应。

（3）危重病例:按 5μg/（kg·min）滴注,然后以 5~10μg/（kg·min）递增至 20~50μg/（kg·min）,以达到满意效应。或本品 20mg 加入 5% 葡萄糖注射液 200~300ml 中静滴,开始时按 75~100μg/（kg·min）滴入,以后根据血压情况,可加快速度和加大剂量,但最大剂量不超过 500μg/（kg·min）。

(三) 监测要点

1. 在滴注时须严密监测血压、心排血量、心电图及尿量。

2. 休克纠正时应立即减慢滴速。

3. 不良反应是其心脏效应所导致。用药过程中可能出现心动过缓、心动过速、高血压、低血压、血管收缩和 QRS 波群变宽。其他不良反应还包括恶心、呕吐、头痛和呼吸困难,需随时听取患者主诉,及时发现不良反应,遵医嘱进行处理。

4. 外周血管长时期收缩,可能导致局部坏死或坏疽,需严密观察穿刺部位,发现异常及时处理。如确已发生液体外溢,可用 5~10mg 酚妥拉明稀溶液就注射部位作局部浸润。

5. 肢端循环不良者用药过程中更易发生坏死及坏疽,须严密监测。

6. 用药过程中,如收缩压不成比例地增加、心动过速幅度增加或排尿量减少,应立即减低滴注速率或暂停滴注,并且通知医生遵医嘱进一步处理。

7. 禁忌证 对此品及其他拟交感胺类药过敏者禁用。

三、注意事项

（一）应用多巴胺治疗前必须先纠正低血容量及酸中毒。

（二）大剂量应用时可使呼吸加速、心律失常，停药后迅速消失，过量可致快速型心律失常。

（三）突然停药可发生严重低血压，故应逐渐递减停用。

（四）选用粗大的静脉进行静脉注射或静滴，以防药液外溢，产生组织坏死，如确已发生液体外溢，可用 5~10mg 酚妥拉明稀溶液就注射部位作局部浸润。

（五）下列情况应慎用

嗜铬细胞瘤患者不宜使用；闭塞性血管病（或有既往史者），包括动脉栓塞、动脉粥样硬化、血栓闭塞性脉管炎、冻伤（如冻疮）、糖尿病性动脉内膜炎、雷诺氏病等慎用；对肢端循环不良的病人，须严密监测，注意坏死及坏疽的可能性；频繁的室性心律失常时应用本品也须谨慎。

四、参考文献

中国国家处方集（化学药品与生物制品卷）．人民军医出版社，2010：251-252．

（苗凤茹）

第五节　盐酸多巴酚丁胺

一、配制依据

盐酸多巴酚丁胺为抗休克的血管活性药，主要适用于器质性心脏病时心肌收缩力下降引起的心力衰竭，包括心脏直视手术后所致的低排血量综合征以及难治性心力衰竭。静点前需稀释，由于 pH 对本品的稳定性有明显影响，pH 较低时，药物稳定性好；pH 较高时，药物稳定性差，研究表明 pH 调至 3.5~4.5 可保证本品的质量，同时可减小其刺激性，因此，临床常用匹配液为 0.9%氯化钠注射液或 5%葡萄糖注射液、5%葡萄糖氯化钠注射液，需稀释至浓度低于 5mg/ml，其 pH 为 2.5~5.5。

二、配制的方法

（一）给药途径

盐酸多巴酚丁胺口服无效，需要静脉滴注，静脉注射 1~2 分钟内起效，如缓慢滴注可延长到 10 分钟，一般静注后 10 分钟作用达高峰，持续数分钟，因此，一般选择粗直、弹性良好的静脉进行滴注。

（二）配制

1. 静脉滴注　成人用量，静脉滴注 250mg，加 5%葡萄糖注射液 250ml 或 500ml 中稀释，2.5~10μg/（kg·min），一般以小剂量开始，视病情调节剂量，最大剂量不超过 10μg/（kg·min），每日总量为 40~120mg。

2. 持续泵入的方法

配制：（3×体重 kg）mg+溶媒制成 50ml 泵入；

泵入速度：1ml/h＝1μg/（kg·min），一般以小剂量开始，视病情调节剂量，推荐为 1~20μg/（kg·min）。

（三）监测要点

1. 用药期间应定时或连续监测心电图、血压、心排血量,必要或可能时监测肺楔压、中心静脉压。

2. 密切观察不良反应 心悸、恶心、头痛、胸痛、气短、呼吸急促等。如出现收缩压增加,多数增高 1.33~2.67kPa(10~20mmHg),少数升高 6.67kPa(50mmHg)或更多,心率增快,多数在原来基础上每分钟增加 5~10 次,少数可增加 30 次以上。上述反应与剂量有关,减量或暂停用药可缓解。

3. 治疗时间和给药速度按病人治疗效果进行调整,可依据心率、血压、尿量以及是否出现异位搏动等情况。

4. 禁忌证 对本品及其他拟交感胺类过敏者禁用,梗阻型肥厚性心肌病者禁用,以免加重梗阻。

三、注意事项

（一）用药前应先补充血容量、纠正低血容量。

（二）药液的浓度随用量和病人所需液体量而定,但不应超过 5mg/ml。

（三）不宜大剂量或快速滴入,可加速心率并产生心律失常。

（四）心房颤动时,多巴酚丁胺能加快房室传导,心室率加速,如须用本品,应先给予洋地黄类药。

（五）在输入较大剂量 15μg/(kg·min)时可能发生尿急,停药后即会消失。

四、参考文献

1. 徐少民,吴双俊. 盐酸多巴酚丁胺注射液处方及制备工艺研究. 北方药学,2010,5(7):16-18.

2. 中华人民共和国药典二部. 北京:中国医药科技出版社,2015.

3. 中国国家处方集(化学药品与生物制品卷). 人民军医出版社,2010:252.

（苗凤茹）

第六节 盐酸地尔硫䓬

一、配制依据

盐酸地尔硫䓬注射液(合贝爽)是一种钙离子拮抗的化学注射剂,具有强效扩张血管,改变全身血流分布,增加冠脉血流量,降低冠状静脉氧差,主要控制心房颤动的心室率,是抗高血压药物之一。由于聚氯乙烯会吸附此品,引起损失,尤其是 pH 中性或碱性时损失会增加,因此常用匹配液为 0.9%氯化钠注射液或 5%葡萄糖注射液,其 pH 为 3.7~4.1。

二、配制方法

（一）给药途径

盐酸地尔硫䓬针剂需要通过中心静脉注射或滴注配制,因静脉给药时,对小静脉血管局部刺激可以产生静脉炎,因此需要进行静脉注射或滴注。

（二）配制

1. 静脉注射

（1）室上性心动过速单次注射,盐酸地尔硫草 10mg+5ml 以上的盐水或 5% 葡萄糖在 3 分钟内缓慢注射,并根据年龄和症状适当增减或按照体重 0.15~0.25mg/kg 计算量 15 分钟后重复给药。

（2）手术时异常的高血压单次注射,盐酸地尔硫草 10mg+5ml 以上的盐水或 5% 葡萄糖在 1 分钟内缓慢注射,并根据年龄和症状适当增减。

2. 静脉滴注　盐酸地尔硫草注射液 30mg+生理盐水 250ml 或 5% 葡萄糖 250ml 静点,按照 5~15μg/（kg·min）静脉滴注,根据血压和心率调节滴注速度。

3. 静脉泵入　盐酸地尔硫草注射液 50mg+盐水或 5% 葡萄糖 40ml 配成 50ml,泵速:1ml/h≈1μg/min/kg 根据血压及心率调整泵入速度范围在 1~15μg/（kg·min）。

（三）监测要点

1. 本品可使地高辛血药浓度增加,为此在停止使用时,应监测地高辛血药浓度,防止发生地高辛中毒症状。

2. 监测心电图、心肌酶、心率及血压的变化。

3. 使用此药品时建议留置中心静脉导管,避免使用远端小静脉导致机械性静脉炎的发生。

4. β-受体拮抗剂与此品同时使用时,注意药物的协同作用,需仔细制定滴注剂量。

5. 禁忌证　注意严重低血压或心源性休克、充血性心力衰竭的患者严禁使用,严重的房室传导阻滞和病窦综合征（心率<50 次/分）窦性停搏者禁用。

三、注意事项

（一）治疗室上性心动过速时,需心电图监测。

（二）肝肾功能不全患者如需应用,剂量应特别谨慎。

（三）本品在肝内代谢,由肾和胆汁排泄,长期给药应定期进行实验室监测。

（四）皮肤反应为暂时性的,继续用可以消失,但皮疹进展到多形红斑（或）剥脱性皮炎,皮肤反应持续,应停药。

（五）注意常见不良反应有水肿、头痛、无力、恶心、眩晕、皮疹等。

四、参考文献

1. 杨莘.静脉输液护理指南.北京:科学技术文献出版社,2009:233-235.

2. 中国国家处方集（化学药品与生物制品卷）.人民军医出版社,2010:242.

（刘雪芳）

第七节　硝　普　钠

一、配制依据

硝普钠为血管扩张药物,有降压、缓解心衰的效果,分子式:$Na_2[Fe(CN)_5NO]\cdot2H_2O$,

pH 为 5~7,在酸性溶液中稳定性较好,而 5% 葡萄糖注射液的 pH 为 3.5~5.5,0.9% 氯化钠注射液 pH 值为 4.5~7.0,均为弱酸性,因此,5% 葡萄糖注射液和 0.9% 氯化钠注射液均可以作为硝普钠的溶媒,且溶液在 26h 内稳定。此外,其化学结构中亚硝基与其药理作用及稳定性密切相关,亚硝基在血管平滑肌内代谢产生一氧化氮(NO)可扩张血管,但亚硝基溶液稳定性较差,对光敏感,因此,滴注溶液应临时配制并注意避光。

二、配制的方法

(一)给药途径

硝普钠只宜静脉滴注,切不可直接推注,最好使用输液泵或微量注射泵,以便精确给药速度。因静脉用药时,对静脉局部有刺激性,因此推荐进行中心静脉滴注。

(二)配制

此品为粉红色或疏松块状物,使用前用 5% 葡萄糖溶液或 0.9% 氯化钠注射液溶解后进一步稀释。

1. 静脉滴注　用 5% 葡萄糖注射液或 0.9% 氯化钠注射液稀释后静脉滴注,开始剂量 $0.5\mu g/(kg \cdot min)$,根据疗效以 $0.5\mu g/(kg \cdot min)$ 递增,逐渐调整剂量,常用维持剂量为 $3\mu g/(kg \cdot min)$。最大剂量为 $10\mu g/(kg \cdot min)$,总量为按体重 3.5mg/kg,最大速度静脉应用不得超过 10 分钟,如果静滴已达 $10\mu g/(kg \cdot min)$,经 10min 后降压效果仍不理想,应考虑停药,改用或加用其他降压药。连续用药不宜超过 72 小时。

2. 硝普钠 50mg+0.9%NS 50ml 泵入,以 0.6ml/h(10μg/min)开始,根据血压调节泵入速度,可 12~18ml/h(200~300μg/min)。

(三)监测要点

1. 监测血压,最好在监护室内进行,给药后可立即起作用并达到作用高峰,静脉滴注停止后维持 1~10 分钟。《中国心力衰竭诊断和治疗指南 2014》明确指出,血管扩张药物用于急性心衰早期阶段是否适宜,需要评估患者的收缩压。收缩压>110mmHg 的患者通常可以安全使用;收缩压在 90~110mmHg,应谨慎使用。而收缩压<90mmHg,应禁忌使用,因可能增加急性心衰患者的病死率。

2. 中毒　毒性反应来自其代谢产物氰化物和硫氰酸盐,氰化物是中间代谢物,硫氰酸盐为最终代谢产物,如氰化物不能正常转换为硫氰酸盐,则造成氰化物血浓度升高,此时硫氰酸盐血浓度虽正常也可发生中毒。

3. 经肾排泄,肾功能不全而使用超过 48~72 小时者,每天需测定血浆中氰化物或硫氰酸盐,保持硫氰酸盐不超过 100μg/ml,氰化物不超过 3μmol/ml。

4. 心肌梗死患者使用时需测定肺动脉舒张压或嵌压。

5. 肺功能不全时,可能加重低氧血症,监测呼吸、血氧、氧分压等。

6. 禁忌证　代偿性高血压如动静脉分流或主动脉缩窄时、缺血性心脏病患者应禁用硝普钠。

7. 不良反应　降压过快时,可出现眩晕、大汗、头痛、肌肉抽搐、烦躁、反跳性心动过速或心律不齐,主要与给药速度有关,需适当减慢;硫氰酸盐中毒或过量时,可出现昏迷、低血压、皮肤粉红色、瞳孔散大等。

三、注意事项

（一）左心衰时可恢复心脏的泵血功能,但伴有低血压时,须同时加用心肌正性肌力药如多巴胺或多巴酚丁胺。

（二）溶液的保存与应用不应超过 24 小时,溶液内不得加入其他药品。

（三）溶液稳定性较差,滴注溶液应新鲜配制,输液器要用铝箔或不透光材料包裹使之避光。

（四）使用过程中对诊断有一定的干扰:使用时血二氧化碳分压、pH 值、碳酸氢盐浓度可能降低;血浆氰化物、硫氰酸盐浓度可因其代谢产生而增高;超量使用时,动脉血乳酸盐浓度可增高,提示代谢性酸中毒。

（五）下列情况慎用,如脑血管或冠状动脉供血不足;麻醉中控制降压时,应先纠正贫血或低血容量;脑病或其他颅内压增高;维生素 B_{12} 缺乏。

（六）使用本品易出现低血压,故在用药期间应绝对卧床防止坠床或摔伤。

四、参考文献

国家卫生计生委合理用药专家委员会,中国药师协会.心力衰竭合理用药指南.中国医学前沿杂志,2016,8(9):19-66.

（刘雪芳）

第八节　硝 酸 甘 油

一、配制依据

硝酸甘油化学名称三硝酸甘油酯,为无色澄明液体,pH 值 3.0~6.5。因 0.9%氯化钠注射液 pH 值为 4.5~7.0,5%葡萄糖注射液 pH 值 3.2~5.5,所以两者均可作为溶解媒,临床工作中用 5%葡萄糖注射液或 0.9%氯化钠注射液稀释后静脉滴注。聚氯乙烯输液器对硝酸甘油有显著的吸附性,药品流失可高达 40%~80%,因此在使用硝酸甘油时应采用非吸附性的专用输液器,如高密度聚氯乙烯输液器。

二、配制的方法

（一）给药途径

硝酸甘油注射液不可直接静脉注射,需稀释后静脉滴入。

（二）配制

本药的个体差异很大,静脉滴注无固定合适剂量,应根据个体的血压、心率和其他血流动力学参数来调整用量。

1. 静脉滴注

（1）以 5mg 硝酸甘油注射液加入 5%葡萄糖或 0.9%氯化钠注射液 499ml 中可配制成含硝酸甘油注射液 10μg/ml 的溶液。

（2）以 5mg 硝酸甘油注射液加入 5%葡萄糖或 0.9%氯化钠注射液 49ml 中配制成含硝

酸甘油注射液 100μg/ml 的溶液。

（3）用 5% 葡萄糖或 0.9% 氯化钠注射液稀释后静脉滴注，开始剂量为 5μg/min，用于降低血压或治疗心力衰竭，可每 3～5min 增加 5μg/min，如在 20μg/min 时无效可 10μg/min 递增，以后可 20μg/min，滴药后血压下降速度应缓慢，不要求迅速降至正常，降至比基础血压偏高 5～10mmHg，就可以考虑维持此速度，或考虑停药。

（4）最好使用微量注射泵、输液泵恒速输入，使用微量注射泵时，给药 10μg/min 相当于以 6ml/h 的速度泵入；使用输液泵时，给药 10μg/min 相当于以 60ml/h 的速度泵入；如使用输液器滴入时，输液器的规格通常每 20 滴相当于 1ml，给药 10μg/min 相当于 20 滴/分。

2. 持续泵入方法　硝酸甘油 1ml/5mg。

配制：5mg+NS49ml 配制成 50ml；

泵入速度：初始速度为 3 ml/h（5μg/min），避光泵入 5～20μg/min，根据血压调整，个体差异大，最大量：200μg/min。

（三）监测要点

1. 监测血压，小剂量或过量使用时可能发生严重低血压，尤其在直立位时，因此患者用药期间从卧位或坐位突然站起时需谨慎，以免突发体位性降压导致跌倒摔伤。如因过量而发生低血压，应抬高两腿，药物纠正应加 α-受体激动剂如苯福林或甲氧明，但不用肾上腺素。

2. 监测不良反应　头痛、眩晕、虚弱、心悸、恶心、呕吐、出汗、苍白等。

3. 禁忌证　硝酸甘油过敏者、心肌梗死早期（有严重低血压及心动过速时）、严重贫血、青光眼、颅内压增高、肥厚性梗阻型心肌病，禁止与 Ⅴ 型磷酸二酯酶抑制药（西地那非）合用。

三、注意事项

（一）静脉使用时须采用避光措施。

（二）出现视力模糊或口干，应停药。

（三）静脉滴注即刻起作用，在肝脏代谢，经肾脏排出。

（四）剂量过大可引起剧烈头痛，降低剂量或使用镇痛药可缓解。

（五）中度或过量饮酒时使用本药可致低血压，因此用药期间应禁酒。

（六）不应突然停止用药，以避免反跳现象。

（七）下列情况慎用，如血容量不足、收缩压低、严重肝肾功能不全。

四、参考文献

肖激文.实用护理药理学.人民军医出版社,2007:454-456.

（苗凤茹）

第九节　尼 莫 地 平

一、配制依据

尼莫地平（nimodipine，Nim）是新一代脑血管病治疗药物。因其制剂含乙醇 96%，为非水溶媒制剂,与葡萄糖注射液及氯化钠注射液配伍后会立即析出结晶,高效液相色谱法分析显示配伍后 Nim 含量会降低 10% 以上,且温度越低浓度下降越多,而且随着时间的延长,Nim 的有效浓度会逐渐下降,Nim 的输注往往需要 6~8h,甚至更长,但若它与葡萄糖注射液或氯化钠注射液一起输注,则有效浓度很低,低于 90% 后,根本达不到治疗目的,故为保证药品的疗效及用药安全,Nim 输液不应与其他液体混合输注;因为乙醇对血管刺激性较大,Nim 输注时应与其他药物同时输注,以减少血管刺激、减少局部疼痛及静脉炎的发生。建议由输液泵并经三通阀与其他液体同时输注。

二、配制的方法

(一)给药途径

1. 尼莫地平具有光敏感性,应避光,用常规静脉输液给药,尼莫地平浓度会迅速下降,严重影响药物的疗效。尼莫地平注射液的最佳静脉给药途径是将其注射液经中心静脉插管用输液泵连续静脉输注,也可用输液泵经三通阀与 0.9% 氯化钠等液体以大致 1:4 的比例同时输注,从而避免 PVC 材质输液器对尼莫地平的吸附。

2. 尼莫地平具有高度扩张性,使血管通透性增加,易引起静脉穿刺周围易出现红、肿、热、痛等静脉炎症状,对血管壁刺激较大,宜选择粗大静脉输注,可采用 PICC、深静脉置管输液应用微量泵严格控制尼莫地平输注时间和速度。以 0.8~1.6mg/h 为宜。

(二)给药方法

持续静脉泵入 50ml(10mg)。

1. 体重<70kg 或血压不稳的患者 治疗前 2h 可按照:0.5mg/h[2.5ml/h、7.5μg/(kg·h)]。如果耐受性良好尤其血压无明显下降时,2 小时后,剂量可增至 1mg/h[5ml/h、15μg/(kg·h)]。

2. 体重>70kg 的患者 剂量宜从 1mg/h[5ml/h、15μg/(kg·h)],2 小时后如无不适可增至 2mg/h[10ml/h、30μg/(kg·h)]。

(三)监测要点

1. 用药期间,应严密监测血压、脉搏、心律、心率变化,如收缩压<90mmHg,应立即通知医生,遵医嘱给予急救处理,注意观察患者有无头痛、头晕、颜面潮红、出汗等临床症状。

2. 严密观察穿刺处皮肤有无红肿、渗液、疼痛、发热等,如出现此类症状按静脉炎处理。

3. 禁忌证 收缩压<90mmHg 时慎用,严重肝功能损害者禁用,脑水肿和颅内压增高者、心脏瓣膜置换术前后禁用,对乙醇过敏者禁用。

三、注意事项

(一)应尽量避免与其他钙通道阻滞剂(如硝苯地平、地尔硫䓬)合用,必须联合使用时则须对患者进行密切监测。

(二)同时服用肾毒性药物(如氨基糖苷类药物,头孢菌素类药物,呋塞米)或已有肾功能损害的患者可引起肾功能减退,须监测肾功能,如发现肾功能减退,应考虑停药。

(三)深静脉置管给药时,50ml 棕色瓶装尼莫地平原液与匹配液体以两路形式,按照 1:4 的比例经三通阀同时泵入,约在 6~8h 内滴完。

(四)如果输液过程中不可避免暴露于太阳光下,应采用黑色、棕色或红色的玻璃注射器及输液管,或用不透光材料将输液泵及输液管包裹或遵医嘱。但在散射性日光或人工光源下,使用本品 10 小时内不必采取特殊的保护措施。

(五)尼莫地平注射液含有乙醇,避免与头孢哌酮、甲硝唑等有甲硫四氮唑取代基药物联用,以防止出现双硫仑样反应(表现为面色潮红、心悸、胸闷、呼吸困难、头痛、头晕、烦躁不安)。

四、参考文献

1. 韦曦,谭强,李慧.尼莫地平输液配伍稳定性及输液器对其吸附性实验.中国新药杂志,2002,11(1):80-81.

2. 陈勤勤,何英姿.尼莫地平致静脉炎的护理进展.中华现代护理杂志,2013,19(19):1484-1486.

3. 瞿天莉,王德旺,乐文,等.不同经脉给药方法对尼莫地平注射液稳定性影响.江苏药学与临床研究,2006,4(5):294-296.

4. 中国国家处方集(化学药品与生物制品卷).人民军医出版社,2010:238-239.

5. 雷招媛.尼莫地平注射液应用时注意事项及不良反应护理措施.海峡药学,2013,25(3):282-283.

(刘雪芳)

第十节　尼卡地平

一、配制依据

尼卡地平是第二代二氢吡啶类钙通道阻滞剂,是高效抗高血压药物。用于治疗原发性高血压,临床上也广泛用于脑血管疾病和脑动脉硬化等疾病。尼卡地平是一种可经静脉给予的水溶性二氢吡啶类衍生物,对光缺乏敏感性,因此,临床上常用生理盐水或 5% 葡萄糖注射液稀释。

二、配制的方法

(一)给药途径

尼卡地平导致的静脉炎比例高达 68%,以Ⅲ级为主,不仅表现为穿刺部位疼痛、红肿,穿刺静脉呈条索状改变,且可触及硬结,因此需进行中心静脉的滴注。

(二)配制

未使用过该药物的病人开始治疗时,血压降低的时间过程依赖于输注的起始速度和给药次数。用生理盐水或 5% 葡萄糖注射液稀释,配成浓度为 0.01%~0.02%(1ml 中含尼卡地平 0.1~0.2mg)后使用。

1. 手术时异常高血压的急救处置　用生理盐水或 5% 葡萄糖注射液稀释后,初始以 1 分钟 2~10μg/kg(体重)的滴注速度开始给予,将血压降到目的值后,边监测血压边调节滴注速度。如有必要迅速降低血压时,10~30μg/kg(体重)的剂量进行静脉给予。

2. 高血压性紧急症处理　用生理或 5% 葡萄糖注射稀释后,以盐酸尼卡地平 0.01~

0.02%(1ml 中的含量为 0.1~0.2mg)的溶液进行。

3. 持续泵入的方法 尼卡地平(2mg/2ml)。

配制:

(1)(3×体重 kg)mg+溶媒制成 50ml 泵入;泵入速度:5ml/h=0.5μg/(kg·min),一般以小剂量开始,视病情调节剂量,推荐为 0.5~6μg/(kg·min)。

(2)20mg+溶媒制成 30ml 泵入;泵入速度:2.5ml/h=1mg/(kg·min),一般以 3~5mg/h 开始,视病情调节剂量。

(三) 监测要点

1. 药品的作用会有个体差异,所以在给药时应密切注意血压和心率的变化。应用输液泵控制滴速,可避免因用药过快引起血压下降及循环衰竭。

2. 长期给予本品时,注意观察注射部位,如出现疼痛、发红等,应改变注射部位。

3. 禁忌证 怀疑有止血不完全的颅内出血患者(出血可能加重);脑卒中急性期/颅内压增高的患者(颅内压可能增高);急性心功能不全、有重度主动脉瓣狭窄或二尖瓣狭窄、肥厚型梗阻性心肌病、低血压(收缩压低于 90mmHg)、心源性休克的患者(有使心输出量和血压进一步降低的可能性)禁用。急性心功能不全,发病后状态尚不稳定的重度急性心肌梗死的患者或已知对本品或任一成分过敏的患者禁用。

三、注意事项

(一) 高血压急症患者给予此药将血压降至目标血压后,尚需继续治疗且可口服时,应改为同名口服制剂。

(二) 对于高血压急症,停止给药后有时会出现血压再度升高的现象,所以在停止给药时要逐渐减量,停止给药后也要密切注意血压的变化。另外,改为口服给药后也要注意血压的反弹。

(三) 本品对光不稳定,使用时应避免阳光直射。

(四) 肝、肾功能受损的患者和主动脉瓣狭窄的患者,需慎重给药。

四、参考文献

1. 马朝阳,王艳富,万文俊,等.尼卡地平治疗原发性高血压患者的临床疗效及其作用机制.山东医药,2012,29(21).

2. 中国国家处方集(化学药品与生物制品卷).人民军医出版社,2010.240.

3. 王宝春,刘碧云,邹嘉欣,等.尼卡地平注射液致静脉炎的临床特征及护理分析.实用医学杂志,2015,17:49.

(刘雪芳)

第十一节 地 西 泮

一、配制依据

地西泮注射液可用于抗癫痫和抗惊厥,为治疗癫痫持续状态的首选,地西泮注射液采用的是混合溶媒,在水中的溶解度为1:400,除水外其注射液辅料含丙二醇、乙醇等有机溶剂增加溶解度,地西泮在稀释过程中,再转溶于其他水性溶媒时可能引起溶解度变化而出现沉淀,使其溶解度降低而析出结晶,产生浑浊,所以不建议稀释后使用,推荐直接给药,若特殊情况下需要采用静脉滴注,常用的稀释液为5%葡萄糖注射液或0.9%氯化钠注射液为稀释溶媒,注意配伍混合技巧,不能与其他药品或溶液混合,避免与多种药物同时输注,注意配制时把地西泮注射液缓缓加入同方向旋转的稀释溶媒中,可减少浑浊和沉淀发生。

二、配制的方法

(一)给药途径

推荐给药方法是缓慢静脉注射、静脉微量泵入。

(二)配制

成人常用量:基础麻醉或静脉全身麻醉,10～30mg(1～3 支)。镇静、催眠或急性酒精戒断,开始10mg(1 支),以后按需每隔 3～4 小时加 5～10mg(0.5～1 支)。24 小时总量以 40～50mg(4～5 支)为限。癫痫持续状态和严重频发性癫痫,开始静推 10mg(1 支),每隔 10～15 分钟,可按需重复,可达 30mg。破伤风可能需要较大剂量。静脉注射宜缓慢,每分钟 2～5mg。

(三)监测要点

1. 药物对中枢神经系统有抑制作用,用药过程中严密观察神志、呼吸、血压、心律变化。

2. 长期用药可能发生中性粒细胞减少症、全血细胞减少、贫血、血小板减少症等,用药前后注意监测血常规、白细胞计数、肝功能。

3. 静脉注射过快会发生静脉血栓、静脉炎等,用药时注意输注速度,不宜过快,严密观察皮肤及血管情况,防止因外渗引起的静脉炎及皮下组织坏死。

4. 常见不良反应　嗜睡、头昏、乏力等,大剂量可有共济失调、震颤。

5. 禁忌证　急性闭角性青光眼、重症肌无力及对本品过敏者禁用。

三、注意事项

(一)由于地西泮脂溶性高,肌内注射后吸收不规则且慢,也不完全,而且容易产生硬结,儿童禁止肌内注射,成人可肌内注射;老年或体弱患者,肌内注射或静脉注射时用量需减半,但临床上不推荐肌内注射。

(二)聚氯乙烯(PVC)输液器材对地西泮有吸附作用,故尽量不采用 PVC 注射器及塑料器,而采用非 PVC 管材的精密过滤输液器。所有溶液都应新鲜配制,输注过程中注意观察溶液澄清度,注意配伍禁忌,如与中枢抑制药合用可增加呼吸抑制作用;与抗高血压药和利尿降压药合用,可使降压作用增强;与地高辛药物合用,可增加地高辛血药浓度而致中毒。

(三)避免长期大量使用,长期连续用药可产生依赖性和成瘾性,停药可能发生撤药症状,表现为激动或忧郁,如长期使用应逐渐减量,不易骤停。癫痫患者突然停药可引起癫痫持续状态。

四、参考文献

中国国家处方集(化学药品与生物制品卷). 人民军医出版社,2010:80-81.

(苗凤茹)

第十二节　盐酸咪达唑仑注射液

一、配制依据

咪达唑仑又名咪唑安定或咪唑二氮䓬,其化学结构的特点是具有融合的咪唑环,在 2 位上有碱性氮,其在 pH<4 的酸性溶液中可形成稳定的水溶性盐,微溶于水且具有亲脂性。在人体生理性 pH 条件下,其亲脂性碱基释出,可迅速透过血-脑脊液屏障发挥作用。因此,咪达唑仑可与盐酸吗啡等酸性药物相混,但不能与碱性药物相混,其制剂也可配制于生理盐水、5%葡萄糖溶液或乳酸盐林格液,供静脉输注。静脉应用无疼痛不适,并且具有较好的镇静、催眠、抗焦虑、肌肉松弛、抗惊厥作用,在危重患者的应用中有着独特优点,可通过适当调节药物剂量而达到相应的镇静水平。

二、配制的方法

（一）给药途径

咪达唑仑具有水溶性的特点,不需用有机溶媒,故用于静脉注射,以减轻对局部的刺激作用,肌内注射也容易吸收。

（二）配制

本品为强镇静药,剂量应根据临床需要、病人生理状态、年龄和配伍用药情况而定。

1. 肌内注射用 0.9%氯化钠注射液稀释,全麻诱导常用 5~10mg(0.1~0.15mg/kg),老年患者剂量酌减。

2. 静脉给药用 0.9%氯化钠注射液、5%或 10%葡萄糖注射液、5%果糖注射液、林格液稀释,也可原液推注。ICU 病人镇静时,先静注 2~3mg,随后以 0.05mg/(kg·h)进行静脉滴注维持。局部麻醉或椎管内麻醉时,分次静脉注射 0.03~0.04mg/kg。

（三）监测要点

1. 此药本身无镇痛作用,但可增强其他麻醉药的镇痛作用,联合应用时应注意评估患者疼痛及镇静程度,合理调整用药剂量。

2. 咪达唑仑有呼吸抑制作用,其程度与剂量相关,使用时需密切监测患者呼吸与氧合情况。静脉注射小剂量(0.075mg/kg)不影响对 CO_2 的通气反应,剂量超过 0.15mg/kg 时可出现呼吸暂停,持续时间约 30 秒,对慢性阻塞性肺疾病患者的呼吸抑制更明显。

3. 用作全麻诱导术后常有较长时间再睡眠现象,应注意保持病人气道通畅。

4. 常见不良反应　嗜睡、镇静过度、头痛、幻觉、共济失调、呃逆和喉痉挛。

5. 禁忌证　对苯二氮䓬过敏的患者、重症肌无力者、精神分裂症患者、严重抑郁状态患者禁用。

三、注意事项

（一）本品不能用 6%葡聚糖注射液或碱性注射液稀释或混合。

（二）长期静脉注射咪达唑仑,突然撤药可引起戒断综合征,推荐逐渐减少剂量。

（三）肌内或静脉注射咪达唑仑后至少 3 小时不能离开医院或诊室,之后应有人伴随才能离开。至少 12 小时内不得开车或操作机器等。给药 12 小时内不得饮酒或饮用含乙醇的饮料。

（四）慎用于体质衰弱者或慢性病、肺阻塞性疾病、慢性肾衰、肝功能损害或充血性心衰病人，若使用咪达唑仑应减小剂量并进行生命体征的监测。

（五）本品只能一次性用于一个病人，用后剩余本品必须弃去。

四、参考文献

1. Shafer A. Complications of sedation with midazolam in the intensive care unit and a comparison with other sedative regimens. Crit Care Med,1998,26:947-956.

2. 中国国家处方集（化学药品与生物制品卷）[S]. 人民军医出版社,2010. 802-803.

（苗凤茹）

第十三节 丙 泊 酚

一、配制依据

丙泊酚（得普利麻）具有作用时间短、在体内消除快、苏醒迅速而完全的特点，是临床广泛应用的静脉镇静催眠药。丙泊酚（2,6-二丙泊酚）为烷基酚的衍生物，具有高脂溶性，室温下为油状，不溶于水。因此目前采用的是脂质乳剂型，内含 1%丙泊酚（W/V）、10%大豆油（W/V）、2.25%甘油（W/V）、1.2%纯化卵磷脂（W/V）。制剂为白色乳状液体，pH7.0 稍有黏性，易于注射，在室温下稳定，对光不敏感。安瓿以氮气密封，使用前应振荡混匀，不能与其他药物混合静脉注射。如果需要静脉注射低浓度丙泊酚，可用 5%葡萄糖水溶液稀释。应在 25℃环境下保存，不宜冰冻。

二、配制的方法

（一）给药途径

丙泊酚注射液可以直接通过静脉注射；当使用未稀释的丙泊酚注射液来维持麻醉时，建议使用微量泵或输液泵，以便控制输注速率。

（二）配制

丙泊酚注射液也可以稀释后使用，但只能用 5%葡萄糖静脉注射液稀释，存于 PVC 输液袋或输液玻璃瓶中，稀释度不得超过 1∶5（2mg/ml），稀释液应该无菌制备，在给药前配制，配制后 6 小时内稳定。

1. 麻醉诱导 建议应在给药时，观察病人反应直至临床体征表明麻醉起效。一般健康成年人每 10 秒约给药 4ml（40mg），大多数年龄小于 55 岁的成年病人，大约需要 2.0～2.5mg/kg 的丙泊酚；超过该年龄需要量一般将减少。但 ASA Ⅲ级和Ⅳ级病人的给药速率应更低，每 10 秒钟约 2ml（20mg）。

2. 麻醉维持 通过持续输注或重复单次注射给予丙泊酚都能够较好地达到维持麻醉所需的浓度。持续输注所需的给药速率在个体之间有明显的不同，通常 4～12mg/（kg·h）的范围能保持令人满意的麻醉。用重复单次注射给药，应根据临床需要，每次给予 2.5ml(25mg)至 5.0ml(50mg)的量。

3. ICU 镇静　当作为对正在强化监护而接受人工通气病人的镇静药物使用时,建议持续输注丙泊酚。输注速率应根据所需要的镇静深度进行调节,通常 0.3~0.4mg/(kg·h)的输注速率。

4. 人工流产手术　术前以 2.0mg/kg 剂量实行麻醉诱导,术中若因疼痛刺激病人有肢体活动时,以 0.5mg/kg 剂量追加,应能获得满意的效果。

（三）监测要点

1. 需监测呼吸频率、节律、潮气量、每分通气量、血氧饱和度(SpO_2)和 $PaCO_2$ 等,若与阿片类药并用会出现呼吸暂停,暂停时间能长达 30 秒以上,在呼吸暂停前通常先为呼吸急促,潮气量明显减少,然后呼吸频率明显减慢,持续约 2 分钟,每分通气量明显降低,约经 4~5 分钟才恢复。

2. 丙泊酚对心血管系统有明显的抑制作用,可使动脉压、收缩压、舒张压与平均动脉压显著下降。同时丙泊酚对心血管系统抑制作用呈血药浓度依赖性特点,故连续输注时应给予血流动力学监测。

3. 禁忌证　低血压或休克患者、3 岁以下儿童麻醉和 16 岁以下儿童镇静、孕妇和哺乳期妇女和已知对本品过敏的病人禁用。

三、注意事项

（一）本品应该由受过训练的麻醉医生或加强监护病房医生来给药,用药期间应保持呼吸道畅通,备有人工通气和供氧设备。不应由外科医师或诊断性手术医师给药。

（二）病人全麻后必须保证完全苏醒后方能出院。

（三）当对癫痫病人使用本品时,可能有惊厥的危险。

（四）对于心脏、呼吸道、肾或肝脏损害的病人或者循环血容量减少及衰弱的病人,使用本品与其他静脉麻醉药一样应该谨慎。

（五）遇有年老、体弱、心功能不全以及心脏传导阻滞患者应减量、慢注。

（六）丙泊酚注射液若与其他可能会引起心动过缓的药物合用时,应考虑静脉给予抗胆碱能药物。

（七）脂肪代谢紊乱的病人和必须小心使用含脂肪制剂的其他情况下,应用本品应慎重。

（八）本品使用前需摇晃,使药物均匀。安瓿打开后不宜贮存再用。本药只能与 5% 的葡萄糖注射液或利多卡因混合,不能与其他注射液或输液混合。

（九）本品不作肌内注射用药。

（十）一定不能通过微生物滤器来给药,因本品不含微生物防腐剂,并且支持微生物生长。

四、参考文献

1. 刘强,洪江,李晓宇.丙泊酚的作用机制及临床新应用.中国临床药理学与治疗学,2010,15(7):836-840.

2. 中国国家处方集(化学药品与生物制品卷).人民军医出版社,2010:790-791.

（刘雪芳）

第十四节 硝酸异山梨酯注射液

一、配制依据

硝酸异山梨酯注射液,适用于心绞痛和充血性心力衰竭的治疗。该药品主要成分为硝酸异山梨酯,辅料包括1,2-丙二醇、氯化钠、磷酸氢二钠、磷酸二氢钠、注射用水,pH为5.0~7.0,常用匹配液5%葡萄糖注射液或0.9%氯化钠注射液。

二、配制的方法

(一)给药途径

本品经静脉给药,可利用自动输液装置用于静脉连续点滴,或在医院持续心电监护下不经稀释直接通过输液泵给药。

(二)配制

剂量必须根据病情需要和临床反应进行调整,并要监测血流动力学参数。

1. 静脉滴注

(1)初始剂量可以从每小时1~2mg开始,最大剂量通常不超过每小时8~10mg。但当病人患有心衰时,可能需要调大剂量,达每小时10mg,个别病例甚至可高达每小时50mg。

(2)静脉滴注最适浓度:1支10ml安瓿注入200ml0.9%氯化钠注射液或5%葡萄糖液中,或者5支5ml安瓿注入500ml0.9%氯化钠注射液或5%葡萄糖液中,振摇数次,得到50μg/ml的浓度;取50ml0.1%异舒吉针剂(10ml安瓿5瓶或50ml安瓿1瓶)稀释至500ml,得到100μg/ml的浓度;取100ml0.1%异舒吉针剂(10ml安瓿10瓶或50ml安瓿2瓶)稀释至500ml备用溶液,得到200μg/ml的浓度。

(3)静脉滴注开始剂量30μg/min,观察0.5~1小时,如无不良反应可加倍,一日1次,10天为一疗程。

2. 持续泵入的方法 硝酸异山梨酯注射液(异舒吉原液10mg/10ml)。

配制:50mg原液即50ml;

泵入速度:3ml/h=3mg/h,一般推荐剂量为3~5mg/h,最大剂量不超过8~10mg/h。

(三)监测要点

1. 应用本品时根据病种和病情严重程度,通过血流动力学手段监测血压、心率、尿量以及症状,以便及时调整剂量,指导用药。

2. 下列情况慎用 肥厚梗阻型心肌病、缩窄性心包炎、心包填塞、伴有颅内压增高的疾病、直立性低血压、闭角型青光眼、近期心肌梗死、甲状腺功能低下、营养不良、严重肝脏、严重肾脏疾病、主动脉和(或)二尖瓣狭窄、低温病人、低充盈压(例如急性心肌梗死,左心室功能衰竭)、收缩压低于90mmHg时避免使用。

3. 一般不良反应为头痛,治疗初期或增加剂量时,会出现低血压和(或)直立性头晕,并伴有头晕、瞌睡、反射性心动过速和乏力,若出现严重的低血压,必须立即停止给药。如果症状不能自行消失,必须进行适当的治疗如抬高下肢,给予扩容药物。偶见恶心、呕吐、面部潮红、皮肤过敏如皮疹/剥脱性皮炎。有机硝酸酯类可引起严重低血压反应,包括恶心、呕吐、烦躁、苍白和过渡换气。用异舒吉治疗期间,可出现暂时的低血氧症,这是因为血液在肺换气不足的肺泡区血流重新分布的所致。尤其对于有冠状动脉疾病的患者,可导致心肌缺氧。用药期间必须严密监测血压变化。

三、注意事项

(一)意识清楚患者用药期间宜保持卧位,站起时应缓慢,以防突发体位性低血压。

(二)对硝酸盐过敏的病人、心源性休克、循环衰竭及严重低血压的病人、有明显贫血、头部创伤、脑出血、严重低血压或低血容量的病人禁用。

(三)长期连续用药可产生耐药性,故不宜长期连续用药。

四、参考文献

中国国家处方集(化学药品与生物制品卷). 人民军医出版社,2010:215.

(苗凤茹)

第十五节　短效胰岛素

一、配制依据

短效胰岛素是一种内源性急速生效,可降低血糖,也是唯一同时能够促进糖原、脂肪、蛋白质合成的激素,是高危药品。由于使用频率高的特点,而被列入 A 级管理的范畴,无论是护理管理者还是临床护理人员,都要熟练掌握这种药物的准确配制方法,严格对其执行高危药品管理制度,以确保患者正确用药和医疗安全。

二、配制的方法

(一)给药途径

口服无效,因易被消化酶破坏,因此所有短效胰岛素制剂都必须注射,皮下注射吸收快。代谢快,t1/2 为 9~10 分钟,但作用可维持数小时。

(二)配制

胰岛素要求计量精准,必须使用小剂量的1ml 注射器。注射器上面有红色、清晰的刻度,一格(0.1ml)直接标注的就是 4 单位,最简单、最不容易出现配制错误。使用普通的一次性 1ml 注射器(临床已不推荐使用),按照胰岛素注射液的规格:10ml 玻璃瓶 400 单位,0.1ml 就是 4 单位。

1. 皮下注射　一般每日三次,餐前 15~30 分钟注射,必要时睡前加注一次小量。剂量根据病情、血糖、尿糖由小剂量(视体重等因素每次 2~4 单位)开始,逐步调整。1 型糖尿病患者每日胰岛素需用总量多介于每公斤体重 0.5~1 单位,根据血糖监测结果调整。2 型糖尿病患者每日需用总量变化较大,在无急性并发症情况下,敏感者每日仅需 5~10 单位,一般约 20 单位,肥胖、对胰岛素敏感性较差者需要量可明显增加。在有急性并发症(感染、创伤、手术等)情况下,对 1 型及 2 型糖尿病患者,应每 4~6 小时注射一次,剂量根据病情变化及血糖监测结果调整。

2. 静脉注射 主要用于糖尿病酮症酸中毒、高血糖高渗性昏迷的治疗。可静脉持续滴入每小时成人 4~6U,小儿按每小时体重 0.1U/kg,根据血糖变化调整剂量;也可首次静注 10U 加肌内注射 4~6 单位,根据血糖变化调整。病情较重者,可先静脉注射 10 单位,继之以静脉滴注,当血糖下降到 13.9mmol/L(250mg/ml)以下时,胰岛素剂量及注射频率随之减少。

3. 静脉泵入方法 19.5ml 生理盐水+0.5ml 胰岛素(20U)或 39ml 生理盐水+1ml 胰岛素(40U)配制成 1ml 含 1U 胰岛素;大剂量可 38ml 生理盐水 2ml+胰岛素配(80U)配制成 1ml 含 2U 胰岛素。据研究胰岛素静脉滴注 4 小时开始降解,药效下降,故建议一般 4~5 小时泵完。

(三)监测要点

1. 短效胰岛素的使用需要监测血糖变化,皮下注射常为 4 次/日(晨空腹和三餐后 2 小时)监测;而静脉滴注或泵入需要每 1~2 小时监测 1 次。

2. 注意观察有无低血糖症状:无力、饥饿、冷汗、心悸等,且进一步观察有无注意力不集中、嗜睡、健忘、偏瘫、惊厥、昏迷等症状,及时予以处理。

3. 使用过程中,要注意观察注射部位皮肤发红、皮下结节、皮下脂肪萎缩等局部反应及过敏反应。

4. 长期用药者应监测肾功能、视力、血压等情况。

5. 禁忌证 低血糖、肝硬化、溶血性黄疸、胰腺炎、肾炎、胰岛素细胞瘤者禁用。

三、注意事项

(一)低血糖反应,严重者低血糖昏迷,在有严重肝、肾病变等患者应密切观察血糖。

(二)病人伴有下列情况,胰岛素需要量减少:肝功能不正常,甲状腺功能减退,恶心呕吐,肾功能不正常,肾小球滤过率每分钟 10~50ml,胰岛素的剂量减少到 95%~75%;肾小球滤过率减少到每分钟 10ml 以下,胰岛素剂量减少到 50%。

(三)病人伴有下列情况,胰岛素需要量增加:高热、甲状腺功能亢进、肢端肥大症、糖尿病酮症酸中毒、严重感染或外伤、重大手术等。

(四)用药期间应定期检查血糖、尿常规、肝肾功能、视力、眼底视网膜血管、血压及心电图等,以了解病情及糖尿病并发症情况。

四、参考文献

杨莘,静脉输液护理指南.北京:科学技术文献出版社,2009,410-412.

(刘雪芳)

第十六节 3%NaCl

一、配制依据

3% NaCl 是一种电解质补充药物,治疗各种原因所致的水中毒及严重的低钠血症。本品能迅速提高细胞外液的渗透压,从而使细胞内液的水分将向细胞外。在增加细胞外液容量的同时,可提高细胞液的渗透压。其化学性质同生理盐水,故需要配制时可用生理盐水稀释。

二、配制的方法

（一）给药途径

因静脉用药时，对小静脉局部刺激可以产生静脉炎，因此需要进行中心静脉的滴注。

（二）配制

依据补钠量，稀释至适当浓度使用，因补钠速度要求进行精确的剂量调整。通常要求血钠在 6 小时以内达到 120mmol/L 以上。

1. 当血钠低于 120mmol/L 时，治疗使血钠上升速度在每小时 0.5mmol/L，不得超过每小 1.5mmol/L。当血钠低于 120mmol/L 或出现中枢神经系统症状，可给予 3%～5% 氯化钠注射液缓慢滴注。

2. 补钠量（mmol）=［142－实际血钠浓度（mmol/L）］×体重（kg）×0.2。待血钠回升 120～125mmol/L 以上，可改用等渗溶液或等渗溶液中酌情加入高渗葡萄糖注射液或 10% 氯化钠注射液。

3. 建议临床常用的配制 3% NaCl 的方法：0.9% NaCl 77ml＋10% NaCl 23ml 配制成 100ml 备用液体，需缓慢滴注，注意检查血钠。

4. 补钠的第一个 24h 内，血钠浓度上升速度不超过 10mmol/L，此后 24h 不超过 8mmol/L，直到血钠浓度达到 130mmol/L。

（三）监测要点

1. 根据临床需要监测血清中钠、钾、氯浓度；血液中酸碱浓度平衡指标、肾功能及血压和心肺功能，因为过量使用本品可致高钠血症和低钾血症，并能引起碳酸氢盐丢失。

2. 药物使用时，需进行控制速度，输液过多或过快，可导致水钠潴留，引起水肿、血压升高、心率加快、胸闷、呼吸困难等不适，甚至引起不可逆的中枢神经系统症状。

3. 禁忌证

（1）水肿性疾病，如肾病综合征、肝硬化腹水、充血性心力衰竭、急性左心衰竭、脑水肿皮特发性水肿等。

（2）急性肾衰竭少尿期，慢性肾衰竭尿量减少而对利尿药反应不佳者。

（3）高血压、低血钾症。

（4）高渗或等渗性失水。

三、注意事项

（一）此品应单独密闭保存，标识醒目。

（二）老人和儿童尤其严格控制补钠的速度和量，防止出现高钠血症和低钾血症，并能引起碳酸氢盐丢失，甚至心力衰竭。

四、参考文献

刘芳,杨莘.神经内科重症护理手册.北京:人民卫生出版社,2017:263

（苗凤茹）

12检